2014年度国家自然科学基金面上项目

"以系统绩效为导向的农村公共卫生服务公私合作机制研究"（71473097）

公私协作视野下
基层公共卫生绩效研究

唐尚锋　著

中国社会科学出版社

图书在版编目（CIP）数据

公私协作视野下基层公共卫生绩效研究/唐尚锋著．—北京：
中国社会科学出版社，2020.9

ISBN 978 - 7 - 5203 - 6376 - 1

Ⅰ.①公…　Ⅱ.①唐…　Ⅲ.①基层卫生保健—公共卫生—卫生
服务—经济绩效—研究—中国　Ⅳ.①R199.2②R1

中国版本图书馆 CIP 数据核字（2020）第 068174 号

出 版 人	赵剑英
责任编辑	杨晓芳
责任校对	李　敏
责任印制	王　超

出　　版	中国社会科学出版社
社　　址	北京鼓楼西大街甲 158 号
邮　　编	100720
网　　址	http：//www.csspw.cn
发 行 部	010 - 84083685
门 市 部	010 - 84029450
经　　销	新华书店及其他书店

印　　刷	北京君升印刷有限公司
装　　订	廊坊市广阳区广增装订厂
版　　次	2020 年 9 月第 1 版
印　　次	2020 年 9 月第 1 次印刷

开　　本	710×1000　1/16
印　　张	16.75
插　　页	2
字　　数	284 千字
定　　价	98.00 元

前　言

实现公共卫生服务均等化既是新医改的重要任务，也是回归卫生事业公益性的重要举措。在中国计划体制时期，公共卫生问题在农村三级预防网络中得到了有效解决。然而，随着市场经济体制改革浪潮的到来，大量社会资本进入卫生领域，卫生公平性问题逐步凸显。在回归政府投入主体责任的过程中，卫生服务均等化成为新医改的桥头堡，政府自2009年开始建立基本公共卫生服务制度。在改革开放后的三十年里，基层积累了大量的社会卫生资源，有效弥补了农村地区卫生资源的不足，形成了公共与私有卫生资源互补的局面。国家政策规定农村公共卫生服务由乡村两级卫生机构协作供给，故乡村协作的本质是公私协作，具体表现为在政府公共部门监管下分别由公立卫生院或民营医院主导、私立卫生室参与的两类公私协作模式，前者较为常见。

随着社会经济快速发展，居民对有质量的公共卫生服务需要日趋增长。当前中国社会主要矛盾已经转化为人民日益增长的美好生活需要和不平衡不充分发展之间的矛盾，居民不断增长健康需要对公共卫生服务内容和质量提出了更高的要求。然而，基本公共卫生服务供给数量不足和服务质量不高的问题长期困扰农村卫生系统。同时，在公私所有制并存的格局下，乡村两级卫生机构关系复杂、沟通不畅、职责不清、功能交叉重叠、同质化竞争严重等，直接导致了公共卫生资源利用效率低下，进而影响公共卫生服务均等化水平。因此，在公私协作环境中，有效开展乡村两级公私协作，对改善公共卫生绩效水平具有重要意义。

基于这一认识，自2014年以来，在冯占春教授及有关各方的大力支持下，受国家自然科学基金项目（编号：71473097）资助，华中科技大学开展了以系统绩效为导向的农村公共卫生服务公私合作机制研究。本书采取了文献研究、专家咨询法、实地调查、深度访谈、案例研究等多种研究方法。研究重点主要分布在四个方向，分别是公共卫生公私协作系统与公共卫生项目政策变迁、公共卫生基层公私协作系统绩效概念框架与项目绩效内生机理分析、公私协作的主流模式与特殊模式的绩效循证、公私协作机制对公共卫生绩效影响路径及改善策略选择。本项成果被收录到华中科技大学优秀人文社会科学丛书和中国社会科学出版社优秀博士论文库，感谢他们为本研究提供的大力支持。

　　课题组先后赴东部的广东、中部的湖南湖北河南、西部的重庆贵州开展了实地调研。在十五个县、四十个乡镇和八十一个村完成了机构调研工作，对乡村两级两百六十三名公共卫生人员和八十名县、乡、村公共卫生负责人进行了深度访谈和人员问卷调查，并在河南省唐河县的一个乡镇深入展开了案例研究。运用定性资料定量分析技术展开了研究，如基于CiteSpace 引文可视化图谱分析法进行了公私伙伴关系的研究热点分析，运用词频分析法界定了基本公共卫生公私合作的内涵和外延，运用定性比较分析（QCA）验证了公私合作对公共卫生绩效的作用机理。同时，运用描述性统计分析和二元 logistics 回归进行了数理统计，并运用专家咨询与熵值法相结合的方式确定公私协作系统绩效评估模型，基于加权综合TOPSIS 法对比分析了主流和特殊型公私协作模式的公共卫生绩效。

　　需要指出的是，尽管做了大量工作，但研究中仍然遇到了不少困难。部分定性研究缺乏相应的数据，由于时间关系，书中部分研究假设尚待进一步验证。在最终的数据选择和使用中，笔者尽量做到了科学、客观，但依然难免有不完善之处。希望本书的出版，能够为卫生行政部门和基层卫生机构制定和完善相关政策措施和规章制度、为学术界进一步深入探讨基本公共卫生服务均等化的问题研究提供一定的参考。不当之处，敬请批评指正。

目　　录

第一章

导　论

第一节　选题背景

一　研究背景

公私合作亦称为公私伙伴关系（Public private partnership，即 PPP），一般是指公共部门、营利性或者非营利性的私营部门，基于契约等建立合作关系，期待取得比单方行动更为有利的结果。[①] 虽然学者们对公私合作定义有所不同，但内涵基本一致。初期公私伙伴关系主要出现在基础设施融资项目上，随后逐渐应用到公共领域。世界卫生组织将公私合作视为 21 世纪重要战略，并推荐应用到诸国医药卫生体制改革。社会资本在中国卫生领域的作用日趋重要，改革开放后，社会办医经历了政策放开、政策提倡和政策扶持三个阶段。[②] 2015 年国务院要求进一步深化医改，形成多元办医格局。[③] 尽管社会资本热衷在城市布局，但在大环境下农村也积累了大量卫生资源，并在政策的支持下供给公共卫生服务。

（一）公私协作的政策背景

社会办医政策由计划体制时期的严格控制转向了改革开放后的初步放开。1978 年，党的十一届三中全会确定了"公有制为主体，发展多种经济"的思路，1980 年原卫生部在个体开业行医问题上明确了个体开业行医的合法性，提出要放宽政策，且要求提供宣传、防疫与妇幼保健任务。

---

① 金春林：《我国社会办医政策回顾与分析》，《中国卫生政策研究》2014 年第 4 期
② 胡同宇：《国家基本公共卫生服务项目回顾及对"十三五"期间政策完善的思考》，《中国卫生政策研究》2015 年第 7 期。
③ 《国务院办公厅印发关于促进社会办医加快发展若干政策措施的通知》（国办发〔2015〕45 号），2015 年 6 月 11 日。

在 1985 年，原卫生部积极鼓励多种形式的资本举办具有一定自主权的集体医疗卫生机构，卫生院设防保组，以个体办、联合办和卫生院设点等形式设置村卫生机构。1989 年国务院积极推行基于合同等各种形式的承包责任制，增强机构活力，缓解供需矛盾。由此可见，在改革开放初期，社会办医获得了政策的支持，并以服务承包的形式自负盈亏，基层私有卫生机构快速发展。

在跨 20 世纪的前后十年，社会各界"市场派"和"政府派"之争由来已久且从未停止。随着经济体制改革的逐步深化，产权改革浪潮波及卫生领域，市场派观点逐渐占据上风，发展私立卫生机构得到了大力提倡。1992 年原卫生部在深化卫生改革的意见中鼓励采取多种形式、多渠道筹集资金发展卫生事业，允许试办股份制医院，支持将其办成经济实体或开展企业式管理。同年，动员社会力量筹集农村卫生资源，建设乡村两级卫生机构。在 1994 年将提倡多种形式举办医疗机构写入医疗机构管理条例。1997 年国务院明确了社会力量和个人举办的医疗卫生机构作为服务体系的补充，但也指出时下"乱办医"问题十分突出。为了延续鼓励发展多种成分卫生机构的政策，国务院在 2001 年将以公共卫生和预防保健为主的乡村两级机构定性为非营利性机构，县预防保健网络延伸至基层，随后 2002 年大量企业办医院进行了社会化改革，社会办医疗卫生机构数量迅速攀升。

国家新医改启动，继续大力支持社会办医，以充分的市场竞争倒逼公立医院改革。社会办医的数量、规模和内涵发展面临着重大机遇。2009 年新医改方案指出要建立投资主体多元化、方式多样化的办医体制，"十二五"卫生规划鼓励社会办医疗机构和私人诊所。为了进一步引导社会办医，2010 年出台了一系列优惠政策，并在 2013 年明确将社会办医作为发展健康服务业的核心力量，直接规划足够的社会办医空间。国务院其至在 2015 年以非禁即入的原则予以大力支持，2018 年提出要向全科诊所购买基本公共卫生服务。在国家基本公共卫生服务项目工作政策中，政府采以购买服务的形式直接将 40% 的经费和任务划分给村级机构，并建议 65 岁以上的老年人、高血压和糖尿病患者、严重精神障碍患者、结核病患者的健康管理任务（不包括实验室和辅助检查）、传染病和突发公共卫生事件报告处理、卫生监督协管服务等任务由村级承担。

（二）农村公共与私有卫生资源相互补充

在鼓励社会办医的大环境下，私立卫生机构林立，为农村地区积累了大量资源。尽管非公立医疗卫生机构数量呈现下降趋势，但是经推算农村地区非公立医疗卫生机构数量仍然巨大，且将近占据了农村地区的半壁江山，如图1-1所示。2016年全国拥有147745个城市基层医疗机构，即便将其全部归为非公立性质，423899家非公立机构中至少有276 516个分布在农村。因此，农村非公立医疗卫生机构占比至少为35.46%，这与柳叶刀2017年发表的数据相一致。① 事实上，农村非公立卫生机构并未全部被纳入统计。因此，农村私立卫生资源占比将更高。

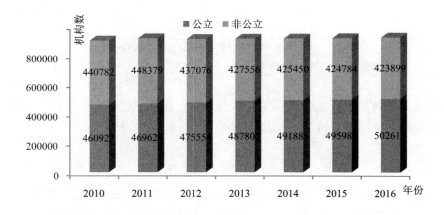

图1-1　不同所有制属性的基层医疗卫生机构数量
注：数据来源于中国卫生统计年鉴（2011—2017年）

同时值得指出的是，乡镇非公立卫生院数量极少，平均占比为0.68%，且呈现逐年减少趋势。具体如图1-2所示。因此，农村非公立卫生机构数量巨大，主体部分是私有的村级卫生机构。

私立性质的村卫生室在运营上与乡镇卫生院相对独立，形成了一个营利性实体。集体举办的村卫生室经历了由集体转向个人的管理。尽管近十年政府通过新农村合作医疗和基本公共卫生服务项目扶持性地向村卫生室投入了大量经费，但营利性和自主分配的性质依然存在，绝大多数属于私立村卫生室。当前除乡镇卫生院设点的村卫生室以外，村办、联合办、私

---

① Hu Shanlian, "Reform of how health care is paid for in China: challenges and opportunities", *Lancet*, Vol. 372, No. 9652, Novenber 2008, p. 1846.

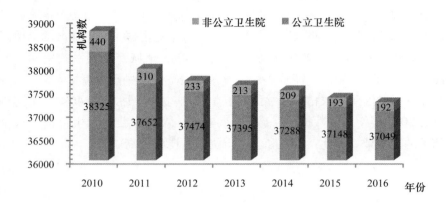

图1-2　农村公私性质的卫生院数量

注：数据来源于中国卫生统计年鉴（2011—2017年）

人办，以及其他形式的卫生室基本上是私立属性。虽然这一群体的比例近年来略有下降，但占比均超过了90%。

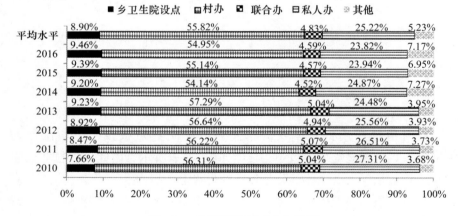

图1-3　不同属性村卫生室比例

注：数据来源于中国卫生统计年鉴（2011—2017年）

当前，中国每一个行政村均设置至少一家村卫生室，并配置至少一名村医及卫生人员。然而，这并未将诊所、医务室纳入统计，因此私立性质诊所的村医游弋于农村医疗市场中，尚未全部向居民提供基本公共卫生服务。

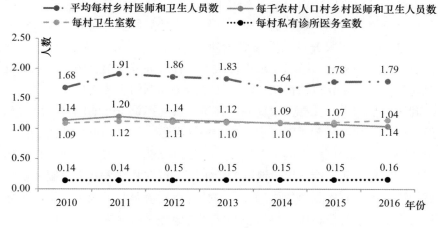

图1-4 村级卫生人力资源

注：数据来源于中国卫生统计年鉴（2011—2017年）

（三）释放的健康需求对卫生服务提出了新要求

随着社会经济快速发展，居民对有质量的公共卫生服务需要日趋增长，且进一步得到了释放。当前人民日益增长的健康需要和不平衡不充分发展之间的矛盾日益尖锐，为卫生服务带来了巨大挑战，具体表现在：一是居民不断增长的健康需要对公共卫生服务提出了更高的要求；二是城乡间流动人口数量巨大，居民健康管理和绩效监测困难重重；三是我国人口老龄化进程加快，慢性病长期影响居民健康水平。2009年中国60周岁及以上人口达到2.54亿，占总人口比例为18.1%，其中65岁及以上人口占比12.6%。心脑血管疾病、糖尿病等慢性病导致的疾病负担占全国疾病总负担的70.0%。

基本公共卫生服务一元供给与居民多元化的需求矛盾突出。农村卫生服务能力不足长期困扰着卫生系统。尽管在"保基本、强基层、建机制"两轮新医改中，这一问题随着基层投入的增加而有所改观，但与居民对高质量的基本公共卫生服务需求之间仍存在一定差距，感受度不高。一方面是由于居民个体的健康管理服务并未真正解决居民所关注的问题，如用药指导等；另一方面则是由于居民对公共服务效果的信心不足。为此，需要通过家庭医生或者全科医生团队来提供连续全面的基本卫生服务。然而，农村卫生人力资源数量不足、素质不高已经成了共识，部分边缘区域服务成本太高也导致难以全面覆盖所有健康需求。因此，在改革服务模式的同时，充分发挥农村私立机构的优势，开发解决常见病多发病的适宜诊疗技术，可进一步提高服务可及性和健康公平性水平。突出"补需方"的理念，通过政府购买来保障居民获得优质服务，服务链条向上级医疗卫生机构纵向延伸、向私立机构横向拓展，均是解决问题的重要选择。

利用丰富的农村社会卫生资源，在增加服务提供单元的同时，借助私有卫生机构灵活的经营机制、多元化的融资渠道、强烈的市场开拓意识和积极的服务意识等优势来满足多样化需求是重要选择。另一方面，在强化政府科学监管和建立准入退出制度的前提下，可在基本公共卫生服务供给领域，推动形成有序竞争的格局，倒逼公立机构改善服务效率，提高服务数量与质量。尽管公私协作供给关系将使得服务供给更为复杂，但是它对弥补公共卫生资源不足和服务能力短板、满足私立服务者的价值追求，以及提供更多的服务选择来说，具有重要作用。因此，在基层多元化的卫生市场格局中，不同所有制机构形成合力，达到管供需三方的共赢是当前客观存在的社会需求。

二　研究意义

乡村基层卫生机构是农村基本公共卫生服务提供的主体。由于乡镇卫生院和村卫生室的产权性质和运行机制不同，不仅在基本医疗领域产生了不合理竞争，也影响着基本公共卫生服务的合作供给，进而出现服务质量不高的问题。公私协作被世界卫生组织推荐为改善绩效的重要战略，在中国农村公立与私营并存的卫生机构数量巨大，公私协作提供公共卫生服务也成了必然选择。然而，在公、私所有制并存的格局下，乡村两级卫生机构关系复杂、沟通不畅、职责不清、功能交叉重叠、同质化竞争严重，直接导致了公共卫生资源利用效率低下，进而对公共卫生系统绩效产生影响。[①] 因此，在公私协作的大趋势下探索乡村两级机构有效的协作机制，对促进均等化水平的提高具有重要政策价值。

绩效导向是 21 世纪公共管理改革出现的新趋势和公共管理研究的新热点。自 2000 年世界卫生报告第一次提出卫生系统绩效评价框

---

① 张旭平：《村卫生室未来可持续发展的政策建议——北京市 H 区村卫生室实地观察个案研究》，《医学与哲学》2011 年第 4 期。

架后①，绩效管理开始引起国内外卫生管理与政策研究者的广泛重视，研究重点从初期的绩效评价逐步转向绩效改进。在公共卫生领域，有学者研究发现服务提供方的组织类型会影响到公共卫生体系绩效的实现，公共卫生服务组织权利和职责的不同，其服务完成数量和效果均存在着较大差异②；通过改变提供组织的组合状态或各自任务的划分，能够影响卫生系统绩效③；通过设计科学的公私协作机制，明确公私双方的责任和权益，公私协作能够提高公共卫生服务的可及性和服务的利用率④，但到目前还未见可以促进系统绩效改进的协作机制的具体内容系统的研究报道。

　　并存的基本公共卫生服务供给数量不足和服务质量不高问题长期困扰着农村卫生系统。不论是区域间还是区域内公共卫生服务的均等化均面临着较大挑战⑤，说明公共卫生体系的建设不仅需要增加公共财政投入、健全公共卫生组织、更新服务设施与设备，还需要"健全网络化服务机制和整合区域卫生资源"⑥，使得公共卫生各要素人尽其才、物尽其用。尽管在"政府缺陷"和"市场失灵"的情况下，基于创新的服务供给模式进行资源整合是理论层面上解决这一问题的重要探索，但是如何设计有效的协作机制以提高乡村两级公共卫生系统绩效，是当前亟待解决的研究问题。

　　正是结合学科发展的趋势和中国农村卫生工作实际，本书以卫生院与村卫生室组成的协作系统为主要研究对象，通过现状调查、跟踪监测，比较农村不同公共卫生服务供给公私协作模式下的公共卫生服务系统绩效，进一步理清公私协作主体的关系，揭示公私协作系统要素对公共卫生系统绩效的作用机理，提出针对性的绩效改善的管理策略，这不仅顺应了卫生

---

①　World Health Organization, *The world heath report 2000: Health systems: Improving performance*, Geneva, June 2000. p. 25.

②　Leslie M Beitsch, "Structure and functions of state public health agencies", *America Journal Public Health*, Vol. 96, No. 1, February 2006, p. 167.

③　Marc J. Roberts ed., *Getting health reform right*, New York: Oxford University Press, 2004, p. 6.

④　Arora VK, "Feasibility and effectiveness of a public-private mix project for improved TB control in Delhi, India", *International Journal of Tuberculosis and Lung Disease*, Vol. 12, No. 7, December 2003, p. 1131.

⑤　Miaomiao Tian, "China's Rural Public Health System Performance: A Cross-Sectional Study", *PloS One*, Vol. 8, No. 12, December 2013, p. e83822.

⑥　张旭平：《村卫生室未来可持续发展的政策建议——北京市 H 区村卫生室实地观察个案研究》，《医学与哲学》2011 年第 4 期。

绩效管理研究的发展趋势，丰富了中国卫生绩效管理的理论，同时还可以为改进公共卫生系统绩效，促进公共卫生服务的均等化，以及改善居民健康提供理论指导。一方面，这使得乡镇卫生院的技术和资源优势与村卫生机构优势得到充分发挥，有助于解决服务供给的"政府缺陷"和"市场失灵"的两难困境；另一方面，这既是基于系统绩效提高的基层基本公共卫生服务供给机制的理论创新，也是整合理论思想延伸，不仅对解决基层公共卫生服务供给问题有重要的实践价值，而且在丰富卫生系统绩效管理层面有着重要的理论意义。

第二节　文献计量

一　国外研究

（一）基于胡萝卜图的各学科领域关于公私伙伴关系的研究

可视化的网上信息充分展示了公私伙伴关系所在的研究领域。如图1-5所示，在 http：//search.carrotsearch.com/网页上进入"Carrot"端口，基于网站"eTools web search"搜索和 Pubmed 端口搜索"public private partnership"的文献并提取了热度最高的前一百个结果形成了类似组织的泡沫树图。在左边基于网站检索的图谱中，核心的关键词是政府、公私伙伴关系、私立部门、基础设施、公共服务等，其中公私伙伴关系也进入了前一百。在右边基于 pubmed 检索图谱中的核心关键词为私立部门、卫生保健、卫生系统、研究与发展、药品等，其中公共卫生被包含于研究与发展模块中。这些词不仅展示了社会各界在不同领域对公私伙伴关系的关注热度，也呈现了学者们在卫生领域对公私伙伴关系的关注度，同时相应的资料也成为本书的主要文献来源。

（二）基于知识图谱法的卫生领域公私合作文献计量研究

知识图谱是随着科学计量学、文献计量学及信息可视化技术发展而衍生出来的新方法，是展示科学知识起源与发展等进程与结构关系的视觉图形。知识图谱是指通过使用可视化的图像直观、高效、客观、准确地将大规模的文献知识、信息及内部形成规律予以展示，其形式美观，内容详实。在调动人类视觉来提高知识信息接收能力的同时，提高了文献学习的效率，也能有效缓解时间精力有限而海量文献快速递增的矛盾和跨学科知识需求与个人学术背景单一的矛盾。具体的分析方法如下：第一类是统计出版物、

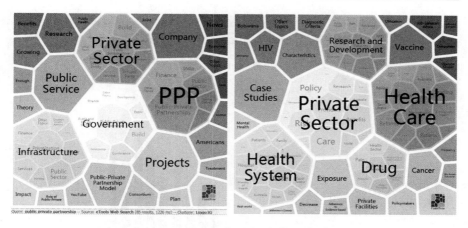

图1-5　各学科领域对公私伙伴关系的关注热点

时间、作者及其机构、国家、引文，以及科技用语等以揭示文献分布情况的文献信息统计法；第二类是以文献、期刊、作者等为对象来展示引证与被引证现象的引文分析法；第三类是文献的共同被引用和引文耦合分析，前者是指两篇及以上的论文同时被其他文献引用情况，后者是指两篇及以上文献同时引用一篇文献的情况；第四类是揭示杰出研究团队及研究者的作者合作网络分析；第五类是通过对同一组词在同一文献中两两同时出现频次统计后再进行降维处理，以揭示关键词间关联耦合关系的共词分析法。文献信息统计法均通过中国知网和 web of Science 等数据库直接展开，引文分析法、共同被引与引文耦合、合作者网络分析等可以通过免费获取的 Citespace 等专用软件进行分析，共词分析法可通过 SPSS 和 Ucinet 等通用软件进行分析。

　　文献计量分析方法概述。首先，以 TS =（"public private partnership *"OR"public-private partnership *" OR"public-private nexus *" OR"public private nexus *"）AND TS =（"health *" OR"medic *" OR"disease *"）为检索式，通过高级检索的方法在 Web of Science 核心合集中检索出 1227条文献记录，且成果数量和引文频次自 1997 年以来呈现逐年增加的趋势，如下图 1-6 所示。将"全部数据及引文"依次从数据库中导出并另存为名为"download_1. txt""download_2. txt""download_3. txt"的文本数据，并保存于 data 文件夹中。同时在同一路径下设置保存结果的 project 文件夹。其次，通过 web of science 核心数据库的文献统计功能模块统计当前卫生领域公私合作伙伴关系研究的文献信息，以分析该主题的研究趋势。

最后，在 JAVA 环境下运用陈超美博士开发的 Citespace 软件（R8. SE. 10. 27. 2017）对引文展开研究，以揭示卫生领域公私合作伙伴关系的演变规律，通过突现膨胀词等分析该领域的研究前沿。

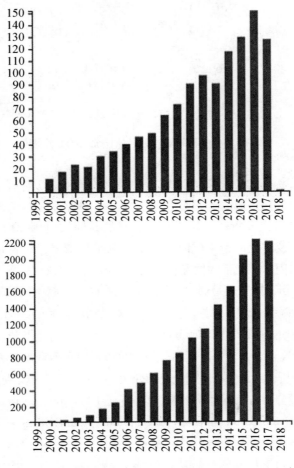

图 1 - 6　每年发表论文数（上）和引文数（下）

（三）主要期刊、国家、机构的分布情况

卫生领域公私伙伴关系主题的文章主要发表的杂志依次为 Lancet、Bulletin World Health Organization、Social science and medicine、Health policy and planning、Health policy 等卫生政策领域权威期刊。研究者主要分布在美国、英国、印度以及芬兰等国家，伦敦卫生与热带学院、世界卫生组织、哈佛大学等是研究卫生领域公私伙伴关系的重要单位。

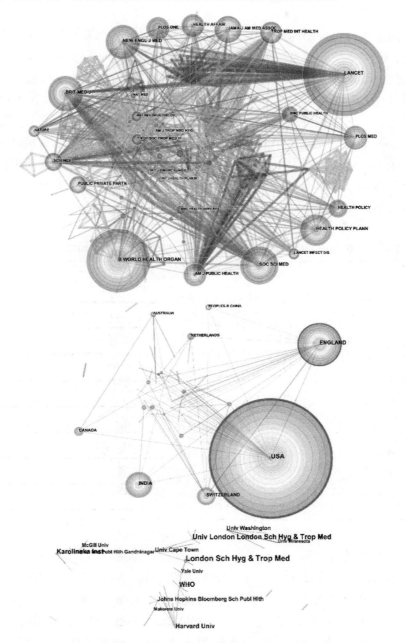

图 1-7　卫生领域公私伙伴关系文献所在期刊、国家、机构分布结果

（四）公私合作伙伴关系在医学学科研究热点分布

1. 热点学科

通过选择每一个时间段中出现或被引频次的 50 个节点作为聚类分析阈值，时间片段设置为 2 年。下表中蓝色线条代表 1997 至 2017 年的时间段，红色线条为出现突现研究热点学科的时间段。在 2008 年以前，公私合作伙伴关系所在研究热点领域为广义公共卫生领域。首先是在 1998—2005 年间，公私伙伴关系在公共、环境和职业卫生领域备受关注（强度为 13.83），其次是在 2001—2008 年间和 2005—2006 年间的热带医学与传染病领域（强度分别为 8.73、4.07），再次卫生保健、卫生政策与服务的研究在 2001—2004 年间比较热门。最后，近三年，微生物学和政治学领域的公私合作研究受到了重点关注。

表 1-1　公私伙伴关系研究热点突现的九个医学学科（1997—2017 年）

学科类别	年份	强度	开始	结束	1997—2017
公共，环境及职业卫生	1997	13.827	1998	2005	
卫生保健科学以及服务	1997	4.141	1998	2004	
呼吸系统	1997	3.125	2001	2007	
热带医学	1997	8.729	2001	2008	
卫生政策和服务	1997	3.514	2003	2004	
传染病	1997	4.071	2005	2006	
寄生虫病学	1997	5.117	2006	2011	
微生物学	1997	5.909	2014	2017	
政治学	1997	3.273	2015	2017	

2. 热点关键词

本书将 1075 条文献纳入了关键词分析，单独的关键词为 565 个。最常见关键词为 2000 年开始出现的"公私伙伴关系"，共出现了 400 次。其次为 2001 年开始出现的卫生（113 次）、保健（69 次）、印度（57 次）、发展中国家（51 次）、政府治理（48 次）、政策（48 次），2001 年开始出现的公共卫生（43 次）、伙伴关系（42 次）。

文献合计出现了 26 个突现膨胀关键词，其中在 2004 年以前的突现词为公共部门。第一类突现的研究热点关键词是合作领域，如忽视的疾病、结核病、疟疾、肥胖、青少年、疾病、孕产保健、预防、保健、食物和医院。第二类是公私合作要素，如政策、影响、管理、合作、路径和模式等。值得注意的是，近三年来卫生领域针对医院，以及公私合作供给食物的模式及其管理是研究的关键点。

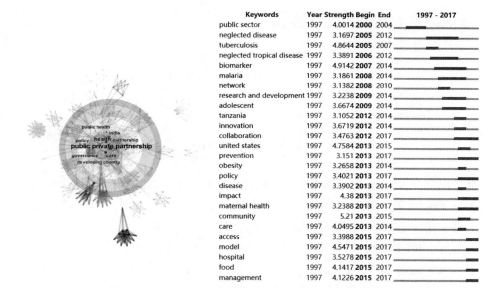

Keywords	Year	Strength	Begin	End	1997 - 2017
public sector	1997	4.0014	2000	2004	
neglected disease	1997	3.1697	2005	2012	
tuberculosis	1997	4.8644	2005	2007	
neglected tropical disease	1997	3.3891	2006	2012	
biomarker	1997	4.9142	2007	2014	
malaria	1997	3.1861	2008	2014	
network	1997	3.1382	2008	2010	
research and development	1997	3.2238	2009	2014	
adolescent	1997	3.6674	2009	2014	
tanzania	1997	3.1052	2012	2014	
innovation	1997	3.6719	2012	2014	
collaboration	1997	3.4763	2012	2017	
united states	1997	4.7584	2013	2015	
prevention	1997	3.151	2013	2017	
obesity	1997	3.2658	2013	2014	
policy	1997	3.4021	2013	2017	
disease	1997	3.3902	2013	2014	
impact	1997	4.38	2013	2017	
maternal health	1997	3.2388	2013	2017	
community	1997	5.21	2013	2015	
care	1997	4.0495	2013	2014	
access	1997	3.3988	2015	2017	
model	1997	4.5471	2015	2017	
hospital	1997	3.5278	2015	2017	
food	1997	4.1417	2015	2017	
management	1997	4.1226	2015	2017	

图 1 - 8　关键词及突现膨胀关键词（1997—2017 年）

（五）主要的研究领域及研究热点

将每时间片段的出现频次最高的 50 个节点作为阈值，选择"寻径"（pathfinder）修剪方法对 38029 条引文进行聚类，并选择 LLR 对引文类别进行命名。如图 1 - 9 所示，利用共被引文献聚类和寻找突现主题词后生成混合共引网络，中心性 0.872，轮廓值为 0.5241，表明聚类效果具有一定的代表性。当前公私伙伴关系所在主要研究领域有：一是关键药物开发，#0 包含 26 个节点；二是疾病合作，#1 包含 15 个节点；三是制药领域的公私伙伴关系，#2 包含 15 个节点；四是公共卫生责任与食物，#3 包含 15 个节点；五是可能性，#4 包含了 11 个节点。

根据文献在既定的研究时段内被引用频率，citespace 计算了突现强

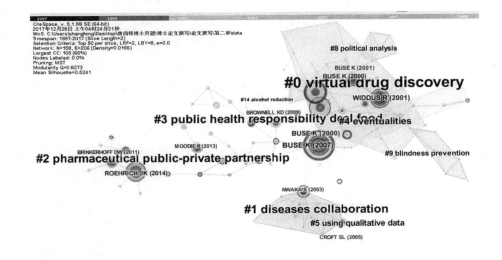

图1-9 研究热点领域

度，以展示某一个时间段内受关注的热点文献。从下图1-10所示，Kent Buse研究成果是推动卫生领域公私伙伴关系研究蓬勃发展的里程碑式的文章，影响深远（2000年和2007年的文献的突现强度均大于7）。同样在近五年，Roehrich JK. 关于总结公私伙伴关系取得的成绩，以及提出当前学者和实践者对于公私合作理念是如何应用的仍然存在空白而受到大量学者的关注，近年的研究从宏观分析转入了微观层面的深入观察。

　　Buse教授关于全球公私伙伴关系及其政府治理的系列研究结论在卫生领域掀起了轩然大波。私立部门与公立部门之间的关系从独立、接触到融合的演变，直接因素是市场竞争，以及私有部门效率和效力优势，转变了部门无法单独覆盖复杂庞大公共卫生系统的观念。① 在全球化公私合作过程中需重点关注共同目标和原则、明确的责任、利益、透明度、维护合作关系的积极性、平等参与及其他义务。治理则主要包括行使权力和决策的规则、规范、过程和制度体系，以及具合法性、问责制、能力和适宜

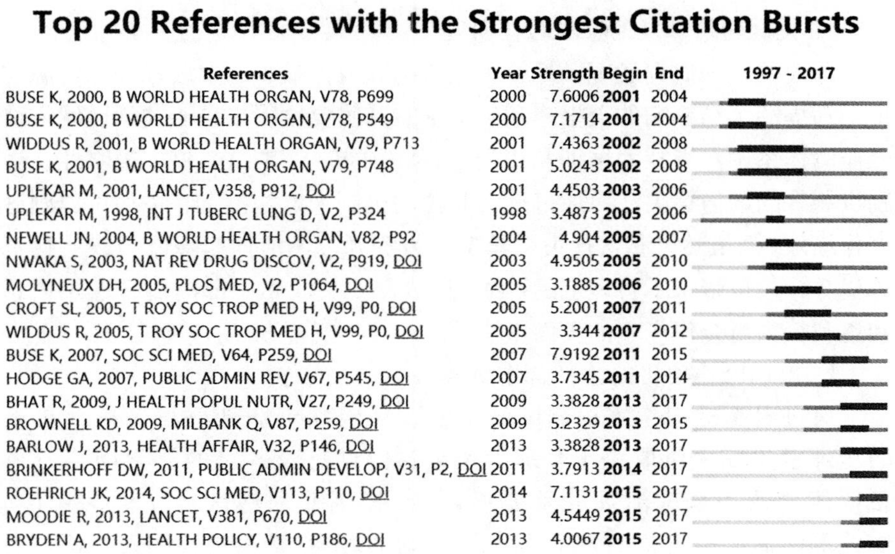

Top 20 References with the Strongest Citation Bursts

References	Year	Strength	Begin	End	1997 - 2017
BUSE K, 2000, B WORLD HEALTH ORGAN, V78, P699	2000	7.6006	2001	2004	
BUSE K, 2000, B WORLD HEALTH ORGAN, V78, P549	2000	7.1714	2001	2004	
WIDDUS R, 2001, B WORLD HEALTH ORGAN, V79, P713	2001	7.4363	2002	2008	
BUSE K, 2001, B WORLD HEALTH ORGAN, V79, P748	2001	5.0243	2002	2008	
UPLEKAR M, 2001, LANCET, V358, P912, DOI	2001	4.4503	2003	2006	
UPLEKAR M, 1998, INT J TUBERC LUNG D, V2, P324	1998	3.4873	2005	2006	
NEWELL JN, 2004, B WORLD HEALTH ORGAN, V82, P92	2004	4.904	2005	2007	
NWAKA S, 2003, NAT REV DRUG DISCOV, V2, P919, DOI	2003	4.9505	2005	2010	
MOLYNEUX DH, 2005, PLOS MED, V2, P1064, DOI	2005	3.1885	2006	2010	
CROFT SL, 2005, T ROY SOC TROP MED H, V99, P0, DOI	2005	5.2001	2007	2011	
WIDDUS R, 2005, T ROY SOC TROP MED H, V99, P0, DOI	2005	3.344	2007	2012	
BUSE K, 2007, SOC SCI MED, V64, P259, DOI	2007	7.9192	2011	2015	
HODGE GA, 2007, PUBLIC ADMIN REV, V67, P545, DOI	2007	3.7345	2011	2014	
BHAT R, 2009, J HEALTH POPUL NUTR, V27, P249, DOI	2009	3.3828	2013	2017	
BROWNELL KD, 2009, MILBANK Q, V87, P259, DOI	2009	5.2329	2013	2015	
BARLOW J, 2013, HEALTH AFFAIR, V32, P146, DOI	2013	3.3828	2013	2017	
BRINKERHOFF DW, 2011, PUBLIC ADMIN DEVELOP, V31, P2, DOI	2011	3.7913	2014	2017	
ROEHRICH JK, 2014, SOC SCI MED, V113, P110, DOI	2014	7.1131	2015	2017	
MOODIE R, 2013, LANCET, V381, P670, DOI	2013	4.5449	2015	2017	
BRYDEN A, 2013, HEALTH POLICY, V110, P186, DOI	2013	4.0067	2015	2017	

图 1 - 10　热点文献

性、尊重正当程序。① 随后针对学者对世界卫生组织所建立公私伙伴关系战略的担心，提出基于风险类型的运作战略，由私营部门审查世界卫生组织工作，并委托第三方选择合作公司，推出政府治理的要求，加强监督问责，丰富领导合作的知识。② 在处理贫困疾病方面，也总结了公私合作的七项贡献、七种负面的实践习惯，提出了七项改善行动。③ 同时期另外一位著名学者 Widdus 发现拉动和推动的激励措施刺激社会资本流向基础设施和利润薄弱领域，认为合作目标应聚焦于研发和服务提供两个层面的质量或管理规范，以促进多边努力和通过协商解决意见分歧；公共部门的基金、标准、制度是保证私有资本利用公共资源的前提，关系的适当性、治

---

① Kent Buse，"Global public-private partnerships：Part II—What are the health issues for global governance?" *Bulletin World Health Organization*，Vol. 78，No. 5，February 2000，p. 699.

② Kent Buse，"Public-private health partnerships：a strategy for WHO"，*Bulletin World Health Organization*，Vol. 79，No. 8，February 2001，p. 748.

③ Kent Buse，"Seven habits of highly effective global public-private health partnerships：practice and potential"，*Social Science and Medicine*，Vol. 64，No. 2，February 2007，p. 259.

理、问责制、运作和收益因项目而异。[①]

1. 关键药物开发的公私合作研究

印度的一项研究发现，尽管私立机构获得了最少的财政和外部资源支持，却提高了结核病的上报率和确证率，其主要原因来自于被承诺纳入结核监测体系，获得技术培训和接受监督。[②] 同时，知识产权、透明性、激励机制等问题值得关注，通过推动和拉动机制来增加投资，进而可以刺激合作绩效。[③] 虽然公私伙伴关系具备人力资源、灵活性、降低了政府投资等优势，但也带来了管理上的挑战。[④] 故需要关注私立部门泄露敏感信息和逐利行为对合作产生的负面影响。[⑤]

2. 疾病合作项目的公私合作研究

通过对全球卫生安全制度的演变、病因和可能性分析发现，未来的全球卫生安全将取决于全球卫生政治的动态及各自的要素网络，公私伙伴关系是全球治理的重要机制。[⑥] 控制非洲地区的艾滋、疟疾、结核等疾病亟待开展公私合作[⑦]，疾病出现的社会决定性因素对伙伴关系十分重要。[⑧] 一个结核病的公私合作项目研究结果显示，私人医生参与结核患者管理的行为值得被鼓励，但需要对其职责和服务程序进行明确，

---

① Roy Widdus, "Public-private partnerships for health: their main targets, their diversity, and their future directions", *Bulletin World Health Organization*, Vol. 79, No. 8, February 2001, p. 713.

② M. K. A. Kumar, "Improved tuberculosis case detection through public-private partnership and laboratory-based surveillance, Kannur District, Kerala, India, 2001 – 2002", *International Journal of Tuberculosis and Lung Disease*, Vol. 9, No. 8, August 2005, p. 870.

③ Monique Mrazek, "Mossialos E. Stimulating pharmaceutical research and development for neglected diseases", *Health Policy*, Vol. 64, No. 1, April 2003, p. 75.

④ Solo Nwaka, "Virtual drug discovery and development for neglected diseases through public-private partnerships", *Nature Reviws Drug Discovery*, Vol. 2, No. 11, November 2003, p. 919.

⑤ Shretta R, "A political analysis of corporate drug donations: the example of Malarone ((R)) in Kenya", *Health Policy and Planning*, Vol. 16, No. 2, June 2001, p. 161.

⑥ Steven J. Hoffman, "The evolution, etiology and eventualities of the global health security regime", *Health Policy and Planning*, Vol. 25, No. 6, November 2010, p. 510.

⑦ David Molyneux, "Rapid-impact interventions: how a policy of integrated control for Africa's neglected tropical diseases could benefit the poor", *PLoS Medicine*, Vol. 2, No. 11, December 2005, p. e336.

⑧ Jerry Spiegel, "Which new approaches to tackling neglected tropical diseases show promise?" *PLoS Medicine*, Vol. 7, No. 5, May 2010, p. e1000255.

政策安排应聚焦于服务的供给、培训和信息采集。[1] 在尼泊尔也得出了公私合作能够提高治愈率和覆盖率的结论，但需建立在公共部门项目做大做强的基础上，公共部门承担全面的责任并需反应迅速地处理问题；反之，公私合作为私有机构扩大服务创造了机会，可能降低结果从而威胁到公共卫生和不可逆地削弱公共部门对公众的影响。[2]

3. 公共卫生责任与食物方向的公私合作研究

为了改善公共健康，英国卫生部 2011 年推出具有公私伙伴关系性质的公共卫生协议项目，涉及政府、工业界和其他组织在食物、酒精、体育运动和健康方面的自愿承诺。政府与企业之间的自愿协议可能有助于改善政府与企业之间的关系，并有助于双方就目标制定和数据共享达成一致。为了使自愿协议成功，目标应当长远、清晰，并有强有力的独立监督，其中公众对协议的了解可以鼓励参与并确保合规[3]，而实际上盐和酒精的使用并未达到期望水平。[4]

二 国内研究

（一）公私合作的中文文献关键词聚类分析

本书选取 CNKI 为中文数据库，在高级检索途径中以"主题词＝卫生 AND 公私（精确）"在数据库中共检索出 296 条出现在 1996 年至 2017 年间的卫生领域公私合作相关文献，在导出、转化后运用 citespace 软件分析关键词。将 abstract、title、keywords plus、author keywords 作为 Term sources 的分析对象，选择 keyword 选定为 note types，selection criteria 设定为 top 50，选择 minimum spanning tree 作为修剪路径。如下图 1－11 所示，研究主要集中于医疗机构、公共卫生、公共产品、医疗保险、卫生保健等内容。

---

[1] Mukund Uplekar, "Private practitioners and public health: weak links in tuberculosis control", *Lancet*, Vol. 358, No. 9285, October 2001, p. 912.

[2] Newell James N., "Control of tuberculosis in an urban setting in Nepal: public-private partnership", *Bulletin World Health Organization*, Vol. 82, No. 2, March 2004, p. 92.

[3] Anna Bryden, "Voluntary agreements between government and business-a scoping review of the literature with specific reference to the Public Health Responsibility Deal", *Health Policy*, Vol. 110, No. 23, March 2013, p. 186.

[4] Cexile Knai, "The Public Health Responsibility deal: has a public-private partnership brought about action on alcohol reduction?" *Addiction*, Vol. 110, No. 8, March 2015, p. 1217.

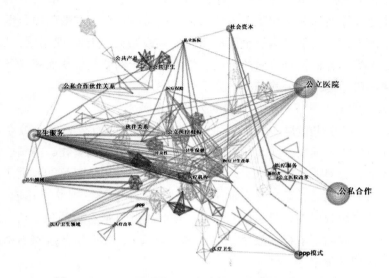

图1-11　卫生领域公私合作中文文献关键词聚类结果

（二）国内合作研究者及其所在机构

在中国卫生领域研究公私伙伴关系的学者主要有顾昕、代涛、张帆、陈龙、冯占春、周东华等。如图1-12所示，研究机构主要集中于北京大学政府管理学院、国家卫计委卫生发展研究中心、中国医学科学院医学信息研究所、中国社会科学院工业经济研究所、厦门大学公共事务学院、中南财经政法大学公共管理学院、重庆医科大学公共卫生学院、上海市疾病预防控制中心、湖南中医药大学等，这与孟开等人的研究结果一致。[1]

（三）国内相关文献分析

早在2006年，在卫生领域开展公私合作的理念就被学者引入国内[2]，但研究工作起步较晚，在近五年才逐步受到各界的重视。具体公私伙伴关系应用的项目主要聚焦于投资举办或者运用管理大型医院、合作提供卫生服务、相互补充医药保障体系三个方面。

---

[1]　孟开：《基于文献计量法的我国医疗卫生领域公私合作模式研究现状分析》，《中国医院》2017年第6期。

[2]　周成武：《公私合作伙伴关系在卫生领域的应用》，《中国卫生经济》2006年第5期。

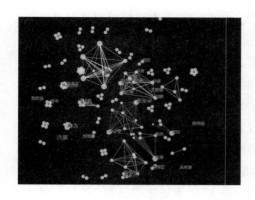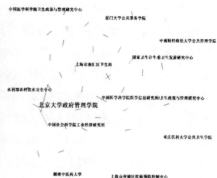

图1-12 国内合作研究者及其所在机构

1. 医疗机构的公私合作

当前公私伙伴关系多应用于投资举办和运营管理公立医院，而学术界的观点喜忧参半。当前积极探索公私模式可能是提升社会办医机构服务能力、促进机构良性发展的有效措施，而公私合作的范围、具体内容及操作模式均需要由国家进行顶层设计。[1] 但是当前法律和监管体系不完善，公私双方责权的界定及合作方退出机制等方面存在政策监管空白[2]，效果量化计算方法也尚待完善[3]，不少专家对公私合作模式在医疗机构的应用表示担心。同时，针对性策略建议聚焦在几个方面，充分论证公立医院投融资的公私合作项目可行性[4]，建立公私伙伴关系评价及反馈机制[5]，建立法人治理结构，完善财税等配套政策，加强政府监管等。[6]

2. 卫生服务的协作供给

早期的公私伙伴关系主要聚焦于国际经验介绍和对国内应用的启示。

---

① 杨萩雯：《英国医疗服务PPP模式的研究》，硕士学位论文，吉林大学，2017年，第47页。

② 黄葭燕：《政府鼓励和引导政策下中国社会资本办医的发展状况》，《中国卫生政策研究》2017年第9期。

③ 吴晶晶：《基于物有所值评价的公立医院PPP模式改革效果研究——以徐州市第三人民医院为例》，《中国医院管理》2017年第9期。

④ 郑大喜：《公立医院公私合作面临的投融资政策困境及其出路》，《中国卫生政策研究》2017年第3期。

⑤ 官翠玲：《我国公立医院公私合作伙伴关系模式探讨》，《医学与社会》2017年第4期。

⑥ 殷妍先：《我国公立医院公私合作伙伴关系的思考》，《中国卫生产业》2017年第17期。

不断深入对公私合作案例的研究发现，公私伙伴关系对供给卫生服务产生了促进作用[①]，如补充卫生资源、提升可及性、满足多元化需求，[②] 但是模式设计的严谨性还需要进一步探讨，研究也应从理论向实践问题转变。同时，公私合作模式具有的多元参与、协同合作、风险共担、互利共赢等特点，为创新慢性病防治模式提供了新思路[③]。在农村卫生中开展公私合作的突破口可以是私营部门慈善捐赠、医疗机构经营、政府购买、社区医疗救助、农村医院基础设施建设、卫生人员培训等行动计划，以及完善法律制度。[④] 同时，将业务拓展至高端专业的健康管理、基本公共卫生服务方向是突破社会办医发展瓶颈的重要选择。[⑤] 规范的私人诊所提供初级卫生保健服务，以公私良性竞争的方式进行相互监督，可共同促进家庭医生签约工作的开展。[⑥] 为了提升就近养老便捷性，减轻政府财政负担，在社区医养模式中采用公私合作的方式是一个备选策略，但这在客观上受到了医疗水平低、收费较高、政策保障缺乏、发展范围窄的限制。[⑦]

3. 保障系统内的公私互补

在保障制度的建设中，建立商业健康保险与公共医疗保障体系互利互惠的公私合作伙伴关系至关重要[⑧]，在完善基本药物供给方面同样如此。[⑨] 同样，也有学者认为大病保险制度建设采取"公私合作"模式是重大的变革，提出了要遵循商业保险机构承办的原则，在提供主体、方式上引入

---

① 刘琴：《公立和私立医疗机构合作提供医疗卫生服务策略的描述性系统评价》，《中国循证医学杂志》2009 年第 5 期。

② 朱坤：《南非卫生领域公私合作伙伴关系及启示》，《中国卫生政策研究》2009 年第 6 期。

③ 严善梅：《基于慢性病防治的公私合作模式探讨》，《中国社会医学杂志》2017 年第 3 期。

④ 钟裕民：《论农村医疗卫生服务的合作供给》，《老区建设》2017 年第 8 期。

⑤ 杨星：《社会资本在健康管理产业中的作用及发展策略分析》，《中国医院管理》2017 年第 6 期。

⑥ 柳伊：《新加坡家庭医生服务实施经验对我国的启示》，《医学与哲学》2017 年第 10 期。

⑦ 李月娥：《公私协力视角下社区医养结合养老模式研究——以辽阳市美林园社区为例》，《老龄科学研究》2016 年第 4 期。

⑧ 顾昕：《中国商业健康保险的现状与发展战略》，《保险研究》2009 年第 11 期。

⑨ 顾昕：《基本药物供给保障的制度建设——国际经验的启示》，《国家行政学院学报》2008 年第 6 期。

竞争，对商业保险机构进行规范的合同管理、尊重市场化运作原则也至关重要。①

三 研究述评

公私伙伴关系起源于人道主义救助和药物研发。该类事务的主体责任在 20 世纪 80 年代以前在于国家政府、国际卫生组织和非政府组织，90 年代私有部门开始与人道主义救援的责任体系接触，2000 年前后由于大型跨国企业与公共部门的双边利益需求达成一致，逐渐形成了公私伙伴关系。随着对全球挑战规模和复杂程度认识的加深，来自于供给侧不合理的结构和突出的贫困人口健康需求，在社会资源的推动下，随后十余年卫生领域私立部门与人道救助责任体系深度融合。② 在市场经济驱动下与私营部门的合作主要是为了解决中低收入国家中较大和昂贵的药物研发问题，因此低收入国家被忽略疾病药物的研发是公私伙伴关系的热点领域，利他主义也是良好的公共关系可依赖的前景，由于成本较低且监管力度较小，吸引了越来越多的制药公司开展临床试验。然而，学术界对社会资本在有利可图基础上建立的合作关系表示担心。

近年来越来越多的私有部门以公私合作的形式进入公共卫生领域。尽管药物研发方面的公私伙伴关系方兴未艾，采用公私伙伴关系探索传染病防控也成了备选策略，尤其是结核、疟疾和艾滋的防治和基础设施建设等。2011 年英国卫生部推出国家层面的公共卫生协议项目，涉及政府、工业界和其他组织在食物、酒精、体育运动和健康方面的自愿承诺以改善公共健康，后续对于广义的公共卫生和健康行动的公私伙伴关系的研究逐渐成了焦点。

私立卫生机构在发展中国家基层地区十分常见，甚至在卫生资源缺乏的卫生系统，零售药店、诊所等扮演着关键角色。私立卫生机构不仅能提高卫生服务的地理可及性，还能更好地满足使用者偏好，减少等候时间和提高隐私保护。但是，不经监管的私立卫生服务导致了服务成本提升和可负担性降低，进而导致服务质量恶化、公平性降低，最终危及人群健康和

---

① 朱俊生：《大病保险可持续发展需要法治保障》，《中国医疗保险》2017 年第 7 期。

② Kent Buse, "Global public-private health partnerships: lessons learned from ten years of experience and evaluation", *International Dental Journal*, Vol. 61, No. 2, Augest 2011, p. 2.

社会公正。① 为避免出现上述问题，有研究指明可通过公私合作协议来消除上述风险，以充分利用私有资源来提供公共产品。虽然公私合作旨在实现以有限的资源获取人群健康效益的最大化，但是如何设计合适的机制有效促进私立部门积极参与提高服务质量、扩大服务覆盖面的相关研究还很缺乏。

在中国，将近300篇中文文献展示了卫生领域公私合作的研究成果，但理论分析多而实证研究少。当前卫生领域公私合作主要聚焦在医院管理及医疗服务供给、结核病防治、高血压筛查服务、慢性病预防，以及危险因素控制等。尽管公私合作备受关注，但是否能够提升卫生系统绩效还缺乏深度的实证研究。同时，由于决策者很少关注通过优化机制来利用私立卫生机构以实现国家目标，因此，公共卫生领域公私合作关系十分脆弱，有待进一步强化。虽然有少数研究证实了公私伙伴关系有助于降低成本，转移风险，提高服务能力、效率、效果，但缺乏监管经验、合作范式、制度环境等因素，社会各界态度普遍保守。

真正的公私伙伴关系融合了不同的技能、专业知识和资源，达到了独立行动无法实现的共同目标，最终带来健康利益最大化的同时可以尽量减少利益相关者的风险。② 由于私人部门主要是营利性组织，学界在前期提出了一些需要重点关注的问题。③ 如私立部门如何在解决卫生不公平或贫穷人口健康问题中发挥适当作用？ 在什么情况下的伙伴关系是可取的？ 选择适当的私立部门的标准是什么？ 这些标准是如何制定的？ 以及合作伙伴的责任和动机是什么？ 应建立什么样的问责制和透明度？ 如何构建监控和互动机制以避免或处理利益冲突？ 怎样才能使伙伴关系按照善政的原则运行？ 卫生领域层出不穷的公私合作经验与教训总结一直致力于回答上述问题。值得注意的是，精确的绩效指标可以降低评估负担，可以加深对绩效的了解，并有助于总结绩效管理的成功经验，但是具体的绩效衡量标准尚

---

① Raman Bedi, "Public-private partnerships: an old solution to present challenges", *The Journal of the Royal Society for the Promotion of Health*, Vol. 127, No. 2, March 2007, p. 60.

② L. Kostyak, "A means of improving public health in low- and middle-income countries? Benefits and challenges of international public-private partnerships", *Public Health*, Vol. 149, Augest 2017, p. 120.

③ Kent Buse, "Global public-private partnerships: Part II—What are the health issues for global governance?" *Bulletin World Health Organization*, Vol. 78, No. 5, February 2000, p. 699.

未建立。公私伙伴关系的缔造者 Buse 教授认为公私合作系统绩效的核心指标应该围绕公众健康（如解决该问题的重要性、战略性、健康影响）、伙伴关系逻辑（如证明增值）、交付系统（如承诺国家所有权和协调一致）、治理（如代表性、透明度和问责制）等展开。①

综合来看，结合公共卫生领域，未来的研究应该从应用公私合作的情境入手，探索激励机制和风险管理机制对卫生服务绩效的影响。一方面，在仅有公共部门的服务方式是否会优于公私合作模式的判别上寻找更多的证据，并聚焦于分析公私合作伙伴关系是否或者如何来成功地实现各自利益。另一方面，尽管利用私有部门资源和降低成本以达到既定目标是决策者采用公私合作模式的出发点，但能力要素如何影响政策目标也是值得关注的方向。同时，管理者和决策者需要更全面地思考激励机制作用，明确值得提倡的公私双方行为和绩效追求，并谨慎地设计激励机制以驱动公私合作模式创新。

第三节　研究设计

一　研究目标

本书旨在梳理国家基本公共服务制度的迁移路径，构建乡村基本公共卫生协作系统绩效评估模型，并对分别由公立卫生院和民营医院主导的主流和特殊公私协作模式的绩效进行循证比较，明确项目绩效的内生规律和公私协作机制与绩效之间关系，提出以公共卫生系统绩效改善为导向的公私协作策略，为完善基本公共卫生服务制度提供参考。

二　研究内容

（一）乡村两级公私协作系统及公共卫生绩效研究

采用文献回顾性研究法首先对当前中国基层卫生机构"公"和"私"属性进行界定，基于文献计量分析卫生领域公私合作的研究前沿热点。以此为基础，对公私协作系统这一研究对象进行了界定。其次，在深入分析卫生系统绩效评估框架研究进展的同时，结合当前中国基层公共卫生实

① Kent Buse, "Global public-private health partnerships: lessons learned from ten years of experience and evaluation", *International Dental Journal*, Vol. 61, No. 2, Augest 2011, p. 2.

际，从卫生行政部门与乡村两级卫生机构组成的基本公共卫生服务系统视角，构建了基于结构—过程—结果的系统绩效评价指标框架，筛选了绩效指标，并结合加权综合 TOPSIS 法构建绩效评估模型，为比较不同公私协作模式公共卫生绩效奠定基础。再次，展开对系统动力学流位流率入树法、彼得·圣吉（Peter M. Senge）系统基模分析法的理论研究，为系统结构流图、绩效增长上限模型的构建奠定方法论基础。最后，基于对乡村两级公共卫生服务公私协作系统要素和公共卫生绩效展开研究，探索协作机制与绩效间内在关系。

（二）基层公私协作系统的公共卫生绩效的比较研究

基于对乡村卫生机构的公私属性的界定，对以公立乡卫生院主导、私立村卫生室参与的主流公私协作系统展开调查研究。首先，展开对东中西部省份基层主要的公私协作现状进行基线调查，同时从管、供、居民三方采集结构、过程、结果维度的公共卫生绩效指标和公私协作要素数据信息，以此为基础展开公私协作要素与公共绩效相关关系研究。其次，运用公共卫生绩效和公私协作系统要素的调查工具，对以某乡镇分别以公立卫生院或民营医院为主导、私立村卫生室参与的主流和特殊型公私协作系统进行典型案例研究，收集 2009—2017 年公共卫生绩效和公私协作要素的年度数据。基于此，评价、比较和分析两种类型公私协作系统的公共卫生绩效。

（三）公私协作系统要素对公共卫生系统绩效的影响研究

机理是指事物发展变化的理由或道理。本书首先拟在典型案例纵向追踪调查的基础上，分析公私协作对公共卫生绩效的激励作用。其次，基于系统动力学的思想构建公私协作系统与公共卫生系统绩效的因果关系图，确定系统内部的公私协作对系统绩效的作用环节和正负反馈方向。同时，采用因果分析、逻辑推理、定性比较分析等方法，寻找因果循环中的关键影响要素。再次，基于绩效机理分析结果，运用系统动力学流位流率基本入树建模法，构建公私协作系统公共卫生绩效的动力学结构模型和绩效增长上限基模。最后，结合公私协作系统要素与公共卫生系统绩效的相关性分析，提出以改善系统绩效为导向的管理策略。

三　研究方法

（一）文献研究

利用 Web of Science 等英文数据库、CNKI 等中国期刊网等数据库收集国内外以系统绩效和公私合作为主题的文献，重点关注国内外相关系统绩效评估理论、系统动力学理论最新研究进展，辩证分析公共卫生系统绩效评估框架，筛选结构—过程—结果维度下的公共卫生绩效评估指标。

（二）德尔菲法

在全国范围内选择 20 名咨询专家，采取通讯调查方式进行多轮专家咨询，以确定公共卫生公私协作系统绩效评估指标框架和各指标权重系数。选择的专家包括从事绩效评价研究、基层卫生政策研究的学者 12 名，县级卫生与计划生育委员会分管公共卫生的领导 5 名，以及乡镇卫生院分管公共卫生业务的专家 3 名。

（三）实证研究

1. 抽样方法

第一阶段采用随机抽样方法进行基层公共卫生公私协作现状基线调查。在东部广东、中部湖南湖北、西部重庆，依据经济高中低水平的分类原则，每省随机抽取三个县，每县抽取三个乡，每乡抽取三个村，设计了四省、十二县、三十六乡和一百零八个村的调研样本框，调查对象为县卫健委公共卫生科、乡镇卫生院和村卫生室及其相关公共卫生工作人员。实际上，最后在十一个县、二十八个乡和七十八个村完成了调研工作。同时，对二百六十三名公共卫生人员、八十名县乡村公共卫生负责人进行问卷调查。

第二阶段采取两阶段分层抽样方法进行基本公共卫生服务绩效数据调查，并有目的地开展案例跟踪监测。从基本公共卫生服务绩效的时效性出发，随机抽取中部湖北、河南、贵州省四个县十二个乡镇，调查乡村两级公私协作系统 2016 年的项目服务数量、质量和效果的绩效数据，为绩效评估模型指标权重系数的调整奠定基础。然后，运用典型案例研究法对比分析公共卫生项目绩效。在河南省某乡镇范围内选择乡镇民营医院主导和私立村卫生室参与的特殊型公私协作系统，以及以公立卫生院为主导和私立村卫生室参与主流公私协作系统开展典型研究。

2. 问卷调查

机构调查问卷内容主要涉及当地人口社会经济状况、自然环境、卫生投入结构和数量、公共卫生服务效率和效果等绩效数据、机构整体情况、协作形式和协作过程等数据。调查问卷内容主要涉及乡村两级公共卫生人员结构、服务能力、工作满意度，以及对公私协作的认识等。调查过程收集了各地基本公共卫生项目政策、乡村职责分工与经费分配方案、工作计划与总结、绩效监督考核方案，以及乡村公私机构签订的合同或协议书等资料。针对河南的典型案例，则深入调查并收集各案例系统自 2010 年来各年公共卫生绩效系统数据、协作要素数据，为公共卫生绩效循证比较提供数据。

3. 个人深入访谈

基于公私协作与公共卫生绩效的主题进行开放式访谈。具体包括在协作现状基线调查过程中，对 11 位县卫计委公共卫生项目负责人和 28 位乡镇卫生院公共卫生分管领导或公共卫生科长等负责人进行半结构式的个人深入访谈，以了解样本地区的基层公共卫生绩效管理，以及基本公共卫生服务供给的公私协作现状、过程、方式等。

（四）资料分析方法

1. 数理统计法

首先，对定量资料进行分类，并运用 Epidata 建立数据库。在完成数据录入后，运用 SPSS19. 0 和 2016 版 Excel 开展描述性统计，再基于数据特性和研究需求进行高级统计分析。针对专家咨询获得的指标体系权重，运用熵值法调整客观绩效指标权重系数；在公私写作要素与项目绩效之间的关系上采取了典型相关性分析；在验证重点人群积极性对绩效的影响时，运用了二元 Logistic 回归分析方法。典型相关性分析是无方向的相关性展示，但是由于指标及要素量较多，有向的箭头代表了协作系统要素与项目绩效之间的关系，而并非指代方向的路径分析；不同变量之间有线段关联者是指二者之间存在并列或者包含关系，为后文第四章的相关图示特此说明。* 为 $P<0.05$，* * 为 $P<0.01$。

2. 综合 TOPSIS 法

TOPSIS 法是在有限方案中进行多目标决策时常用的分析方法。由于对原始数据样本无特殊要求和限制，对原始数据的利用较为充分，使用也比较灵活、方便[1]，故而应用广泛。具体是将原始数据矩阵经标准化处理变成同向高优指标，然后运用余弦法从有限方案中找出最优解和最劣解，再计算各评价对象到最优解和最劣解距离，而计算与最优解的相对接近程

---

① 孙振球：《医学综合评价方法及其应用》，化学工业出版社 2006 版，第 62 页。

度来评价方案的优劣。[①] 设 n 个评价对象的 m 个评价指标矩阵，如表 1-2 所示。

表 1-2 　　　　　　　　　　　　　**原始数据形式**

评价对象	指标 1	指标 2	...	指标 m
1	X_{11}	X_{12}	...	X_{1m}
2	X_{21}	X_{22}	...	X_{2m}
...	...	...	...	...
n	X_{n1}	X_{n2}	...	X_{nm}

第一步：指标趋同化处理。基于下述方程式分别将低优和中性指标转化为高优指标 x′，而保持高优指标不变，对某些数据可通过适当调整（扩大或缩小一定比例）转换数据，M 为标准值。

$$x_{ij}^{'} = \begin{cases} x_{ij} & \text{高优指标} \\ \dfrac{1}{x_{ij}} & \text{低优指标} \\ \dfrac{M}{M + \left| x_{ij} - M \right|} & \text{中性指标} \end{cases}$$

第二步：趋同化数据的归一化

$$Z_{ij} = \begin{cases} \dfrac{x_{ij}}{\sqrt{\sum\limits_{i=1}^{n}(x_{ij})^2}} & \text{（原高优指标）} \\ \dfrac{x_{ij}^{'}}{\sqrt{\sum\limits_{i=1}^{n}(x_{ij}^{'})^2}} & \text{（原低优指标或中性指标）} \end{cases}$$

由此得到归一化处理后的矩阵 Z

---

① Zhanchun Feng, "Evaluation of Rural Primary Health Care in Western China: A Cross-Sectional Study", *International Journal of Environmental Research and Public Health*, Vol. 12, No. 11, November 2011, p. 13843.

$$Z = \begin{bmatrix} z_{11} & z_{12} & \cdots & z_{1m} \\ z_{21} & z_{22} & \cdots & z_{2m} \\ \cdots & \cdots & & \cdots \\ z_{n1} & z_{n2} & \cdots & z_{nm} \end{bmatrix}$$

第三步：确定最优解和最劣解

最优解 Z^+ 是矩阵 Z 各列中的最大值构成的集合：$Z^+ = ($ $\max Z_{i1}$, $\max Z_{i2}$, $\cdots$, $\max Z_{im})$

最劣解 Z^- 是矩阵 Z 各列中的最大值构成的集合：$Z^- = ($ $\min Z_{i1}$, $\min Z_{i2}$, $\cdots$, $\min Z_{im})$

第四步：计算每一个评价对象与 Z^+ 和 Z^- 的距离 D_i^+ 和 D_i^-

$$D_i^+ = \sqrt{\sum_{i=1}^{m} (\max Z_{ij} - Z_{ij})^2}$$

$$D_i^- = \sqrt{\sum_{i=1}^{m} (\min Z_{ij} - Z_{ij})^2}$$

第五步：计算各评价对象与最优方案的接近程度 C_i，按 C_i 的大小进行排序

$$C_i = \frac{D_i^-}{D_i^+ + D_i^-}$$

$0 \leqslant C_i \leqslant 1$，$C_i \rightarrow 1$，表明评价对象越优。

3. 定性资料分析法

（1）文献定量分析法

CiteSpace 引文可视化图谱分析法。CiteSpace 是应用 Java 语言开发的一款文献信息可视化软件。通过对国外公共服务领域内公私协作（PPP）的研究整体状况和研究前沿进行探索，寻找该领域知识基础前沿的演变历程，分析目前比较热门的研究信息点，为下文的研究提供充分的信息来源和线索。公私合作内涵的词频分析法。基于对检索获得的公私合作文献，运用词频分析法梳理文献中关于公私协作的概念以提出本研究针对基层公私协作系统的公私协作关系的内涵和外延。

（2）访谈资料的逻辑分析法

基于个人深入访谈资料，通过逻辑分析法对公私合作的内在逻辑进行

分析，挖掘动态的合作过程的典型性特征，提炼各地区乡村两级公私合作的共同属性，并结合各大机制中有关协作、激励、沟通等相关理论以及国家基本公共卫生服务制度建设的相关政策，充分考虑到运行主体主观意愿和客观限制因素，总结提炼与中国农村基本公共卫生服务公私合作现状相符合的公私协作逻辑。

（3）定性比较分析

基于假设检验的思想结合文献研究、现场调查及所获得样本地区时间队列数据资料分析结果提出公私协作要素与公共卫生绩效关系的假设，在绩效综合评价的基础上并运用定性比较分析（QCA）法验证前期假设的正确性。

4. 系统基模分析法

源于福瑞斯特教授及其他系统思考学者的思想，管理学博士彼得·圣吉基于系统动力学理论创造了系统基模来分析复杂问题的工具。[①] 具体包括"成长上限""舍本逐末""目标侵蚀""富者愈富""共同悲剧""反应迟缓回路""成长与投资不足""饮鸩止渴""恶性竞争"等基模。可以用来分析绩效增长现状、存在的问题及寻找杠杆解。尽管后期学者基于此提出了其他不同的基模，又精简成了更容易被理解的四类基模，如失控状态、成效不足状态、相对控制、相对成效。[②] 但是结合本书基本公共卫生服务不存在市场竞争而由政府购买等特点和研究需要，重点介绍彼得·圣吉前七种基模原理。

（1）系统基模与反馈的概念

因果链。在时间区间 T 的任意时刻 t，以名词或者名词短语命名的要素变量集 $V(t)$ 中存在变量 $V_j(t)$ 随 $V_i(t)$ 的变化而发生变化，且方向一致，则将 $V_i(t)$ 到 $V_j(t)$ 的关系定义为正因果链，表示为 $V_i(t) \xrightarrow{+} V_j(t)$；反之二者变化方向相反，则将 $V_i(t)$ 到 $V_j(t)$ 的关系定义为负因果链，表示为 $V_i(t) \xrightarrow{-} V_j(t)$。

因果关系图。属于时间区间 T 的任意时间 t，将动态有向图定义为 T

---

①　Peter M. Senge, *The Fifth Discipline the Art & Practice of the Learning Organization*, New York: Currency Doubleday, 2004, p. 353.

②　Eric F. Wolstenholme, "The Development of System Dynamics as a Methodology for System Description and Qualitative-Analysis", *Journal of the Operational Research Society*, Vol. 34, No. 7, July 1983, p. 569.

$(t) = [V(t), X(t)]$，其中 $V(t) = \{V_1(t), V_2(t), \cdots, V_n(t)\}$ 为要素变量集，$X(t) = \{X_{ij}(t), i, j = 1, 2, \cdots, n\}$ 为弧集合如 $X(t) = \{V_1(t)V_2(t), V_2(t)V_1(t)\}$。在有向图 $T(t)$ 中，若存在映射 $F(t): X(t) \rightarrow \{+, -\}$，（+和－表示为正负因果关系），则因果关系图则被定义为 $T(t)$ 和 $F(t)$ 的组合，用 $D(t) = [V(t), X(t), F(t)]$ 表示，因果链集则是指连同映射后的弧集 $X(t)$，有向图 $T(t)$ 则被定义为因果关系图 $D(t)$ 的基图。

系统基模的核心要素是正负反馈环和延迟。反馈环的类型、数量和关联关系的不同而组成了不同的系统基模。反馈是系统信息输入经由中间过程至输出再回到输入过程，如图1-13所示。将系统中多个要素变量 $V_n(t)$ 组合的闭合因果链序列"$V_1(t) \rightarrow V_2(t) \rightarrow \cdots\cdots \rightarrow V_{n-1}(t) \rightarrow V_n(t) \rightarrow V_1(t)$"定义为系统反馈环。直接联系的两个变量间出现了由于前一个变量增加而导致后一个变量的增加（减少）的现象被定义为正（负）极性，反馈环内因果链极性的乘积则反映了反馈环的极性，当因果关系极性乘积为正时称为正反馈环，也称为增强环，用表⊙示，当因果关系极性乘积为负时称为负反馈环，也称为减弱环，用表示⊙。换言之，环中任意一个变量 $V_n(t)$ 在给定时空内的任意时刻，随着其他任意一个量的相对增加和经历一个反馈后出现 $V_n(t)$ 再增加（减少）现象，这个反馈环被称为特定时空内的为正（负）反馈环，如图1-14表示。

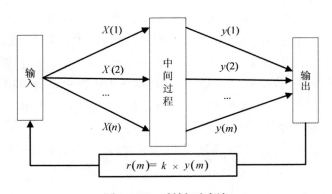

图1-13 反馈概念框架

（2）反应迟缓回路

由于系统运行比较慢，在未认识到时间滞延效应的情况下，如若对于

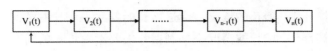

图 1 – 14　反馈环

现状的调整活动过快或过多，最后会失去信心，出现适得其反的现象。具体环路为现状→调整行动→时间滞延→现状。如图 1 – 15 所示。

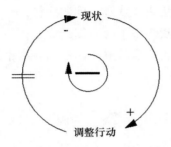

图 1 – 15　反应迟缓回路

（3）增长上限基模

由左边促进增长的正反馈环和右边抑制增长的负反馈环共同组成了增长上限基模。正反馈回路是一个成长的过程，成长过程中遇到其他限制因素触发抑制增长的调节环路而出现增长上限瓶颈。由于抑制过程的循环导致成长速度的减缓、停顿或者倒退，出现大部分的成长因此停止而无法达到真正极限。如图 1 – 16 所示。

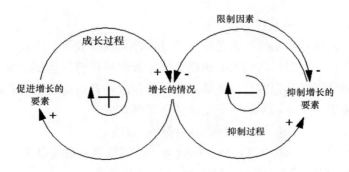

图 1 – 16　增长上限基模

正反馈环1：增长的情况→促进增长的要素→增长的情况；

负反馈环2：增长的情况→抑制增长的要素→增长的情况。

（4）舍本逐末基模

运用治标策略来处理问题被称为舍本逐末系统基模，具体由两个负反馈环和一个正反馈环组成。尽管短期内能够收到立竿见影的效果，但治标策略使用的过多会导致使用治本策略的相对减少。长久来看则可能会造成使用治本策略能力的萎缩而出现对治标策略的依赖。如图1－17所示。

负反馈1：问题症状→症状解→问题症状；

负反馈2：问题症状→根本解→问题症状；

正反馈3：问题症状→症状解→副作用→根本解→问题症状。

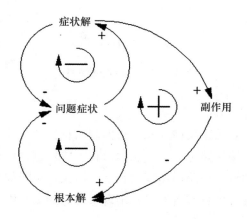

图1－17　舍本逐末基模

（5）目标侵蚀基模

目标侵蚀基模是指改善差距的行动的改善现状效果会出现时间延滞现象，现实情况与目标之间的差距则会导致倾向采用容易达到短期目标的策略，进而使得长远根本目标逐渐被降低，而改善目标与现状的差距。具体的反馈关系如图1－18的两个复杂的负反馈环所示。

负反馈1：差距→目标降低→目标→差距；

负反馈2：差距→改善现状的行动→时间滞延→现实状况→差距。

（6）富者愈富基模

富者愈富基模是指同时进行的两个活动的结果绩效相近却存在为有限

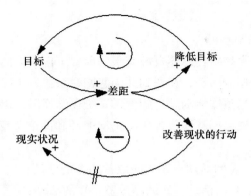

图 1 - 18　目标侵蚀的系统基模

资源而竞争的现象。一方源于所获得的优势资源而表现出更为优异的结果，并长期凭借优势争取到滚雪球式的资源而产生了增强环，绩效表现也越来越好。另一方由于失去最初的竞争优势而获得的资源相对越来越少，相比之下的表现也越来越糟糕而形成了相反的"增强环"。由两个正反馈环构成的富者愈富基模因果结构如图 1 - 19 所示。

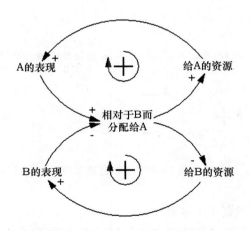

图 1 - 19　富者愈富的系统基模

　　正反馈环 1：相对于 B 而分配给 A→给 A 的资源→A 的表现→相对于 B 而分配给 A；

　　正反馈环 2：相对于 B 而分配给 A→给 B 的资源→B 的表现→相对于

B 而分配给 A。

（7）共同悲剧基模

共同悲剧基模是指在总体资源有限的前提下以个人的形式过渡分享共同的资源而开展相应活动，在遇到共同悲剧时系统发出警示信号，然而个人却无法解决，当整体活动超过阈值后系统逐渐崩溃，出现有能力者各自解决各自问题的现象。具体包含两个正反馈环和两个负反馈环结构如图 1 -20 所示：

正反馈环 1：A 的活动→A 的净效益→A 的活动；

正反馈环 2：B 的活动→B 的净效益→B 的活动；

负反馈环 3：A 的活动→全部的活动→时间延迟→个别活动所得到的资源→A 的净效益→A 的活动；

负反馈环 4：B 的活动→全部的活动→时间延迟→个别活动所得到的资源→B 的净效益→B 的活动。

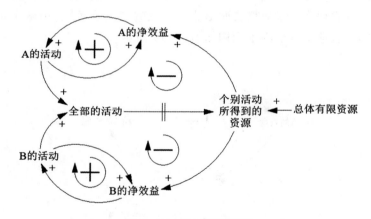

图 1 - 20　共同悲剧基模

（8）成长与投资不足基模

在成长接近上限时往往以"产能"投资来冲破成长上限，但策略需要在成长出现下降之前实施方可实现新一轮增长的目标。但若采取降低绩效标准等措施将投资不足合理化，进而出现"慢郎中"式的产出速度，则无法应对"急惊风"式增长的需求现象，从而导致绩效进一步降低，甚至可能导致逆转增长而出现需求大幅下降。具体由两个负反馈和一个正反馈环组成的投资不足系统基模如图 1-21 所示。

负反馈环 1：绩效→认知的投资需求⇢产能的投资→时间延滞→产能⇢绩效；

负反馈环 2：需求→绩效⇢需求；

正反馈环 3：需求⇢成长的行动⇢需求。

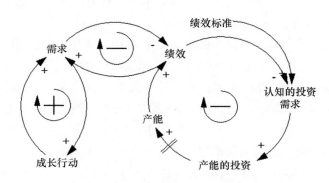

图 1-21　投资不足基模

5. 流率基本入树建模法

　　源于反馈、控制、非线性系统和系统学等理论，系统动力学融合了反馈控制原理与因果关系逻辑分析思想，并运用定性和定量分析相结合、系统思考与综合推理相结合的方法来解决复杂的实际问题。基于对系统行为改善途径的追求，从研究系统的微观结构入手，建立系统动态仿真模型，对各模型实施各种不同的调控对策，并在计算机上模拟展示系统的宏观行为。系统动力学不仅可处理高阶次、非线性和多重反馈的复杂系统问题，同时还可对系统的结构和功能的内在联系进行定性和定量分析。完成系统复杂关系的建模是系统动力学的优势，具体的研究主要包括系统基模分析、建立系统动力学模型等方面。在系统动力学建模方面，福瑞斯特（Forrester）教授提出的流图建模法已经应用了将近半个世纪，但是缺乏规范性建模的准则因此存在一定的随意性，贾仁安教授提出的流率基本入树建模法规避了该类问题。[①] 该方法通过建立流位流率系的定性分析以建立二部分图，并分别添加流位变量到流率变量的辅助变量以及系统外生变

———————

①　贾仁安：《组织管理系统动力学》，科学出版社 2014 年版，第 60 页。

量而构建流率基本入树模型，最后为系统反馈环和系统基模等分析提供基础。

系统动力学建模步骤一般是基于构建的因果关系图来建立流位流率系下的结构流图，再针对变量建立方程模型，最后建立仿真流图模型，后两步不是本书重点而不做介绍。然而，构建复杂的流图结构需逐步添加变量枝因而缺乏规范性，学者提出的流率基本入树规范建模步骤如下所述。

（1）基本概念

流位流率系。动态系统中的积累变量被称为流位变量，用 $L_n(t)$ 表示，n 为系统流位变量个数，t 为时间。积累变量随单位时间变化的量称为流率变量，用 $R_n(t)$ 表示，n 为系统流率变量个数，t 为时间。由流位及其所对应的流率二元组合所构成的集合称为流位流率体系，表示为 $\{[L_1(t), R_1(t)], [L_2(t), R_2(t)], \cdots\cdots, [L_n(t), R_n(t)]\}$。

变量的分类。流位与流率之间满足 $L(t) = L(t-\triangle t) + R(t) \times \triangle t$，$R(t)$ 为 $L(t)$ 的流率，若存在 $L(t) = L(t-\triangle t) + R_1(t) \times (t-\triangle t) - R_2(t) \times (t-\triangle t)$ 的关系，则将 $R_1(t)$ 和 $R_2(t)$ 分别定义为 $L(t)$ 的流入率和流出率；不随时间变化的量称为常量 a_i；从信号源到流率变量之间的变量定义为辅助变量 $A_i(t)$，其中信号源可以是流率变量也可以是其他如外生变量等变量；不在反馈环中且不对任何反馈环中任何变量产生影响的变量称为增补变量 $S_i(t)$。流率、流位、常量、辅助、增补变量被归类为内生变量，而制约内生变量却不被内生变量制约的变量定义为外生变量 $E_i(t)$，如环境中的变量和时间 TIME 的函数。

流图。设 $t \in T$，对因果关系图 $D(t) = [V(t), X(t), F(t)]$ 的顶点集 $V(t)$ 的变量要素按上述内生变量和外生变量分类后，因果链集 $X(t)$ 的弧按物质流线和信息流线分类变换，且在不改变极性映射而得到因果关系图的顶点集：$V(t) = \{$流位变量 $L_i(t)$, $i = 1, 2, \cdots, m\} \cup \{$流率变量 $R_i(t)$, $i = 1, 2, \cdots, n\} \cup \{$辅助变量 $A_i(t)$, $i = 1, 2, \cdots, k\} \cup \{$增补变量 $S_i(t)$, $i = 1, 2, \cdots, g\} \cup \{$外生变量 $E_i(t)$, $i = 1, 2, \cdots, f\} \cup \{$常量 a_i, $i = 1, 2, \cdots, q\}$，此时将 $D(t) = [V(t), X(t), F(t)]$ 定义为流图，表示位 $G(t) = [Q(t), X(t), F(t)]$。

入树的树根、树尾和树枝。若时间点 $t \in$ 时间区间 T，动态有向图 $T(t) = \{V(t), X(t)\}$ 中，存在一个点 $v(t) \in V(t)$ 到 $T(t)$ 中的

任意一点 u（t）$\in V$（t）有且只有一条 u（t）$\to v$（t）的有向路径，则将该有向图 T（t）定义为一棵树，且 v（t）被定义为树根，满足入度 d^- [u（t）] $=0$ 的 u（t）则被定义为树尾，从树尾到树根的有向路径则被定义为树枝。

流率基本入树。在流图中树枝中间不含流位变量，且分别以流率和流位（或者不进入反馈环的变量）为树根、树尾的入树 T（t）称为流率基本入树。从树尾沿一根树枝到树根之间所含流位个数则定义为该枝阶长度，流率基本入树的枝阶长度为 1。

流率入树。流率入树 T（t）中含基本流率基本入树的个数称为入树的阶数。流率入树的阶长度取树枝中最大枝阶长度。

半子流图和子流图。半子流图是指流图中任意一个子图，子流图则是含流位 L（t）及其流率 R（t）的半子流图。

嵌运算。时间区间 T 的任意 t，G_1（t）$=$ [Q_1（t），E_1（t），F_1（t）]，G_2（t）$=$ [Q_2（t），E_2（t），F_2（t）] 为两个半子流图：第一步合并顶点集 Q_1（t）$\cup Q_2$（t），且在保持 F_1（t）和 F_2（t）所确定的映射关系不变。第二步若流率 R_p（t）及其对应的流位 L_p（t）在 G_1（t）和 G_2（t）中，则在步骤一的基础上做弧集合并 E_1（t）$\cup E_2$（t），构成因果链 R_p（t）$\to L_p$（t）连同因果链极性。基于步骤一和步骤二形成新的子流图 G（t）的运算被定义为嵌运算，表示为 G（t）$= Q_1$（t）$\overrightarrow{\cup} Q_2$（$t$）。嵌运算满足交换律：$Q_1$（$t$）$\overrightarrow{\cup} Q_2$（$t$）$= Q_2$（$t$）$\overrightarrow{\cup} Q_1$（$t$）；满足结合律 Q_1（t）$\overrightarrow{\cup} Q_2$（$t$）$\overrightarrow{\cup} Q_3$（$t$）$=$ [Q_2（t）$\overrightarrow{\cup} Q_1$（$t$）] $\overrightarrow{\cup} Q_3$（$t$）

（2）流率基本入树建模步骤

第一步：通过理论、经验、数据、专家意见等系统分析建立流位流率系：$\{$ [L_1（t），R_1（t）]，[L_2（t），R_2（t）]，……，[L_n（t），R_n（t）] $\}$

第二步：基于实际情况，建立流率变量 R_i（t）（其中 $i = 1$，2，…，n）依赖流率变量 L_i（t）（其中 $i = 1$，2，…，k，且 n 不等于 k）及外生变量的因果链二部分图。

第三步：将流率变量 R_i（t）定义为树根，相对应流位变量 L_i（t）定义为树尾，加入对流率变量产生直接或者间接的 A_{ij}（t）和 B_{ij}（t）等有向链的辅助变量，建立流率基本入树，如下图所示的 T_1（t），T_1（t）$\cdots T_n$（t）基本入树模型。

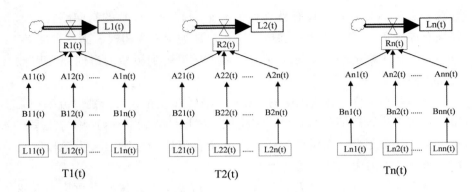

图 1 – 22　基本入树模型

第四步：对每一棵树建立仿真方程，基于后流位、流率设调控参数，而前调控参数恢复原流位、流率的方式，逐步仿真，最终建立整体仿真模型。

第五步：通过嵌运算将多棵流率基本入树模型的顶点集和弧集进行合并，保持映射不变的同时将其对应的流位与流率用有向流图符号相连以构成结构流图，该图中每一个反馈环一定包含了流位变量和流率变量。与直接建立流图等价，但该方法所建立的系统结构的变量及其控制关系相对清晰、规范，并且为整体反馈环和反馈基模奠定了基础。

（3）入树基模集生成法

相关定义。将众多的流率基本入树基模通过运用嵌运算方法构建成的结构流图中，由入树构成的反馈环中存在流率必进反馈环的子流图被定义为系统反馈基模（后文称为基模），由此可见其他基模生可生成基模，并不需要直接由入树生成。极小基模是指在生成新的基模过程中由至少一个入树因子通过嵌运算而生成的基模。反馈环的阶数通过流位变量个数反映，而基模阶数与最大反馈环阶数一致。运用嵌运算对两阶及以上极小基模逐步融合生成极小基模直到全体入树而生成具有特殊意义基模及结构流图。

极小基模生成。在入树模型 $T_1(t)$，$T_2(t)$，…，$T_n(t)$ 中，将存在 q 棵入树构成向量 $[T_{j1}(t)$，$T_{j2}(t)$，…，$T_{jq}(t)]$ 定义为入树向量；从入树向量中的第二棵树开始，每棵树的流位仅控制前一棵树流率，且在中间变量完全不同的前提下，将其命名为入树链向量。从入树链向量

$[T_{j1}(t), T_{j2}(t), \cdots, T_{jp}(t)]$ 的第一棵入树 $T_{j1}(t)$ 的流位 $L_{j1}(t)$ 仅控制第 q 棵入树 $T_{jq}(t)$ 的流率 $R_{jq}(t)$ 且此控制枝区别于链入树向量其他各控制枝的中间变量，则生成 q 阶极小基模 $G_{j1j2\cdots jq}(t) = T_{j1}(t) \cup T_{j2}(t) \cup \cdots \cup T_{jq}(t)$。

多个极小基模的链合。在 n 棵流率基本入树 $T_1(t)$, $T_2(t)$, $\cdots$, $T_n(t)$ 中存在 $(p+q)$（其中 $p \geq 2$, $q \geq 1$）棵入树，p 棵入树通过嵌运算后生成 p 阶极小基模 $G_{i1,i2,\cdots ip}(t) = T_{i1}(t) \cup T_{i2}(t) \cup, \cdots, \cup T_{ip}(t)$ 的 p 阶反馈环为 $R_{i1}(t) \leftarrow C_{i1ip}(t) \leftarrow L_{ip}(t) \leftarrow R_{ip}(t) \leftarrow \cdots \leftarrow L_{i2}(t) \leftarrow R_{i2}(t) \leftarrow C_{i2i1}(t) \leftarrow L_{i1}(t) \leftarrow R_{i1}(t)$。由 q 棵入树构成链入树向量 $[T_{j1}(t), T_{j2}(t), \cdots, T_{jq}(t)]$ 的第 q 棵入树 $T_{jq}(t)$ 的流率 $R_{jq}(t)$ 被极小基模的流位 $L_{i1}(t)$ 所控制，第一棵入树 $T_{j1}(t)$ 的流位 $L_{j1}(t)$ 仅对 $(p+q)$ 棵入树中的 p 阶极小基模 $G_{i1i2\cdots ip}(t)$ 的流率 $R_{i2}(t)$ 进行控制；并在各流位控制枝中间变量之间存在差异时则生成 $(p+q)$ 阶极小基模 $G_{i1i2\cdots irj1j2\cdots jq}(t) = G_{i1i2\cdots ip}(t) \cup T_{j1}(t) \cup T_{j2}(t) \cup, \cdots \cup T_{jq}(t)$。同时，在基模 $G_{i1i2\cdots.in}(t)$, $G_{j1j2\cdots jm}(t)$ 所存在 $i_k \in (i_1, i_2, \cdots, i_n)$, $j_t \in (j_1, j_2, \cdots, j_m)$，且 $i_k = j_t$，则可产生新基模 $G_{i1i2\cdots in}(t) \cup G_{j1j2\cdots jm}(t)$。

第四节　全书结构

第一章首先介绍研究背景意义、研究热点，并基于此阐述包含研究目标、内容与方法在内的研究方案。第二章则系统介绍了基本公共服务的起源与发展、基层基本公共卫生服务制度的变迁及政策范式，以及与本书相关的概念、公私协作系统等理论基础。基于当前中国基层公共卫生管理实际，总结出公共卫生项目的组织管理模式和项目资金监管模式。第三章结合绩效评价框架理论研究，在结构、过程、结果框架的基础上，运用专家咨询和熵值法相结合的方法构建绩效评估模型。第四章从基层实际出发，总结了乡村公共卫生公私协作协同中的培训、督导考核、沟通反馈、激励与约束等机制，并在此基础上系统探索了协作过程中的问题。此外，系统分析了公私协作要素的分布情况，并探索不同要素与项目工作指标之间的相关关系，并以此提出公共卫生绩效机理框架和公私协作机制与绩效之间关系的研究假设。第五章则系统介绍典型案例的人口社会背景、具体的协作模式，并扩大分析了指标上的绩效差异，基于主流综合评价法重点比较了分别由公立卫生院和民营医院主导的公私协作下公共卫生结构、过程和结果绩效的差异。运用基模分析工具对绩效增长上限问题进行了诊断，并重点从组织管理的角度对两种模式进行比较。系统分析了两种类型模式的缘起与发展、管理风险与挑战。第六章则通过对项目绩效表现形式、项目共生关系以及内生规律进行定性分析和提炼，并运用定性比较分析方法验证了公私协作机制对绩效影响的假设。在前文分析构建协作系统绩效因果关系图，并运用流位流率基本入树方法规范构建系统动力结果流图和绩效增长上限模型的基础上，针对性地提出改进绩效的策略。第七章将则系统地对本书内容进行了总结，提炼了本书的重要研究结论。

第二章

基层公共卫生的公私协作系统

第一节　基本公共卫生服务制度建设

一　基本公共卫生服务的引入

基本公共卫生服务的引入阶段为 1973—1996 年。在中国计划体制时期，农村三级保健网络有效地解决了当时的系列公共卫生问题，创造了以 2% 的世界卫生资源保障了世界上 22% 人口的奇迹。[1] 赤脚医生作为农村预防保健网络的网底，在提供基本临床诊疗服务以外，还承担了大量预防和保健等公共卫生服务。[2] 然而，经济体制改革将农村三级保健网络推向了分崩离析的边缘[3]：一是中央政府向地方公共卫生事业的投资逐渐减少，政府责任弱化；二是将公共卫生体系建设责任下沉至地方，推进公共卫生和妇幼保健系统融资改革；三是为盘活乡镇卫生系统，强调提供有偿服务，大范围开始了私有化进程，并中断了公共卫生服务的政府补助，乡村卫生机构逐渐成为营利性实体；四是乡镇企业重组改制"以工补农""以工助医"的筹资机制不复存在。探索如何配置农村卫生资源以解决农村公共卫生问题，中国在改制初期主要是学习发达国家如美国、德国以及日本等国的经验。当市场化改革波及农村卫生领域后，农村卫生服务成本

---

[1]　王俊华：《中国农村公共卫生：问题、出路与政府责任》，《江苏社会科学》2003 年第 4 期。

[2]　Therese Hesketh，"Health in China-From Mao to market reform"，*British Medical Journal*，Vol. 314，No. 7093，June 1997，p. 1543.

[3]　David Blumenthal，"Privatization and its discontents-The evolving Chinese health care system"，*New England Journal of Medicine*，Vol. 353，No. 11，October 2005，p. 1165.

飙升①，卫生技术人员流失严重②，居民获取卫生服务的可及性变差，不公平性裂痕加剧。③

在1973年，世界卫生组织总干事Halfdan Mahler先生提出了初级卫生保健概念。1978年确立的《阿拉木图宣言》号召各国政府针对群众中的主要卫生问题，提供促进、预防、治疗及康复服务等初级卫生保健服务，具体包含临床护理服务和公共卫生服务两大类④，并提出了到2000年实现人人享有健康的目标。⑤⑥ 具体来看，其内容至少包括宣传、预防和控制流行卫生问题的方法，对食品供应和营养的改善，充分供应安全用水，改善基本环境卫生，提供包括计划生育在内的妇幼卫生保健服务，预防和接种主要传染病疫苗，预防和控制地方病、合理治疗常见病和多发病，提供基本药物等八项主要内容。⑦

在世界各国积极响应WHO供给初级卫生保健服务号召的同时，针对基本卫生服务的研究逐渐成为热点。世界发展报告1993年首次提出基本公共卫生服务及临床服务包，主要包括基于主要健康问题，选择具有成本低、效果好、广覆盖、政府能够承担的、个人能够支付的医疗卫生服务⑧，并在1996年建议中国全额资助基本公共卫生项目，为贫困人群所消费的基本卫生服务提供补偿，这对中国基层卫生系统产生了重要的影响。⑨

---

① Shanlian Hu, "Reform of how health care is paid for in China: challenges and opportunities", *Lancet*, Vol. 372, No. 9652, November 2008, p. 1846.

② Daqing Zhang, "China's barefoot doctor: past, present, and future", *Lancet*, Vol. 372, No. 9653, November 2008, p. 1865.

③ Shenlan Tang, "Health System Reform in China 1 Tackling the challenges to health equity in China", *Lancet*, Vol. 372, No. 9648, November 2008, p. 1493.

④ Xi Li, "The primary health-care system in China", *Lancet*, Vol. 390, No. 10112, December 2017, p. 2584.

⑤ Passmore R., "The declaration of Alma-Ata and the future of primary care", *Lancet*, Vol. 2, No. 8150, December 1979, p. 1005.

⑥ Weiyuan Cui., "China's village doctors take great strides", *Bulletin of the World Health Organization*, Vol. 86, No. 12, December 2008, p. 914.

⑦ 王书城：《初级卫生保健概述》，《中国社区医师》1985年第1期。

⑧ 世界银行：《1993年世界发展报告：投资于健康》，中国财政经济出版社1993年版，第57页。

⑨ 孟庆跃：《农村公共卫生服务项目效果、成本和筹资政策研究之三：公共卫生服务项目筹资政策分析》，《中国卫生经济》2001年第2期。

二 基本公共卫生服务的探索

基本公共卫生服务的探索阶段为 1997—2008 年。1998 年，在城镇职工医疗保障制度体系建设前后，提供适应国情的基本卫生服务、基本医疗服务和基本公共卫生服务逐渐受到了重视。为此，老一辈的学者们开展了大量的研究工作。胡善联教授在世界银行倡导的基本预防和医疗服务的概念上，提出基本医疗卫生服务和非基本医疗卫生服务两种概念。[①] 随后学界对中国基本医疗服务的内涵进行了讨论[②][③]，具体概念在不同阶段、不同视角有所区别。[④] 基于居民健康状况、服务供给和医学与公共卫生原理，杜乐勋认为基本卫生服务成本比较低、效果比较好，且涵盖预防、保健、诊断治疗措施，也分为付费和免费两种类型。[⑤]

为解决农村卫生问题，基本公共卫生服务在农村的探索受到了重视。1994 年美国提出了十项基本公共卫生服务项目，孟庆跃确定了提供卫生服务、改善居民行为和改善环境等 28 项公共卫生服务干预项目。[⑥] 当前政府执行初级卫生保健计划，大多数公共卫生服务项目是源于初级卫生保健的内容。随着对基本公共卫生服务认识的逐渐深入，明确了非竞争性、非排他性、社会性影响、外部效应等属性后，公共卫生属于公共产品或准公共产品的观点得到了学界的普遍认可。在公共产品的视角下，基本公共服务项目内容逐步清晰了起来。2002 年中共中央、国务院印发的《关于进一步加强农村卫生工作的决定》明确规定，省级制定农村公共卫生基本项目规划和实施方案，县级组织落实。同时期，与社区卫生服务体系建设并道而行的是，设计社区基本公共卫生服务项目，这为农村公共卫生项目制度建设奠定了实践基础。大致分为由政府承担纯公共产品、政府和个

---

① 胡善联：《基本医疗卫生服务的界定和研究》，《卫生经济研究》1996 年第 2 期。

② 马进：《基本医疗服务的界定》，《中国卫生经济》1997 年第 8 期。

③ 梁鸿：《我国现行基本医疗服务界定的弊端及其重新界定的方法与政策》，《中国卫生经济》2005 年第 12 期。

④ 陶红兵：《基本医疗服务范围界定方法探讨》，《中国卫生经济》2014 年第 8 期。

⑤ 杜乐勋：《基本卫生服务项目及其需求》，《中国卫生经济》1997 年第 11 期。

⑥ 孟庆跃：《农村公共卫生服务项目成果、成本和筹资政策研究之一：研究框架和服务项目的重要程度分析》，《中国卫生经济》2000 年第 12 期。

人共同承担准公共项目和个人承担的私人卫生项目。①②

　　测算项目成本，明确筹资和供给责任为基本公共卫生服务制度的践行创造了有利条件。该时期的公共卫生服务主要是以县防保站为主、以乡镇卫生院村卫生室为辅的卫生系统合作供给。然而，在不改变政府投入结构的前提下，公共财政覆盖基本公共卫生服务项目的能力十分有限。③④ 为此，除应加大政府对卫生的投入外，还应合理引导与利用多种形式投资于公共卫生服务。政府责任从直接生产公共卫生服务转向了政府购买。⑤ 同时，另外一个重要改变就是调整各级政府责任、政府支出结构。⑥

三　国家基本公共卫生制度建设

　　国家基本公共卫生服务制度建设阶段为 2009 年至今。2005 年国家开始了社会主义新农村建设，农村卫生体系的发展得到了政府财政资金的保障。然而，国务院发展研究中心释放出的"医改不成功"论断引起社会一片哗然。早已浮出水面的"看病贵"和"看病难"问题的根源直指医药卫生体制改革，解决卫生服务的公平可及性问题的呼声越来越大。为此，2009 年我国启动了新一轮医药卫生体制改革，建立国家基本公共卫生服务制度是其中重要的任务之一。同年，国家财政、卫生和计委三部委联合推进基本公共卫生服务逐步均等化。⑦ 作为新医改破冰之举，国家启动并部署九项基本公共卫生服务项目，并由财政按照人均 15 元进行筹资。随后基本公共卫生服务制度相继完善，国家基本公共卫生服务规范已经更

---

① 徐林山：《城市社区公共卫生服务项目分类研究》，《中华医院管理杂志》2005 年第 2 期。

② 罗乐宣：《深圳市福田区社区基本公共卫生服务项目界定》，《中国全科医学》2008 年第 19 期。

③ 孟庆跃：《农村公共卫生服务项目效果、成本和筹资政策研究之二：公共卫生服务项目成本和累积成本》，《中国卫生经济》2001 年第 1 期。

④ 孟庆跃：《农村公共卫生服务项目效果、成本和筹资政策研究之三：公共卫生服务项目筹资政策分析》，《中国卫生经济》2001 年第 2 期。

⑤ 王俊华：《补偿政府公共卫生投入不足——开启政府购买公共卫生服务产品的途径》，《卫生软科学》2002 年第 4 期。

⑥ 项莉：《湖北省农村基本公共卫生服务项目与政府负担能力研究》，《中国卫生经济》2004 年第 10 期。

⑦ 胡同宇：《国家基本公共卫生服务项目回顾及对"十三五"期间政策完善的思考》，《中国卫生政策研究》2015 年第 7 期。

新至 2017 年的第三版，项目数量也从 9 项拓展为 13 项，财政筹资标准也增加至 2017 年的每人 50 元。随后在实施基本公共卫生服务制度的 8 年里，学界针对项目效果效率的评估、均等化与公平性评价、服务供给模式和资金管理模式，以及项目绩效评价等进行了大量的探索。服务内容主要分为群体性项目和个体性项目两大类。其中群体性项目包括传染病和突发公共卫生事件报告和处理、卫生监督协管、健康教育等，个体性项目包括孕产妇、儿童、老年人、慢性病患者、重症精神病患者等重点人群的健康管理及健康档案建立与更新。

四　农村基本公共卫生项目政策变迁

基本公共卫生服务是基于社区项目试点和农村初级卫生保健计划原有项目演化而来，针对农村地区的基本公共卫生服务项目实施的政策内容主要有四大类：一是综合型的项目政策；二是项目内容设计；三是项目资金管理；四是项目实施管理类如协作机制、服务团队、绩效评价等。

（一）基本公共卫生服务项目政策类别分析

基本公共卫生服务项目政策主要涵盖四大类，具体为综合型政策、项目内容设计、资金管理，以及包含服务团队和绩效评价等在内的实施管理类政策。综合型政策反映了基本公共卫生服务项目制度从无到有、从有到规范的政策演变过程。自 2005 年 "中国医改不成功" 的论断浮出水面后，政府以城市社区卫生系统建设为契机，开展基本公共卫生服务项目试点，随后在 2009 年启动新医改，并以服务均等化为政策目标，全面铺开了项目制度建设。项目调整、实施管理、资金监管与保障制度、绩效考核评价等内容是制度建设的重点。

表 2 - 1　　　　　综合类基本公共卫生服务政策梳理

时间	政策名称	与基本公共卫生服务项目相关的内容
2001 年 5 月	国务院体改办等部门关于农村卫生改革与发展的指导意见	改革卫生管理体制，以公共卫生和预防保健为主的乡村两级机构为非营利性机构，县预防保健延伸到基层，定额补助计划免疫、妇幼保健、传染病和地方病控制、健康教育和贫困地区基本医疗服务

时间	政策名称	与基本公共卫生服务项目相关的内容
2006 年 2 月	国务院关于发展城市社区卫生服务的指导意见	鼓励社会力量发展社区卫生服务,公共卫生交由社区机构、预防保健机构负责指导;探索收支两条线,政府购买服务;发挥中医药资源优势;卫生部门开展行业管理,设计公共卫生服务项目
2009 年 4 月	关于深化医药卫生体制改革的意见	建立分工明确、信息互通、资源共享、协调互动的公共卫生体系;提高公共卫生服务能力与应急能力;确定基本公共卫生项目均等化;建立服务购买和经费保障机制
2009 年 3 月	国务院关于印发医药卫生体制改革近期重点实施方案(2009—2011 年)的通知	基本公共卫生服务均等化,定额定项,探索政府购买,免费提供基本公共卫生服务
2009 年 7 月	三部委关于促进基本公共卫生服务逐步均等化意见	人均补助 15 元,缩小城乡差距、服务均等化;实施九大类基本公共卫生项目;明确农村服务供给主体为乡村卫生机构,政府购买公共卫生服务,建立项目绩效考核制度
2011 年 5 月	卫生部财政部关于做好 2011 年基本公共卫生服务项目工作的通知	人均补助 25 元,扩展至 0—6 岁儿童,增加儿童口腔保健、老年人与孕产妇检查项目,扩充健康教育内容,提高频次,增加高糖精管理人数,增加突发公共卫生事件与食品安全与职业卫生咨询。规范建档,强化慢性病与重症精神病患者管理,加强重点人群健康教育与儿童接种服务。预拨加结算并根据绩效考核拨付资金,督导与整改。加强领导,完善制度;明确责任;落实任务;培训与宣传
2013 年 6 月	关于做好 2013 年国家基本公共卫生服务项目工作的通知	人均补助 30 元,扩大电子健康档案和老年人高血压糖尿病人群健康管理内容,提高预防接种和重精、传染病与突发事件和监督协管补助,新增中医药管理服务;专款专用,结合服务数量、质量和绩效结果拨付资金;加强绩效考核

续表

时间	政策名称	与基本公共卫生服务项目相关的内容
2014 年 9 月	关于做好 2014 年国家基本公共卫生服务项目工作的通知	人均补助 35 元，巩固项目服务水平，扩大覆盖面，提高规范度和居民感受度；推进全科医师签约，与上级机构协作，开展基础性和常规性绩效考核。专款专用，新增经费用于村医，探索政府购买机制，按服务数量质量绩效结果拨付
2015 年 6 月	关于做好 2015 年国家基本公共卫生服务项目工作的通知	人均补助 40 元，巩固项目服务水平，扩大覆盖面，新增老年人腹部 B 超检查内容，增加结核患者健康管理。培训人员，加强宣传；组建全科医师团队，专业指导；开展项目监测和数据收集。专款专用，强化政府购买，考核后统筹支出；强化绩效考核制度
2016 年 6 月	关于做好 2016 年国家基本公共卫生服务项目工作的通知	人均补助 45 元，提高服务质量、效率、均等化、签约率，增加血压、糖尿病、重症精神病患者管理人数。项目分类管理，推动家庭医师团队签约。科学测算，政府购买服务，考核统筹支出。县区组织管理，完善考核和结果反馈；健全分工协作，部门间协调、专业机构指导，村承担 40% 任务。开展培训、宣传、项目监测和上报、信息化建设
2017 年 9 月	关于做好 2017 年国家基本公共卫生服务项目工作的通知	人均补助 50 元，巩固项目、扩大覆盖面、提高补助水平、完善内容、提高质量、新增避孕药具和健康素养促进项目。合理分工，村承担 40% 任务，分配相应比例经费。加大项目宣传，提高血压管理质量和健康档案使用率。建立数据上报制度。按照服务数量和质量，核定任务和补助标准、绩效评价补助后统筹支出。乡村两级分别核算。由过程转向结果考核。以绩效为导向，突出重点，提升居民感受度

（二）项目服务内容与目标的变化

政府在 2009 年、2011 年和 2017 年相继更新了基本公共卫生服务规范。基本公共卫生突出了预防为主的理念，明确乡村合作供给，重点推行健康管理。同时，基于广泛受益，与居民健康需要、财政能力、基层服务能力相匹配，成本效益，安全性等原则，政府对国家基本公共卫生服务项目进行了动态调整。项目自 2011 年始，每隔两年依次增加卫生监督协管、中医药健康管理、结核病患者管理、避孕药具和健康素养促进项目。在初始阶段（2009—2011 年），九大项目内容设计已经相对完整，但在实施过程中普遍存在对项目认识不到位、宣传不到位、人员队伍素质较低等问题。① 因此，政府工作的重点是加强领导，完善制度，明确责任与任务，加强培训与宣传。随着项目运行机制步入正轨，项目进入了增加服务数量、扩大覆盖面、拓展服务内容的阶段（2012—2015 年），该时期针对妇幼群体的服务项目成效显著。从 2016 年至今，政府逐渐关注服务项目质量和效率。针对慢性病患者和重症精神病患者的健康管理，重心逐步由提高数量和覆盖面转向了提高服务水平和质量，基于高血压防治指南的质量管理模式是该阶段的重要探索。

目标的设定反映了政府对该项工作的重视程度。表 2－2 概述了政府定性工作目标。从定量目标变化来看，电子健康档案、预防接种、孕产妇、儿童、老年人、结核病患者和严重精神病患者的健康管理，以及传染病、卫生监督协管等群体性项目所设置的工作目标在近五年变化较小，甚至某些年份并未设置强制性指标值。这反映了此类项目实施效果基本达到政策目标，在有限的资源下，政府更关注服务质量。同时也可能是认为原定目标过高而完成难度较大，故不再设置新指标值。例如，在项目启动之初，严重精神病患者的管理工作难度过大而难以完成。在 2014—2016 年间，国家通过设置健康管理数量指标来引导基层积极筛查患者，而后在 2016—2017 年开始使用健康管理率的工作指标。同理，项目实施初始阶段，通过设置绝对数的工作指标，可打破重传染病而轻慢性病管理的传统工作思路，能有效推动基层筛查慢性病患者。由于慢性病患病率较高，人群数量较多，规范化管理备受关注，提高慢性病管理质量和效果逐渐成为工作重点。②

---

① 王禄生：《农村基本公共卫生服务开展利用情况研究》，《中国卫生事业管理》2013 年第 1 期。

② 冯占春：《高血压患者随访次数达标的影响因素分析》，《中国卫生事业管理》2017 年第 6 期。

表 2 - 2 基本公共卫生服务内容与政策变迁

序号	类别	年份					
		2011 年	2013 年	2014 年	2015 年	2016 年	2017 年
1	建立居民健康档案	规范建档电子化	提高数量、提高质量、提高使用率	降低补助，取消建档补助	提高服务数量	提高质量，提高效率，均等化	提高使用率
2	健康教育	扩充内容，提高数量	丰富内容，探索形式	提升村补助	提高健教补助	提高质量，提高效率，均等化	强化宣传
3	预防接种	保持原水平	巩固数量	巩固数量	提高剂次补助	提高质量，提高效率，均等化	巩固扩面，提高质量
4	儿童健康管理	扩至0—6岁儿童，增口腔保健，提高数量	提高数量	巩固	巩固	提高质量，提高效率，均等化	巩固扩面，提高质量
5	孕产妇健康管理	扩充内容，提高数量	提高数量	巩固	巩固	提高质量，提高效率，均等化	巩固扩面，提高质量
6	老年人健康管理	扩充内容，提高质量	提高数量	提高数量	增加腹部黑白B超	提高质量，提高效率，均等化	巩固扩面，提高质量
7	高血压患者健康管理	提高数量	提高数量	提高数量，提升村级补助	提高数量，血压不稳定者加2次随访	提高数量，提高质量	提高质量
8	糖尿病患者健康管理	提高数量	提高数量	提高数量，提升村级补助	提高数量，血糖不稳定者加2次随访	提高数量	巩固扩面，提高质量
9	重症精神病患者管理	提高数量	加强管理	提高数量，提升村级补助	提高数量，基本稳定和不稳定者增加4次随访	提高数量	巩固扩面，提高质量

续表

序号	类别	年份					
		2011 年	2013 年	2014 年	2015 年	2016 年	2017 年
10	结核病患者健康管理	无	无	无	新增项目	提高质量，提高效率，均等化	巩固扩面，提高质量
11	中医药健康管理	无	新增项目	提高数量	提高数量	提高质量，提高效率，均等化	巩固
12	传染病和突发公共卫生事件报告和处理	加突发公共卫生事件	巩固	提升村级补助	巩固	提高质量，提高效率，均等化	巩固
13	卫生计生监督协管	新增项目	提高数量	提升村级补助	巩固	提高质量，提高效率，均等化	巩固
14	避孕药具	无	无	无	无	无	新增项目
15	健康素养促进	无	无	无	无	无	新增项目

表 2 - 3　　　　基本公共卫生服务项目年工作的量化指标

目标	年份				
	2013 年	2014 年	2015 年	2016 年	2017 年
建档率（%）	80	—	—	—	—
电子建档率（%）	65	70	75	75	75
免疫规划苗接种率（%）	90	90	90	90	90
3 岁以下儿童系统管理率（%）	—	85	85	85	85
7 岁以下儿童健康管理率（%）	80	85	85	85	85
孕产妇系统管理率（%）	80	85	85	85	85
65 岁以上老年人健康管理率（%）	65	65	65	65	67
高血压患者健康管理率（%）	35	38	35	40	60
管理高血压患者人数（万）	7000	8000	8000	8500	—
糖尿病患者健康管理率（%）	20	25	30	35	60
管理糖尿病患者人数（万）	2000	2500	3000	3100	—
在册严重精神病患者管理率（%）	—	—	—	80	75

目标	年份				
	2013 年	2014 年	2015 年	2016 年	2017 年
管理重症精神病患者人数（万）	—	350	400	450	—
中医药健康管理服务目标人群覆盖率（％）	30	30	40	40	45
传染病、突发公共卫生事件报告率（％）	—	—	—	95	
卫生监督协管服务的比例（％）	90	95	95	—	—
结核病患者管理率（％）	—	—	90	90	90
管理结核患者（万）	—	—	90	—	—

（三）基本公共卫生服务项目管理政策变迁

1. 政策语料

公共政策话语体系在不同时期呈现出的特点，是理解政策风格和范式变迁的基础。前期指导意见是地方政府实践的风向标，而具体工作意见则是行政性的任务安排。2016 年国家项目协调工作组和专家组的成立，标志着基本公共卫生服务制度进入了完善阶段。政府主要从服务内容体系、服务模式、资金管理、组织管理等维度安排政策，项目制度运行探索阶段（2009—2011 年）、运行稳定阶段（2012—2015 年）和完善阶段（2016年—至今）的具体变化如表 2 - 4 所示。

表 2 - 4　　2009 年至今基本公共卫生服务项目政策话语体系

阶段	项目管理的政策措施			代表性政策文件
	服务模式	资金管理	组织管理	
2009—2011 年	专业机构监测评价与指导；基层干预；完善规范	补偿标准，县区监管，补村医；政府购买；人事分配改革，当年预拨、次年依绩效结算；专款专用	绩效考核，数量质量、满意度；领导、规划、宣传、督导、培训	基本公共卫生服务逐步均等化的意见；项目补助资金管理办法（2010）；绩效考核指导意见（2010）；2011 年工作通知
2013 年	健全管理组织；机构协作；分解任务，责任	央补省统筹；测算标准；专款专用，先预拨、后结合数量质量绩效结算	考核结果与资金关联；日常管理、督导；数据上报；宣传交流总结	2013 年项目工作通知

阶段	项目管理的政策措施			代表性政策文件
	服务模式	资金管理	组织管理	
2014 年	倾基层、优结构、突重点、提质量；全科医生签约；上下协作；政府购买	新增 5 元用于村医；央补省统筹；测算标准；专款专用，先预拨、后结算；基于数量质量，考核后拨付	资金监管中心，现场考核调查知晓率满意度，自查整改；常规考核，上级抽查；宣传培训	2013 年项目考核的通知；2014 年项目工作通知
2015 年	政府购买；乡村协作，简单任务向村医倾斜；全科医师团队、签约；专业指导	5 元用于村医；补需方、分级管理、量效挂钩；东中西区别对待；分配与执行评价预算督查挂钩；专款专用，补助统筹支出	考核：资金管理使用、数量质量时效效益、知晓与满意度，考核的责任与质量，推荐指标体系，抽查考核；培训宣传，数据监测与上报	补助资金管理暂行办法（2015）；2014 年考核的通知；绩效考核指导方案（2015）；2015 年项目工作通知
2016 年	政府购买，分类管理与签约；上级指导，内部协调，乡村分工	专款专用，基于数量和质量，补助统筹支出	县区为考核客体，考核纳入年终绩效，强调反馈；培训宣传监测；信息化建设	2016 年项目工作通知
2017 年	乡村分工，村承担40%任务	基于任务和标准、绩效补助，统筹支出；鼓励乡村分别核算	宣传、进展监测；由过程向结果考核，机构内部考核，与医务人员收入挂钩	2017 年项目工作通知；项目宣传月活动的通知

　　服务模式发生了由乡村之间、机构内业务部门间相互协作以及专业机构协同指导，向乡村协作、签约团队、专业机构指导服务模式的转变。在项目启动之前，县疾控中心与妇幼保健院已经将网络体系延伸至乡村两级

卫生机构，以辅助专业公共卫生机构提供预防保健服务。① 随后指导基层医疗卫生机构提供公共卫生服务，形成了在疾控、妇幼等专业机构的技术指导下，乡村两级机构开展居民健康干预的模式。服务经费由中央与地方财政筹资，并依据乡村两级卫生机构事权划分，专业公共卫生机构履行绩效考核职责。② 为稳定村医队伍，在任务分工和经费分配上对村有所倾斜，强制性地要求村级完成 40% 的工作量，并相应获取服务经费。③ 项目成本核算逐渐准确，服务供给也从政府购买转向了对经费使用的监管。近年来家庭医师和全科医师团队签约则将原有单体服务有效转变为协同服务模式。④

虽然基本公共卫生服务成本的测算、中央补助省级统筹的资金先预拨后结算的方式自始至终未发生变化，但资金管理政策不断更新：一是从前期专款专用转变为自 2015 年开始遵循专款专用原则下，逐步建立钱随事走的"补需方"理念，补助资金可在考核结算后统筹使用；二是前期基于服务数量和质量的资金拨付逐步转变为在考核后拨付，后又转变成基于服务的数量质量、核算标准及考核后拨付；三是资金预拨付进度逐渐加快，拨付时间逐步向前推移；四是每隔一年增加五元服务经费，明确了 2014 年和 2015 年新增项目经费向村卫生室分配，以促进任务合理分工，同时也逐步建立了财政预算，采用分级承担、县区为主、中央补助的筹资方式，中央补助资金重点向中西部贫困地区倾斜；五是近年来开始鼓励并探索乡村两级分别核算，针对群体性服务进行机构核算，针对个体服务按照次均成本核算；六是通过动态调整补助水平以突出工作重点。

当前基本公共卫生进入了规范化管理阶段。绩效管理制度的重要性在项目启动之初便已经受到认可⑤，而组织领导、科学规划、人员培训、项

---

① 唐尚锋：《供方视角下我国乡镇卫生院服务数量减少的原因探析》，《中国卫生事业管理》2015 年第 4 期。

② 冯占春：《国家基本公共卫生服务乡村两级职责分工研究》，《中国公共卫生》2015 年第 4 期。

③ 王少辉：《乡村医生对国家基本公共卫生服务项目乡村协作的满意度及影响因素分析》，《中国卫生事业管理》2014 年第 9 期。

④ 耿晴晴：《基于契约理论的家庭医生式服务支付机制设计》，《中国卫生事业管理》2015 年第 1 期。

⑤ 谭华伟：《按绩效支付对基层基本公共卫生服务效果的影响分析——基于 DID 的实证研究》，《中国卫生事业管理》2015 年第 1 期。

目宣传和工作督导是初始阶段主要工作内容。随后政府全速推进绩效考核制度建设，前期是通过规范项目考核工作，将绩效结果与项目资金拨付关联；后期则松绑专款专用政策，逐步探索将考核结果关联工作人员收入的方式，以提高积极性。随着基层公共卫生服务能力的持续提高，政府近年关注点也从服务数量和质量转向了服务结果，对人员培训和对居民宣传力度逐渐加强。同时，2015 年国家出台项目绩效综合评价指标体系，绩效评价工作成了项目管理重点。伴随信息系统的建立，绩效管理也从考核评价开始转向绩效监测，而绩效反馈后的整改受到了重视。

2. 政策变迁

哈佛大学政治学家彼得·霍尔（Peter Hall）在引入的政策范式概念中指出，在一个包含各种理念和标准的固定框架中工作是决策者的习惯，这个框架还包含了政策目标、实现目标的工具和政策需要解决的问题。因此，政策范式包含了问题、目标与工具三个基本组成要素。[①]

表 2 - 5　　　　　　　　　基本公共卫生服务政策的变迁

时期	政策问题	政策重点目标	政策工具
2009—2011 年	居民健康问题	均等化	政府组织供给项目包
2012—2015 年	数量、质量问题	提升服务数量和质量	政府购买与协作供给、上级督导、资金监管与考核评价
2016 年—至今	居民感受度不敏感，项目管理效率低	改善服务结果、效率	政府购买、签约、过程管理、信息化、结果评价

（1）政策问题的认定

建设基本公共卫生服务制度的出发点是使卫生事业回归公益性，通过政府主导的服务供给来满足居民健康需要，解决居民面临的健康问题如传染病和慢性病防治，干预居民不良健康行为和健康危险因素。在项目运行中，受到资金、能力、资源等因素限制，出现了服务数量供给不足、覆盖面较小、质量达不到要求，以及滥竽充数的造假现象，运行初始阶段步履维艰。尽管前期农村居民对免费获得服务，不管是持积极的赞誉还是保守

---

① 姚德超：《农民市民化政策范式变迁与发展趋势——基于政策文本的分析》，《中国农业大学学报》（社会科学版）2016 年第 6 期。

的拒绝态度，其敏感性较高。然而，随着年复一年的多轮覆盖，服务并未有效匹配居民健康需求，如用药、诊疗等，居民部分对服务的感受度下降[1]，这不仅与政府"以人为中心"的理念渐行渐远，也反映了政府增加的投入并未获得理想的产出，问题凸显。

（2）政策目标的定位

均等化是政策中间目标，提升服务数量和质量、增加内容、拓展覆盖人群是提高均等化水平的重要过程目标。在具体的政策安排过程中，项目运行初期的政策目标主要在于均等化，为此设定了"提升服务数量和质量"和"改善服务结果和效率"关键目标。党的十七大明确提出深化医药卫生体制改革，实现人人享有的基本医疗卫生服务的目标，启动基本公共卫生服务计划。随后政府通过工作安排、绩效考核制度建设等相关政策引导基层提升服务数量。同时，在服务供给过程中，引导乡村两级机构合理分工，强化资金监管，放缓服务数量增长的速度而回归服务数量真实性，重点突出服务质量。当服务达到一定的数量和质量后，如何利用有限的资源产出更多有效的服务，是决策者尤为关心的问题。服务有效性既是产生社会效益的基础，也是改善居民健康的重要因素。工作目标变化充分反映了近两年来政策目标逐渐转向提高服务效率和改善健康结果。

（3）政策工具的选择

为了促进服务的均等化，政府前期直接组织乡村两级公立机构向农村居民提供基本公共卫生服务项目包。随后逐渐探索政府购买服务、绩效考核、督导管理、经费挂钩绩效结果，以及组建医师服务团队等政策措施，以提升服务数量和改善服务质量。近年来，信息化技术的发展和大数据的应用为提升基本公共卫生服务效率创造了条件。全国各地一方面通过基本公共卫生服务数据信息系统建设，持续更新和整合公共卫生数据；另一方面强调服务结果的评价，引导基层供给体系重视居民感受度和服务效果。

---

① Shangfeng Tang, "Improving the Blood Pressure Control with the ProActive Attitude of Hypertensive Patients Seeking Follow-up Services Evidence from China", *Medicine*, Vol. 95, No. 14, April 2016, e323314.

第二节　基本公共服务公私协作内涵界定

一　基本公共卫生服务公私协作内涵

以"公私合作"概念词频分析结果为基础，结合目前基本公共卫生服务公私合作供给过程中总结的经验，从理论层面来探讨基本公共卫生服务公私合作的内涵，可以为更好地理解基本公共卫生公私合作提供理论基础。

（一）分析方法

本书以"公私合作"和"public private partnership"为中英文主题词分别在 web of science 和中国知网进行检索。将 1982—2014 年间检索到的卫生领域公私协作的 385 篇中英文学术论文作为研究素材，运用共词分析法对公私协作的内涵进行分析。

1. 高频关键词

为了提高公私合作内涵的全面和准确性，笔者在文献检索过程中对检索结果进行了筛选。主要控制原则有四点：第一，要求"公私合作"术语在文献的标题、关键词或者摘要中出现；第二，筛选出核心期刊作为文献统计来源；第三，仅选择有英文摘要和关键词的高质量文献；第四，剔除来自不同数据库的重复文献和同一数据库中的相同文献。通过上述质量控制原则，首先对检索到的 385 篇文献有关公私合作的内涵进行总结、分析、提炼，提炼出与内涵相关的 54 个中英文原始关键词组成关键词库；其次，通过阅读文献中公私协作文献对文献中出现的关键词录入 2013 版 Excel 关键词数据库；最后运用 SPSS18.0 对关键词进行统计分析，经同义词和单复数处理后，最终得到频数在 9 以上的 40 个卫生领域的公私协作高频关键词，如表 2 - 6 所示。

表 2 - 6　　　　　　　　　中英文高频关键词表

序号	英文	中文	词频	序号	英文	中文	词频
1	Cooperation	合作	95	6	Risk-sharing	风险分担	66
2	Private sector	私营部门	88	7	Benefit-sharing	利益共享	53
3	Government	政府	78	8	Pure or quasi-public goods or services	纯或准公共产品或服务	52
4	Public Sector	公共部门	78				
5	Project	项目	76	9	Financing	融资	43

续表

序号	英文	中文	词频	序号	英文	中文	词频
10	Public infrastructure/services	公共基础设施/服务	41	25	Responsibility	责任	18
				26	Win	共赢	18
11	Agreement	协议	39	27	Private institutions	民营机构	17
12	Contract	合同	35	28	Right	权利	17
13	For-profit companies	营利性企业	33	29	Build	建设	17
14	Partner	伙伴	32	30	New Public Management Theory	新公共管理理论	16
15	Improve efficiency	提高效率	31				
16	Management	管理	29	31	Health Project	卫生项目	16
17	Supervision	监管	28	32	Obligation	义务	16
18	Social responsibility	社会责任	26	33	Contract	契约	14
19	Non-profit organizations	非营利组织	23	34	Government guidance	政府引导	14
20	Public health	公众健康	21	35	Equal	平等	13
21	Infectious Disease Prevention and Control	传染病防治	19	36	Public demand	公众需求	12
				37	Trading	交易	11
				38	Social value	社会价值	11
22	Franchising	特许经营	19	39	Principal-agent theory	委托代理理论	9
23	Resource allocation	资源配置	19	40	Private medical institutions	私立医疗机构	9
24	Operations	运营	19				

词频较高的关键词依次为"合作""私营部门""政府",分别在95、88、78篇文献中出现;词频最低的关键词是私立医疗机构和委托代理理论,仅在9篇文献中出现。在这40个关键词中,共有12个词与合作过程有关,有8个词与合作目标有关,提示在关注公私合作的内涵时,不仅需要关注公私合作的过程,公私合作的目标也不容忽视。

2. 共词矩阵

首先,建立共词矩阵。基于提炼的公私合作关键词,运用共词分析法,对所确定的关键词在同一文献中两两同时出现的频率进行统计,建立共词矩阵。如表2-7所示,关键词"合作"共出现95次,并且与关键词"私营部门""政府"分别在64和55篇文献中同时出现。高频关键词是文献中有关公私合作内涵的浓缩，因此不同文献中相同关键词出现的频次越多，在各个领域公私合作的内涵的相同关键点越受关注；存在共词的文献数量越多，说明共词的两个关键词的"距离"越近。

表2-7　　　　　　　公私合作关键词的共词矩阵（部分结果）

关键词	合作	私营部门	政府	公共部门	项目	风险分担	利益共享	公共产品或服务
合作	95	64	55	55	59	43	38	38
私营部门	64	88	40	68	43	46	37	42
政府	55	40	78	28	53	32	32	23
公共部门	55	68	28	78	38	45	34	38
项目	59	43	53	38	76	38	29	24
风险分担	43	46	32	45	38	66	47	28
利益共享	38	37	32	34	29	47	53	25
公共产品或服务	38	42	23	38	24	28	25	52

其次，建立相关矩阵。通过使用 Ochiia 系数（例如 A、B 两词的 Ochiia 系数 =（A、B 两词共同出现的频数）÷（A 词出现的次数 × B 词出现的次数）$^{1/2}$ 将上述所获得的高频关键词共词矩阵转化成相关矩阵，如表2-8所示。

表2-8　　　　　　　公私合作关键词的相关矩阵（部分结果）

关键词	合作	私营部门	政府	公共部门	项目	风险分担	利益共享	公共产品或服务
合作	1	0.7000	0.6389	0.7000	0.6944	0.5430	0.5355	0.5407
私营部门	0.7000	1	0.4828	0.8208	0.5258	0.6036	0.5418	0.6209
政府	0.6389	0.4828	1	0.3590	0.6884	0.4460	0.4977	0.3611
公共部门	0.7000	0.8208	0.3590	1	0.4935	0.6272	0.5288	0.5967
项目	0.6944	0.5258	0.6884	0.4935	1	0.5365	0.4569	0.3818
风险分担	0.5430	0.6036	0.4460	0.6272	0.5365	1	0.7947	0.4780
利益共享	0.5355	0.5418	0.4977	0.5288	0.4569	0.7947	1	0.4762
公共产品或服务	0.5407	0.6209	0.3611	0.5967	0.3818	0.4780	0.4762	1

最后，建立相异矩阵。运用多维尺度分析方法对矩阵数据有特殊要求，因此在研究过程中需要通过 1 与相关矩阵中各数字相减以获得公私合作内涵的关键词相异矩阵来表示两词间相异程度，具体结果如表 2 - 9 所示。

表 2 - 9　　　　　　　公私合作关键词的相异矩阵（部分结果）

关键词	合作	私营部门	政府	公共部门	项目	风险分担	利益共享	公共产品或服务
合作	0	0.3000	0.3611	0.3000	0.3056	0.4570	0.4645	0.4593
私营部门	0.3000	0	0.5172	0.1792	0.4742	0.3964	0.4582	0.3791
政府	0.3611	0.5172	0	0.6410	0.3116	0.5540	0.5023	0.6389
公共部门	0.3000	0.1792	0.6410	0	0.5065	0.3728	0.4712	0.4033
项目	0.3056	0.4742	0.3116	0.5065	0	0.4635	0.5431	0.6182
风险分担	0.4570	0.3964	0.5540	0.3728	0.4635	0	0.2053	0.5220
利益共享	0.4645	0.4582	0.5023	0.4712	0.5431	0.2053	0	0.5238
公共产品或服务	0.4593	0.3791	0.6389	0.4033	0.6182	0.5220	0.5238	0

3. 二维尺度

通过 SPSS18.0 的多维尺度分析功能对相异矩阵进行统计学降维处理，将序数数值定义为数据测度水平指标，并通过平面不对称图形来描述关键词的数据结构和完成矩阵的二维尺度分析[①]。相关可视化结果见图 2 - 1，*Stress* = 0.224476；*RSQ* = 0.74326。

公私协作关键词的内涵主要包含公共管理学类、经济学范畴和公私协作过程三大类别。公共管理学类关键词主要分布在坐标轴的左侧上下限，包括政府、资源配置、效率、需求、政府引导、平等、合作、传染病预防、促进公众健康、创造社会价值、分担社会责任、新公共管理理论等。经济学范畴的关键词主要分布于坐标轴的上限右侧，包括权利、义务、契约、交易、责任等。公私合作过程关键词主要分布在坐标轴下限右侧，包括合同、融资、运营、建设、特许经营、政府监管、分担风险、共享利益关键词。词频最高的合作、政府、项目等关键词均靠近坐标原点，另外公

---

① 何莎莎：《公立医院组织绩效的内涵探析》，《医学与社会》2010 年第 1 期。

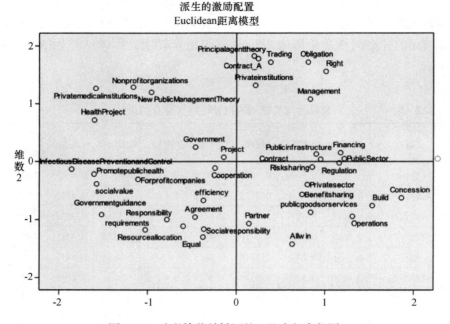

图 2 – 1　公私协作关键词的二维空间定位图

共部门、公共基础设施和服务、筹资、合同等关键词离横轴较近，甚至恰好落在横轴上，说明目前国内外公私合作主要是由政府所代表的公共部门通过项目和其他主体进行合作以完成公共基础设施和服务的供给。公共部门和私立部门"距离"较近，目前二者的关系相对比较密切，但是与其他相关主体，诸如民营机构、营利性企业、非营利组织、私立医疗机构、政府等合作主体关键词的分布比较散，表明了目前公私合作中的相关主体具备多元化特点。

（二）公私协作内涵

公共管理学视角的公私合作。公私合作是指代表着公共管理部门的政府在相关理论的指导下通过对卫生资源的优化组合和公平分配，充分了解利益相关者的需求，达到促进公众健康、主动承担社会责任、积极开展疾病防治工作、提高效率等目标所采用的与有能力开展基本公共卫生服务的其他私营主体合作并积极引导的模式。换言之，第一，各个公私合作主体在基本公共卫生合作项目的管理上处于共同管理、待遇平等的地位，其中政府有义务积极引导。第二，在卫生资源投入、整合、共享过程中，公私合作是各主体相互融合先进管理理念，达到共赢目的的过程。第三，公私合作是以目标为导向，向管理要效益和效率的主要途径。因此，在目前全球化机会与挑战并存的社会背景中，公私合作模式对管理者的管理能力提出了更高的要求。

经济学视角下的公私合作。公私主体合作供给公共产品或者服务，可以理解为公共部门或非营利性组织为实现以最少的投入获得最大的产出目标，私立机构追逐利润最大化，二者为了各自利益所采用的双方均认可的手段。虽然开展基本公共卫生服务最终的社会效益趋同，即预防疾病、延长寿命和促进健康。但合作主体利益各异，因此，需要建立一种科学合理的约束制度，加强政策引导，避免各主体在合作过程中由于经济利益驱动而相互争夺资源。① 在中低收入国家主要通过契约的形式对合作主体间的责任、权利、义务等进行限定，确保持续提供有效的公共产品和服务。

动态视角下的公私合作。在合作提供公共产品或服务项目的过程中，公共部门和私立部门作为主要的合作主体，二者之间需要建立一种以风险分担、利益共享、公平信任、奖惩结合为原则的伙伴关系，共同为公共项目进行融资和投入，以保证项目中人、财、物的供给及时和足量。在合作过程中，政府有效监管是规避风险的有效手段。② 因此，以政府为代表的公共管理部门需要对合作项目的设计、融资、建设、运营、维护进行全程监督管理，最终保证实现公众利益的同时实现各主体共赢。

基于此，本书将基本公共卫生服务公私协作内涵界定为，"指公共部门和私立部门及其他有效组织和个人基于风险分担、利益共享、公平信任原则和契约关系，以实现公共卫生服务均等化和各主体的利益目标为导向，有效组织多方资源对基本公共卫生服务进行供给，达到共赢而建立的协作关系"③。

---

① 钱朝南：《引入市场资金建设肿瘤防治医疗实体的探讨》，《中国卫生经济》2012年第6期。

② 周成武：《公私合作伙伴关系的风险和风险规避》，《中国卫生经济》2006年第3期。

③ 唐尚锋：《我国基本公共卫生服务公私合作的内涵探析》，《中国卫生事业管理》2014年第12期。

二　农村公共卫生供给的公私主体

（一）乡级机构公私性质的界定

针对乡级医疗卫生机构，从出资人角度可清晰地界定其公私性质，而对于村卫生室性质的规定，尚停留在学术讨论层面，鲜有法律法规涉及。目前仅有医疗机构管理条例规定卫生室（所）属于医疗机构。当前，所依据的标准不同，机构性质各异。依据机构所有权可将机构属性分为公立和非公立两类，基于产权理论可划分为公立、公私混合以及私立机构三类，依据经营性质可分为营利和非营利性机构。[①] 为了理解公私合作模式与公共卫生服务绩效之间的关系，有必要界定公私合作模式中的供给主体属性，尤其是村卫生室。

基于两个维度组合的视角，将村卫生室属性界定为公立营利性、公立非营利性、私立营利性、私立非营利性、混合制营利性和混合制非营利性医疗卫生机构。由于大部分公立机构不以营利为目的，大部分私有资本以追求营利为出发点，将不以营利为目的的混合制机构、非营利性机构归为公立非营利性类，将以营利为目的的混合制营利性机构划归为私立营利性医疗卫生机构。因此，在乡级层面，将公立营利性、公立非营利性、私立营利性与私立非营利性医疗卫生机构纳入研究备选的范畴，具体如图2－2所示。

（二）村卫生室性质的界定

尽管2000年的农村卫生改革与发展指导意见和个别省份规定了卫生室性质，指明其是承担公益性医疗卫生服务的非营利性医疗机构，但由于单一非营利性公立村卫生室的界定已不能契合社会现实，自改革开放以来，大部分由政府举办或者由村集体举办的卫生室变成了村医个人或者联合举办，其产权性质也从政府或者集体所有转变成了个体所有，经营模式也向自主经营和自负盈亏的模式转变。[②] 因此，近年来大部分村卫生室营利的动机更为突出，为更好地落实基本药物政策，建议将村卫生室划分为营利性和非营利两类，区别对待。

---

① 周东华、冯占春：《中国农村基本公共卫生服务公私合作模式研究》，华中科技大学出版社2017年版，第9页。

② 刘炫麟：《农村卫生室性质界定问题研究》，《中国初级卫生保健》2014年第11期。

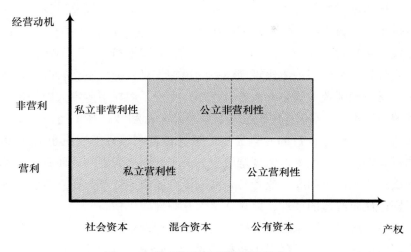

图2-2　乡级机构公私性质的界定

基于卫生室财产归属、经营、筹资、管理模式等，可将村卫生室分为公立村卫生室、个体开业卫生室（诊所）、个人承包的集体村卫生室及村医联合办的村卫生室四类。[①] 公立村卫生室分为卫生院设点和村集体卫生室两类。卫生院设点的情况是指房屋的支配权归属卫生院，相应人员安排、业务和财务管理、经营方式均由卫生院统筹；村集体卫生室是指医用房屋与药械均归属村集体，人财物由村集体管理，业务受卫生院指导的卫生室。值得关注的是，所有诊所的资产属于村医，尽管部分卫生室的资产属于集体，部分属于村医个人所有或村医集体所有，卫生院仅对某些卫生室进行业务指导和管理，但村卫生室经营方式属于自负盈亏，因此被统称为私立村卫生室。

由个人单独举办和个人联合举办，创办资金源于私人的卫生室可称被为个体举办的村卫生室。由于该类村卫生室并不是法人，也不适用于工商管辖范畴的个体户，应归属私立性质的个体组织，承担法律纠纷的能力极其薄弱。[②] 除此之外，村集体举办的村卫生室村医受聘于村委会而从事医疗卫生工作，村委会有权决定村卫生室经营方式。然而，随着村集体一统天下的格局发生变化，当前该类村卫生室基本上属于村医自负盈亏。尽管

① 张西凡：《山东省农村卫生室现况研究》，硕士学位论文，山东大学，2006年，第2页。
② 赵晓佩：《我国村卫生室法律性质探析》，《医学与社会》2014年第1期。

执业场所由村委会提供，但是村委会不再涉足卫生室经营过程，村医的经营也不再与村集体产生经济利益关系。名义上的公立村卫生室名存实亡，而极富私有营利性色彩。自 2010 年原卫生部推行乡村一体化政策以来，卫生院处于紧密型一体化管理体系的顶端，对村卫生室在行政、业务、药械、财务和绩效考核多方面进行管理，实现了对村卫生室人财物运营的高度统一管理。[①] 因此其性质可界定为公立非营利性。基于经营性质，中国诊所以单一诊疗科目的专科为主，且具备营利属性。同时也有 3.88% 的非营利性诊所，主要是为规避历史上关于开办与管理问题而核定为非营利性质的历史遗留问题，或者尚未完成国有或集体资产与职工合资办理的诊所资产性质改造的情形，但被认定为营利性质机构。[②]

　　综上所述，国家原则上在每个行政村均设立了村卫生室，并明文界定为非营利性公益性医疗卫生机构。然而，随着当前不同卫生室产权的转移，经营模式和村医在卫生室执业动机的转变，应重新界定村级卫生机构的性质。首先，以经营动机为主要原则，将卫生室分为营利性和非营利性村卫生室，进而按照所有权划分和经营管理权归属，将村卫生室分为公立村卫生室和私立村卫生室。将不以营利为目的的卫生室界定为非营利性医疗卫生机构，卫生室的房屋、药品、器械等产权归属公立卫生院或者村集体，且具体接受出资方经营管理，则将其定义为公立非营利医疗卫生机构，即公立村卫生室。若卫生室产权属个体与卫生院或集体所共有，则界定为混合非营利性卫生机构，卫生机构出资方尽管加入了社会资本，若不以营利为动机，则归为公立村卫生室一类。若卫生室产权纯属个体所有且经营上自负盈亏，则界定为私立非营利性医疗卫生机构，即私立村卫生室。

　　同理，将以营利为目的的卫生室界定为营利性医疗卫生机构，卫生室的产权归属公立卫生院或者村集体所有且具体接受其经营管理，则将其定义为公立营利医疗卫生机构；由于其所获得收入用于机构发展，依然可归为公立村卫生室。若卫生室产权属个体与卫生院或集体所共有，则界定为混合营利性卫生机构，卫生机构出资方尽管加入了公立资本，由于以营利

---

　　① 项远兮：《基于乡村一体化管理政策的农村卫生服务资源整合研究》，博士学位论文，华中科技大学，2015 年，第 59 页。

　　② 孙杨：《我国诊所经营性质与专科类型分析》，《中国卫生经济》2016 年第 8 期。

为动机，则归为私立村卫生室一类。若卫生室产权纯属个体所有且经营上自负盈亏，则界定为私立营利性医疗卫生机构，即为私立村卫生室。

因此，公立卫生室界定为产权归属公立卫生院或者村集体，或者产权归属个体与公立卫生院或村集体所共有的，不以营利为目的的村卫生室，以及产权归属公立卫生院或者村集体所有且接受出资方管理的，以营利为目的的村卫生室。私立村卫生室是指产权个体所有的村卫生室，以及产权归属个体与公立卫生院或村集体所有共有的，或者产权归属公立卫生院或者村集体所有而不接受出资方经营管理，自负盈亏的营利性村卫生室，详见图2－3。

性质	社会出资		政府与社会混合出资		政府出资	
	集体经营	个体经营	出资方共同经营	个体经营	出资方经营	个体经营
非营利性						
营利性						

图2－3　村卫生室属性归类（阴影部分为私立村卫生室）

第三节　农村公共卫生公私协作供给系统

一　绩效理论中的卫生系统

明确系统边界既是开展系统动力学研究的前提，又是开展绩效评价的基础。大部分研究将卫生系统定义为广义的卫生系统，不仅包含了服务供给系统，如医疗、公共卫生服务、初级卫生保健系统等，同时也将决定健康的社会、环境因素纳入系统中。[①] 世界卫生组织将所有以改善健康为目的的卫生行动及与其有关的组织、机构及资源定义为卫生系统。狭义的卫生系统仅仅是指提供服务的医疗卫生保健系统。基于全方位视角和健康受各类因素影响的理念，广义的卫生系统不仅考虑供给侧的服务系统，如组织、机构与人群之间相互关系，也关注影响健康的环境因素如社会、经济、生态、文化等。尽管将影响健康、绩效等因变量的各类因素均纳入系统中进行观察，能够准确地反应系统绩效，但同时由于观察范围过宽而精

---

① 熊占路：《农村公共卫生体系绩效概念模型研究》，硕士学位论文，华中科技大学，2008年，第2页。

力有限矛盾凸显，卫生系统中关键变量的关注度被分散，进而在分析中难以寻找绩效变化的根源，在政府治理中也可能难以通过科学管理来提升绩效。狭隘的卫生系统通过科学的机制设计可精准地控制供给侧各类要素变量，以调控系统运行过程，进而高效率地通过管理提升绩效。然而，由于范围过窄而忽略了对绩效、健康等因变量造成重要影响的非医学因素，实施干预策略选择容易导致出现"舍本逐末"的结果。例如印度的制药行业的发达若仅归功于医药企业强大的创新能力，而忽略了政府不推行知识产权制度而对仿制药品研制产生了积极影响则容易导致错误结论。

当前农村区域提供基本公共卫生服务的主体是由卫生院和村卫生室组成的乡村协作系统。由于政府购买公共卫生服务，作为公立部门加入乡村协作系统，因此，基层公私协作系统可归为四类：第一种类型是公立卫生院与私立村卫生室的卫生系统；第二种类型是公立卫生院与公立村卫生室的卫生系统；第三种类型是私立乡卫生机构与公立村卫生室的卫生系统，第四种类型是私立乡卫生机构与私立村卫生室的卫生系统。基于对卫生室的属性分析，当前绝大多数村卫生室属于私有性质，而绝大部分卫生院属于公有性质，故而当前大多数乡村协作系统可视为主流的公私协作系统。由于私有和公有属性差异的存在，不同属性的机构服务行为偏好差异较大。同样，自 2000 年世界卫生组织提出公私伙伴关系是 21 世纪的重大战略以来，2015 年国务院转发财政部、发展改革委、中国人民银行对关于在公共服务领域推广政府和社会资本协作模式指导意见，社会资本密切关注卫生领域和公共服务领域，尤其是基层社会办医疗机构对公共卫生服务的提供具有浓厚兴趣。因此，研究社会办医疗机构与村卫生室协作提供农村公共卫生服务的系统亦是解决当前基层卫生资源不足问题的重要探索。私立乡卫生机构与村卫生室形成的乡村协作系统不仅是特殊的公私协作系统，更是本书重点考量的研究案例。

二　农村公共卫生公私协作系统

（一）农村公共卫生服务系统

公共卫生服务是由公共卫生系统提供的。当前中国的公共卫生系统主要由不同层级的政府行政指导部门、不同层级的专业公共卫生机构、承担部分公共卫生职能的防治结合机构，以及医疗机构公共卫生职能科室组成。以省为单位具体承担各自区域范围公共卫生责任，设卫生行政部门的组织架构为中央—省—市—县四层。乡村两级虽然有基层政府组织和卫生服务机构，但具体卫生工作由县级政府管辖。因此，公共卫生组织构架可分为国家、地区（省市）、基层（包括机构、个人）三层。如图 2-4 所示，卫生系统相应地也分为了国家宏观公共卫生系统、地区的中观公共卫生系统和基层公共卫生协作的微观系统三个层级。

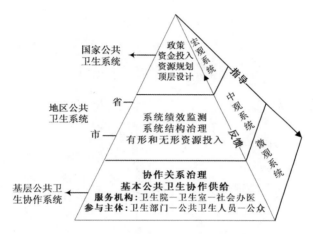

图 2-4　公共卫生分级系统

　　基于宏观视角，国家公共卫生系统决策者的目的是通过政策规制手段确定全国范围内的主要公共卫生问题，保障中央基本公共卫生服务经费投入的同时，确定公共卫生人才、设备、基础设施等公共资源优先投入，并基于自下而上的系统运行反馈进行下一轮干预的顶层设计。对于地区公共卫生系统的决策者而言，主要任务是基于分级管理的原则对区域内部机构进行系统绩效监测、评估以及结构治理。一方面在保障除中央资金以外的财政经费投入的同时，开展地区公共卫生经费监管和公共卫生供给等活动，解决辖区内部出现的问题，调节系统结构内部的关系，以保障区域供给高质量的、均等的基本公共卫生服务。基层公共卫生系统是微观层面的服务协作供给系统，决策者主要是县域范围内的卫生行政部门，其核心的手段主要通过督导、考核、规划、行政命令等规制手段管理辖区内提供公共卫生机构以及治理机构间的关系。机构内部的管理手段是激励、培训公共卫生人员、投入必要的设备以提升卫生人员服务能力，通过建设信息系统来提升服务效率。不同层级间公共卫生系统互动，主要是通过自下而上的运行状态层层反馈和自上而下的层层指导，以促进系统运行和高效供给高质量的基本公共卫生服务。目前国际层面研究的主要是国家宏观系统，地区和基层的公共卫生系统则参照了国家宏观系统框架。本书的研究对象则是基层的公共卫生协作系统，该系统中的利益相关者，如图2－5所示，是通过与乡村两级机构的联系而对公共卫生绩效产生作用。

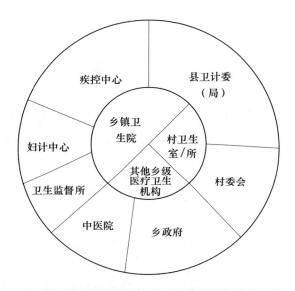

图2－5　基层公私协作系统的利益相关者

（二）公私协作系统边界与目标

系统是由系统内部结构、系统主体和与系统相关的外部环境组成的。在边界内部，与研究主题有重要关系的变量应考虑纳入系统分析。相反，在界限外部的变量，由于与系统并不存在任何的关联而不应被纳入系统分析范畴。因此，完整的边界是系统与外部环境之间的屏障，一方面区分系统与环境的质；另一方面通过输入输出方式与其他系统联系起来，形成了系统与其他系统之间的相互关系，进而决定了系统的结构、功能和行为的变化和发展。[①]

①　田伟：《我国公共卫生服务系统模拟与政策干预研究》，硕士学位论文，第二军医大学，2007年，第57页。

本书中的基本公共卫生服务公私协作系统是指公立卫生院（私立乡级医疗机构）、私立村卫生室（公立村卫生室）、政府卫生行政部门及服务供给过程中协作活动的总和。农村协作供给基本公共卫生服务主体为卫生行政部门、私立或者公立乡级卫生机构以及私立或者公立村卫生室（所）等相关机构。外部环境主要由经济、保障、政府政策、教育、人口、地理和传播等联系松散的系统，以及医疗服务、协作医疗和分级诊疗等联系紧密的系统组成，具体如图2-6所示。

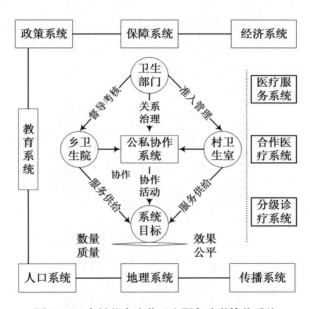

图2-6 农村基本公共卫生服务公私协作系统

国家卫生与健康委员会2015年出台了基本公共卫生服务绩效考核方案，指导省市级和县级范围内的基本公共卫生服务绩效考核，形成了自上而下的纵向工作督导、绩效考核体系。卫生行政部门拥有区域资源配置权限，乡村两级卫生机构准入管理也是该系统范畴。卫生行政部门与乡村两级机构之间的活动主要是督导考核、准入管理。尽管当前治理基层伙伴关系的案例并不多见，但是政府向协作公私的双方购买公共卫生服务，而卫生院是政府的卫生机构，因此规范乡村两级协作活动，平衡权利的对等性，理应治理公私伙伴关系以进一步改善绩效。

自2009年以来，国家针对当前主要健康问题，向全体居民免费提供基本公共卫生服务，优先覆盖孕产妇、儿童、慢性疾病患者、老年人等重点人群，以保证居民基本健康权，促进基本公共卫生服务均等化。公私协作系统目标应该是保障服务供给、提高服务绩效、促进公共卫生服务均等化，具体则可以体现为供给足够数量和质量的服务，维护公平可及和持续改善健康水平。

（三）公私协作系统的内部结构

在农村地区，广义公共卫生服务系统应包括行政管理部门、专业公共卫生机构如疾控、妇幼、卫生监督等，以及其他机构从事公共卫生工作的部门或科室。同时包含影响执行过程、结果和效果的社会经济状况和环境因素。基于上述公共卫生服务公私协作系统的定义，于微观层面的公私协作系统主要由五个子系统组成，具体如图2－7所示。

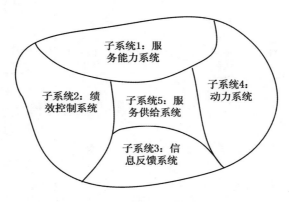

图2－7　公私协作系统的内部结构

子系统1为服务能力系统，具体主要包括体现服务能力要素的公共卫生人员、卫生服务技术、服务设施、服务设备等。子系统2为绩效控制系统，主要由督导、考核、关系治理、准入与准出管理等要素组成。县级卫生部门和乡级卫生机构接受上级督导和考核，并开展对下级机构的督导与考核工作是当前控制绩效的重要手段，村级机构是服务的网底，故而主要接受乡级机构的督导与考核工作。同时，开展对公私伙伴关系的治理工作也是该系统的重要组成要素。子系统3为信息反馈系统，是促进系统运行的辅助系统，主要的活动为信息传递、沟通交流、信息反馈等。子系统4为动力系统，是吸引机构进入协作体系提供基本公共卫生服务的动力机制，也是推动协作系统有效运转的根本保证，主要由资金管理制度体系、经费分配制度等要素构成。子系统5为服务供给系统，是协作系统的核心，主要是任务分工与协作供给服务两大重要的活动。

三　公共卫生公私协作模式

（一）公私协作的组织管理系统

县域范围内的基本公共服务系统主要由县级业务管理、业务指导机构以及乡村协作系统构成。业务管理系统的核心在于县卫生与健康委员会，下设项目办公室，具体协调卫计委内部应急管理、疾病预防控制和基层妇幼卫生等部门，以及下属二级业务单位如疾病预防控制中心与妇幼保健院等。业务指导系统在2013年以前为疾控中心、卫生监督所及妇计中心等。随着公共卫生项目的拓展和公共卫生政策的持续更新，县中医院及部分地区的县级医疗机构也相继加入业务指导体系。在县级机构的指导下，基本公共卫生服务主要由乡村两级卫生机构协作供给。由于受限于人力资源短缺问题或是政策引导服务团队建设，乡级卫生机构公共卫生科室与临床科室内部协作构架逐步形成，私立村卫生室内部则由村医和卫生员组成。防保职能由村医兼职者多，另设辅助性岗位者亦存在，故村卫生室内部也存在协同供给服务的形式。

在乡村协作系统中，为推进基本公共卫生服务均等化、稳定村医队伍等，卫生行政部门在前期推行乡村一体化管理政策，通过组织关系将村卫生室纳入基层卫生工作网络，并给予相应资源支持。一方面因整合力度的差异而形成了紧密型和松散型一体化管理模式[①]；另一方面，探索公立卫生院和私立村卫生室村医签订协议、责任状等形式，以及家庭医生团队内部签约、乡村医生与村民签约形式，从法律层面要求私立村卫生室承担部分基本公共卫生服务职责，并获得一定比例的服务经费。在组织、经济及养老的保障下，村医积极地向居民提供基本公共卫生服务而获得政府相应的补偿。乡镇卫生院则是在政府基本公共卫生项目绩效考核导向下，追求服务项目数量、质量、效率和效果等，进而主导辖区内项目全覆盖，并行使对乡村协作的组织管理职能。为达到多方共赢目标，乡村公私主体之间

---

① Xi L, "The primary health-care system in China", *Lancet*, Vol. 390, No. 10112, December 2017, p. 2584.

探索形成了资源整合与分配、业务培训与指导、监督考核与支付、沟通交流与反馈、利益共享与激励机制。具体如图2－8所示。

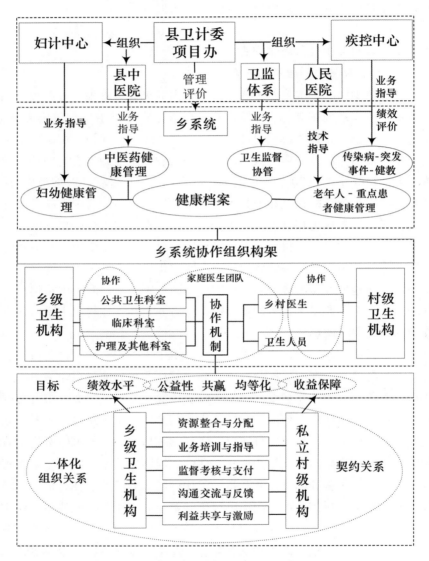

图2－8　公共卫生业务组织管理与协作模式

在2013年后，各地开始探索全科医生或家庭医生签约服务模式。在保持原有科室构架基础上，形成了以全科医生或是家庭医生为核心、公共卫生人员及私立村卫生室村医辅助开展重点人群健康管理的新型协作模式。例如湖北潜江的卫生系统通过紧密型一体化管理，将公立乡镇卫生院和私立村卫生室组成了统一的服务体系。一方面，组建以乡村医生为主体、乡镇卫生院包片责任医生为辅的责任医生团队，纳入基本公共卫生服务项目签约职能；另一方面，组建以乡镇卫生院专科医生为主体、上级市属医疗卫生机构专业医生包片为辅的居民健康评估与行为干预团队，履行居民健康评估与行为干预的职责。两套服务团队为辖区人口提供基本公共卫生服务、基本医疗服务，以及居民健康评估与行为干预的服务。同时，为瘫痪的重点人群上门签约，为外出务工的重点人群提供预约签约服务，以及为行动方便的重点人群提供集中签约服务。

（二）基层协作系统公共卫生服务资金管理模式

自 2009 年以来，政府每隔一年人均增加 5 元经费，至 2017 年已经增加至人均 50 元，具体由中央、省、市以及县级财政共同筹集，其中中央和省级财政是核心。在 2015 年以后，国家对西部和中部地区分别转移 80% 和 60% 经费，东部地区转移 10%—50% 等，其余资金主要由以省级财政为主体的筹集地方财政资金补足。在县级项目资金管理模式中，县财政局负责采取半年预拨 50% 的经费至基层卫生机构，次年会同县卫健委对基层卫生机构进行考核评价后，基于绩效结果进行结算。同时，行政部门仍然承担监督管理资金使用的职能，专业公共卫生机构主要对上级管理工作提供技术支持，向基层卫生结构开展日常的管理和业务指导工作。尽管政府往往按常住人口、人均经费标准预拨补助资金并在次年基于项目绩效考核结果计算，然而公共卫生人员反映由于流动人口因素，不同子系统间对核算所依据的人头数量存在较大争议，这一现象在县城郊区和县城社区中尤为明显。

（三）公私协作系统中的博弈论思想

基于微观经济学和行为经济学视角，博弈论也称对策论的研究对象不仅是决策个体自利行为所导致的系统结果，还包括协作行为的激励机制以同时实现个体利己行为和利他行为，进而达到双赢的策略。博弈论可以划分为协作博弈、非协作博弈和联盟博弈三类，而本书主要强调集体理性、效率、公平与公正的协作博弈，其核心是研究达成协作后如何分配集体利益的博弈过程。采取妥协或者讨价还价的方式以促成博弈而达成共识，这类型的协作博弈是正和博弈，即博弈参与者的利益均有所增加或者只是增

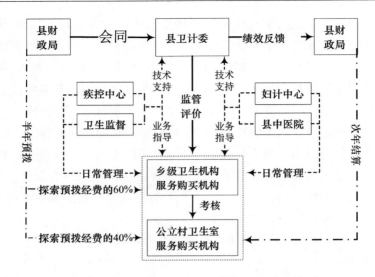

图 2 - 9　基本公共卫生服务资金管理系统

加了一方的利益而不会损害其他参与者的利益，因此协作博弈的结果必然导致系统利益的增加，即最终使得系统达到帕累托最优（Pareto Optimality），如广义的公平性和社会最优性。用博弈论解释本书中农村公私协作系统中的协作关系时，需要建立在团体理性、效率、公平和公正的基础上。团体理性主要在于政策在项目经费分配中的导向性，而效率则是体现服务的产出结果且来源于基于绩效的经费支付，公平公正则体现在不同系统中私立和公有机构的同等对待和公开透明的考核。

第四节　本章小结

农村三级预防网络有效解决了中国计划经济体制时期的公共卫生问题，基本公共卫生服务在经济体制改革浪潮中和三级网络分崩离析的边缘，依托在世界范围内盛行的初级卫生保健计划而被学术界引入（1949—1996 年）。在卫生事业回归公益性的呼声中，项目在筹资、支付、成本测算、项目设计、效果评估等方面经历了十年的试点和探索（1997—2008 年）。作为彰显政府责任的抓手和新医改的桥头堡，政府出台了以综合型政策为主、以项目资金管理为辅及以服务供给模式改革为补充的系列政策推动基本公共服务制度建设（2009 年至今）。政策范式包含了问题、目标与工具三个基本要素。在制度探索（2009—2011 年）、运行（2012—2015 年）和完善（2016 年至今）阶段，政策问题从期待关注居民健康问题逐渐转移到项目服务数量与质量，再到居民感受度和管理效率，政策的重点在于促进服务均等化的基础上从提升服务数量和改善质量延伸至对服务结果的关注，延续使用的过程管理工具是项目包购买、培训、督导和考核等，协作模式则经历了乡村一体化、医生签约、大数据与信息化管理的迁移，项目资金管理基于"专款专用"增加了"经考核后结余留用"的变化。

　　卫生系统依据层级可分为国家、省市、县乡村层面的宏观、中观和微观系统。农村基层公共卫生服务协作系统是公立卫生院、社会办乡级医疗机构、私立村卫生室、县级卫生行政部门及服务供给过程中协作活动的总和，其目标是保障服务有效供给，改善公共卫生绩效水平和促进公共卫生服务均等化。基于仅由乡村两级协作提供基本公共卫生服务的政策导向，可细分为在政府公共部门监管下分别由公立卫生院和民营医院主导的主流和特殊类型的公私协作系统。在系统内部则主要由服务能力、绩效控制、信息反馈、动力以及服务供给五大子系统组成，相应产生了能力培训、督导考核、沟通交流、激励约束及分工协作五大机制。

　　基本公共卫生服务公私协作是公共部门和私立部门及其他有效组织和个人基于风险分担、利益共享、公平信任原则和契约关系，以实现公共卫生服务均等化和各主体的利益目标为导向，有效组织多方资源对基本公共卫生服务进行供给，达到共赢而建立的协作关系。村卫生室是协作系统中的重要伙伴，其中产权归属公立卫生院或村集体，或者产权归属个体与公立卫生院或村集体所共有却不以营利为目的村卫生室，以及以营利为目的且产权归属公立卫生院或者村集体所有且接受出资方管理的村卫生室被界定为公立类型；产权为个体所有，及产权归属个体与公立卫生院或村集体所有共有的，或者产权归属公立卫生院或者村集体所有而不接受出资方经营管理而自负盈亏的营利性村卫生室则被定义为私立类型。

第三章

公私协作系统公共卫生绩效评估模型

本章主要基于政策文本和文献构建协作系统公共卫生绩效框架，再通过专家咨询的方式筛选结构、过程和结果维度的绩效指标，借助专家经验确定指标的权重后，运用熵值法优化客观绩效指标的权重系数，并结合加权 TOPSIS 法构建绩效评价模型，为后文公私协作机制与绩效的关系研究及不同协作模式的绩效循证研究奠定了理论基础。

第一节　公私协作系统公共卫生绩效理论框架

当前卫生系统绩效管理理论已经比较成熟，由世界卫生组织、世界银行、联合国经济协作与发展组织、欧盟等机构开发的卫生系统绩效评价和卫生质量评价框架对世界范围内的卫生系统绩效评价产生了较大的影响。国际经验显示卫生系统绩效框架的制定过程主要由构建绩效框架的目的、所研究系统的边界、系统设定的目标、系统结构和功能及绩效框架维度五个环节组成。[①] 尽管关于卫生系统绩效的研究十分成熟，但一方面由于不同环节所受影响因素的作用规律存在差异性，具体实践应用需依据工作实践予以调整；另一方面相对于国家和地区宏观、中观层面的卫生系统绩效，学界对微观层系统绩效的关注度相对较低，而乡村两级微观供给系统是直接产出基本公共卫生服务的核心单元，尤其是协作系统中出现了行为较为灵活的私立主体，其行为与纯粹的公立系统行为可能不完全一致。因此，关注于自身系统服务产出的同时，仍然需要关注相关系统结果的变化。

---

① 姚强：《国际卫生系统绩效评价框架及构建路径研究》，《中华医院管理杂志》2016 年第 5 期。

一　宏观系统绩效评估框架

卫生系统绩效的目标是真实准确地反映卫生系统行为活动和运行状况、卫生资源的利用及所取得的成绩，相应的绩效指标应具备公平公正、系统全面、连续稳定、可靠客观、操作简便、适用宽广等属性。自 2000 年以来，国家层面的卫生系统绩效引起了学术界、政府的密切关注。绩效是卫生系统运行结果抽象概念的体现，系统绩效框架的构建决定了选择绩效指标的方向及指标内涵，又在绩效管理过程中导向性地影响着卫生系统的运行。因此本书基于文献研究法对当前国际上主流的宏观卫生系统绩效框架进行了梳理，以期待为公私协作系统公共卫生绩效框架的提出提供借鉴。

21 世纪初，国际组织与大部分国家在宏观卫生系统绩效层面主要关注可及性、有效性、效率、反应性、安全性、及时性、适宜性、可接受性及连续性等[1]，其中核心指标是公平、效率和质量。随着对卫生系统绩效认识的深入，关注焦点也经历了从最初对个人经验的依赖到标准制定的转变，再逐步发展到重视绩效评价和追求卓越绩效阶段。绩效评价为改善卫生系统运行效果做出了重要贡献。

表 3 - 1　　　　　　　　　国家宏观系统绩效评估框架

卫生系统绩效	框架	内涵
英国（1999）NHS 绩效评价框架[2]	健康改善、公平可及、卫生服务、效率、患者为中心、卫生医疗效果	公立卫生系统关注公众健康改善，该结果与过程密切相关。过程指标如健康公平、服务质量和数量、效率、患者需要等是框架的主要组成部分，同时综合考虑政府、患者、服务供方等利益相关者的共同愿景

---

[1]　王海军：《卫生服务绩效评价的概念框架研究与公共卫生应用》，《中国卫生经济》2008 年第 7 期。

[2]　Licheng Chang，"The NHS Performance Assessment Framework：a " balanced scorecard" approach？" *Journal of Management in Medicine*，Vol. 16，No. 4，February 2002，p. 345.

续表

卫生系统绩效	框架	内涵
世界卫生组织（2000）卫生系统的绩效框架①	a 质量（伤残调整期望寿命、反应性水平指数） b 公平（健康公平指数、反应性公平指数、筹资公平指数）	以结果绩效为导向，从卫生系统的健康促进、反应性和筹资公平三个目标出发，分别从水平和分布两个维度体现质量与公平
经合组织（2001）卫生保健质量指标概念框架②	a 健康状况 b 非医学决定因素 c 卫生系统绩效：质量、可及性、成本/费用/效率等	以结果绩效为主，兼顾结构和过程。卫生费用反映了结构，可及性反映了过程，质量反映了结果
美国（2000）公共卫生绩效评价③	a 结构：卫生行政部门、社区组织、人口以及社区特征 b 过程：技术、服务、交流等 c 结果：短期结果、最终结果（健康状况、社会功能、满意度）	结构要素是导致过程要素出现的基础，过程要素是产生短期结果的前提，进而最终促使产生长期的健康结果
美国（2001）公共卫生绩效评价框架④	使命、组织、能力、过程、结果、宏观环境	宏观环境影响前四个维度，各维度互相影响
世界银行（2004）绩效控制柄模型⑤	a 卫生系统要素：筹资、支付、组织、规制、行为 b 中间目标：效率、质量、可及性 c 最终目标：健康状态、经济风险、消费者满意度	结果绩效为导向兼顾系统要素及运行过程。将中间目标和最终目标的系统核心要素纳入绩效评价，但要素的广度相对局限

① World Health Organization, *The world heath report 2000：Health systems：Improving performance*, Geneva, June 2000. P. 26.

② Onyebuchi Arah, "A conceptual framework for the OECD Health Care Quality Indicators Project", *International Journal for Quality in Health Care*, Vol. 18, No. 1, October 2006, p. 5.

③ Stephen F Derose, "Public health quality measurement：concepts and challenge", *Annual Review of Public Health*, Vol. 23, No. 1, February 2002, p. 1.

④ Handler Arden, "A conceptual framework to measure performance of the public health system", *Annual Review of Public Health*, Vol. 91, No. 8, Sepertember 2001, p. 1235.

⑤ ［美］罗伯逊：《通向正确的卫生改革之路：提高卫生改革绩效和公平性的指南》，任明辉等译，北京大学医学出版社 2009 年版，第 177 页。

续表

卫生系统绩效	框架	内涵
世界卫生组织（2007）卫生系统框架①	a 卫生系统模块：治理、筹资、人力、基本的药物、疫苗和医疗技术、信息系统、服务系统 b 中间目标：可及、覆盖、质量、安全 c 最终结果：改善健康、反应性、社会和筹资风险保护、提高效率	以结果绩效为导向，兼顾核心子系统的运行。基于卫生系统各子系统的组成，从投入、产出、结果的维度对各子系统的监测来获取其运行状态、评价绩效结果及各系统对绩效的贡献
国际卫生伙伴关系和相关举措组织（2011）卫生系统监测与评价框架②	a 投入和过程：治理—筹资—基础设施、信息技术、人力、供应链等 b 产出：可及性、服务、质量、安全 c 结果：患病风险、健康行为危险因素 d 影响：健康、公平、社会与经济风险、反应性、效率	各阶段相互联系，投入、过程、产出反映卫生系统自身能力，产出、结果、影响反映系统运行的效果和绩效
中国（2015）卫生系统绩效评估框架③	卫生系统最终目标、非医学健康影响因素、产出、投入	融合健康决定因素模型框架和 WHO 绩效概念模型及美国系统绩效概念框架，从水平和分布两个角度测量绩效以反映效率和公平

　　由于国家卫生系统间存在一定的差异，各国绩效框架也存在较大的区别。英国作为福利性卫生系统的代表，更加关注系统运行过程中公众健康的改善，同时综合考虑政府、患者、服务供方等利益相关者的共同愿景。

---

① World Health Organization, *Everybody's business：strengthening health systems to improve health outcomes：WHO's framework for action*, Geneva, June 2007, p. 3.

② World Health Organization, *Monitoring, Evaluation and review of national health strategies：a country-led platform for information and accountablility*, Geneva, November 2007, p. 9.

③ 刘智勇：《中国卫生系统绩效评价指标体系构建》，《中华医院管理杂志》2016 年第 6 期。

相比之下以市场主导的美国卫生系统，结构要素是导致过程要素出现的基础，过程要素是产生短期结果的前提，进而最终促使产生长期的健康结果。结构、过程、结果框架得到了普遍认可，后续细分了结构要素和增加了宏观环境对系统绩效的影响，提出了公共卫生系统绩效测量框架。但是作为世界上人口数量最多、国土面积排名第四的国家，中国从卫生系统的目标和功能入手，融合健康决定因素模型框架、WHO 绩效概念模型及美国系统绩效概念框架，提出了卫生系统最终目标、非医学健康影响因素、产出、投入的框架。

二　中国公共卫生服务绩效评估框架

在世界卫生组织在 2000 年提出卫生系统绩效概念以来，研究公共卫生系统绩效的胡善联、冯占春等中国学者率先提出了结构（投入）、过程、产出、结果（效果）、外部环境的公共卫生体系绩效评估的概念框架，并对后续的研究产生了重要影响。基于 2009 年基本公共卫生服务项目作为新医改的抓手，项目试点逐步铺开。政府购买基本公共卫生服务理念在试点初期就得到了认可，提出了基于合同绩效管理的筹资机制、服务机构准入机制、乡村协作机制、服务选择机制、监督评价机制和支付机制。①

基本公共卫生服务项目扎根于基层后，尽管为县域层面的公共卫生体系绩效框架提供了理论性的指导，但是在工作管理过程中，学界和管理者意识到缺乏统一的、可量化的项目绩效考核指标体系，地方绩效管理工作结果，即项目实施效果差异较大。因此，针对基本公共卫生服务项目的绩效考核工作，夏海晖和沈林等融合了投入、工作任务、效果等评价单元，提出的管理指标、业务指标、效果项目绩效指标框架对后续国家制定通用版本的基本公共卫生绩效考核指标体系产生了一定程度的影响。两者虽然强调了服务数量、质量、效果和组织影响，但未将农村地区提供服务的乡村协作系统结构考虑在内。

---

① 谢双保：《政府购买农村公共卫生服务绩效合同管理运行机制研究》，《中国卫生经济》2010 年第 9 期。

表 3 - 2		中国公共卫生绩效评估框架
公共卫生绩效的研究者	框架	内涵
公共卫生体系绩效评估的概念性框架①	结构、过程、产出、结果、外部环境	将系统目标与持续性质量改善模式中的结构—过程—产出—结果—外部环境紧密结合
农村公共卫生体系绩效概念模型②	投入、运行、产出、效果	该框架反映了公共卫生活动运行流程。基于公共卫生目的与作用，绩效结果是核心；出于健康状况惯性，绩效的过程十分重要；可持续发展需要关注能力绩效
公共卫生服务体系绩效指标③	投入、产出	以人财物政策为核心投入要素，健康产出与公共卫生业务工作结果为产出指标
公共卫生服务体系绩效评价指标框架④⑤⑥	投入、产出、结果	好的结果源于合理的投入和满意的产出，投入和产出要素是产生良好结局的重要基础
社区公共卫生服务绩效评价框架⑦	管理指标、业务指标、结果指标	基于业务与管理、数量与质量相结合的原则，公共卫生考核评价框架融合了投入、工作任务和效果
基本公共卫生服务绩效评价框架⑧	效率、效果	以服务效率为主，纳入健康受益、满意度以及慢病控制等效果指标
农村基本公共卫生服务评价指标⑨	过程、结果	将组织管理、业务提供视作为过程进行绩效考核

---

① 江芹：《公共卫生体系绩效评估的概念性框架》，《中国卫生事业管理》2004 年第 5 期。

② 冯占春：《农村公共卫生绩效研究》，科学出版社 2008 年版，第 80 页。

③ 赵琦：《构建农村公共卫生体系绩效简化评价指标体系》，《中国卫生政策研究》2009 年第 11 期。

④ 苏海军：《公共卫生服务体系绩效评价指标框架研究》，《中国卫生经济》2010 年第 11 期。

⑤ 陈羲：《西部农村区域公共卫生绩效现状评价与改进对策研究》，《中华医院管理杂志》2010 年第 11 期。

⑥ 崔霞：《中国公共卫生服务体系绩效评价》，《中国公共卫生》2011 第 12 期。

⑦ 夏海晖：《广州市社区公共卫生服务项目实施绩效考评综合分析》，《中国社会医学杂志》2009 年第 4 期。

⑧ 吕雪丽：《成都市乡镇卫生院基本公共卫生服务项目及绩效评价指标体系研究》，硕士学位论文，成都中医药大学，2010 年，第 14 页。

⑨ 张萌：《政府购买绩效合同管理基本农村公共卫生服务评价指标体系的研究》，《中国卫生经济》2011 年第 12 期。

续表

公共卫生绩效的研究者	框架	内涵
基本公共卫生服务绩效评价框架①	人均服务产出、质量、反应性	综合考虑服务人口基数、服务质量以及系统对需求满足的程度
基本公共卫生服务绩效考核②	服务数量、质量、满意度	主体为基本公共卫生业务工作的过程，增加了居民满意度的结果指标
公共卫生项目绩效评价指标③	目标、项目运行、项目评价、效果	以预算为导向，从绩效目标设定、绩效运行监控、评价、结果应用为主线，基于项目流程，全面评价项目执行效率和效果
国家卫计委基本公共卫生服务项目绩效考核指标	组织管理、资金管理、项目运行、项目效果	以项目绩效产生的过程中服务数量与质量为主，结合组织和资金要素，以及服务效果对绩效的影响

三 农村公共卫生公私协作系统绩效框架

（一）构建绩效概念框架的目的

构建绩效框架的出发点既是影响绩效框架方向的核心要素，也影响着框架制定的全过程。当前盛行的绩效框架主要是用来测量绩效、评价绩效、比较绩效、分析绩效，甚至是持续监测和管理绩效，并依据绩效评价目的而分为描述型、分析型及决定型三种类型。④ 描述型绩效框架主要关注的是投入要素和产出要素，如主要通过强调投入的人、财、物、组织、政策等和产出结果要素，如基本公共服务的供给数量、质量及效果等展开对绩效的描述⑤，由于它并不关心服务系统的运行及服务生产过程中投入与产出的之间的关系，因此它的主要目的在于直接阐述绩效和直接描述系统运行结果，而不是评价系统的优劣。

相比之下，分析型绩效框架不仅重点关注系统的组成要素、产出要

---

① 许芬：《社区卫生服务中心基本公共卫生服务绩效评价研究——以重庆市江北区为例》，硕士学位论文，重庆工商大学，2013 年，第 17 页。

② 蒲川：《重庆市基本公共卫生服务绩效考核现状分析》，《中国全科医学》2014 年第 29 期。

③ 孙磊：《公共卫生项目绩效评价指标体系研究》，《中国公共卫生管理》2015 年第 3 期。

④ 孙菊：《五国卫生系统绩效评价框架比较研究》，《中华医院管理杂志》2016 年第 5 期。

⑤ Miaomiao Tian，"China's Rural Public Health System Performance：A Cross-Sectional Study"，*Plos One*，Vol. 8，No. 12，December 2013，p. e8382212.

素，同时将系统运行过程也纳入了绩效评估之中。公共卫生系统绩效由公共卫生服务生产系统的运行流程决定，投入、运行、产出、效果组成了公共卫生系统概念模型，当前在国内大多数卫生系统绩效评价模型均属于该类型。[①] 尽管该类绩效框架不仅可以阐述系统运行和产出的过程，同时也能够阐明不同模块之间的复杂关系和内在逻辑，但因缺乏控制逻辑而不能阐述绩效结果差异是由于某一个关键变量的变化而导致发生的结果。

随着卫生政策领域类实验、干预项目、系统改革实验的研究的深入，学者们尝试通过引入控制变量法的研究范式和基于反事实的推理逻辑，探索系统运行变量的改变与绩效变化之间的因果实证关系，决定性评估框架应运而生。该类型框架是在分析型框架的基础上，进一步明确了绩效框架每一部分所发挥的不同作用，以及展示了外界不同类型的干预所引发绩效变化规律，如世界银行卫生系统绩效控制旋钮框架和陈羲博士基于控制柄理论的绩效反馈控制模型。[②]

本书的目的在于探索公私协作系统与公共卫生服务绩效之间的关系，准确、全面地反映基层协作系统公共卫生绩效是构建绩效框架的根本目的。为了全方位地比较样本地区协作系统绩效，寻找微观层面协作过程中绩效影响因素、分析存在的问题、追溯与绩效的因果关系，以及通过改善协作系统来提高绩效，绩效框架的第二大功能应当在于指导绩效的评估和分析，属于分析型绩效框架。分析型系统绩效框架不仅仅在于关注直接的投入产出结果绩效，还重点关注结构要素与运行过程及内在的逻辑关系，由于缺乏强大稳健的证据支撑而需要在循证关系的研究中运用系统分析方法予以完善。

（二）农村公私协作系统公共卫生绩效框架

不难看出，世界卫生组织的绩效概念模型及世界银行的绩效控制理论对中国公共卫生系统绩效的研究产生了重要影响。同时分权体制下的美国，联邦政府对各州和地方政府治理的干预较少，主要发挥绩效评价的指导作用，公共卫生工作不仅需要得到除公共卫生部门外的利益相关群体的参与和支持，在评价过程中也强调社区参与。在中国，国家卫生行政部门

---

① 马才辉：《农村公共卫生绩效评价框架研究》，《中华医院管理杂志》2013 年第 3 期。

② 陈羲：《农村公共卫生绩效反馈控制研究》，博士学位论文，华中科技大学，2012 年，第 52 页。

对卫生事业进行宏观管理，具体事务由省级地方政府就区域范围的任务指标进行具体规划和落实，最后由县区级卫生行政部门进行行政事务性管理的同时，具体统筹组织各服务机构提供卫生服务。这与美国的卫生管理体制高度相似，其结构、过程和结果的框架可为现价段中国公共卫生系统绩效提供有价值的参考。

由于公共卫生绩效评价的最终目标是改善公共卫生整体绩效，其内容和重点应体现不同时期的工作重点和目标。[①] 公共卫生服务具有公共产品属性，在中国学者研制公共卫生体系绩效框架的初始阶段，公共卫生体系百废待兴，学界和决策者均强调对卫生系统的投入，强调政府投入的责任，突出服务数量和服务的均等化。因此投入、过程、产出和结果的绩效评价框架是前期的重要研究结果。在新医改"强基层、保基本和建机制"思想的指导下，国家对农村地区卫生系统进行了大量的基础设施和服务能力建设工作，基本公共卫生服务项目推进了近十年。随着政府投入的持续增加，基层卫生服务的公平性和可及性得到较大的改善，对于公共卫生系统绩效的关注重点逐步从投入和产出数量转向了服务质量。在基本公共卫生服务经费得到保障的前提下，为改善基层公共卫生系统质量绩效，政府期待通过有效的绩效督导考核等组织管理、信息技术及资金管理，来促进农村乡级卫生机构和村级卫生机构协作供给卫生服务，提升服务的数量和质量。同时将服务接受者的感知纳入服务绩效评价之中，但是忽略了供给系统结构对绩效的影响。因此，基于农村地区基本公共卫生服务协作供给系统的特异性，本书提出了农村公共卫生公私协作系统绩效评价的结构、过程、结果框架，具体如图 3 - 1 所示。

结构维度是由农村公共卫生公私协作系统结构及针对其子系统之间关系、子系统运行所需配置的人力、财力、物力资源，以及关系治理机制构成的，具体可分为项目组织管理体系、资金管理体系和服务能力体系等，结构对服务的过程产生了重要影响的同时，也接受服务结果的反馈调节。

过程维度是指农村公共卫生公私协作系统在履行职能的过程和相关公

---

① David Molyneux, "Rapid-impact interventions: how a policy of integrated control for Africa's neglected tropical diseases could benefit the poor", *PLoS Medicine*, Vol. 2, No. 11, December 2005, p. e336.

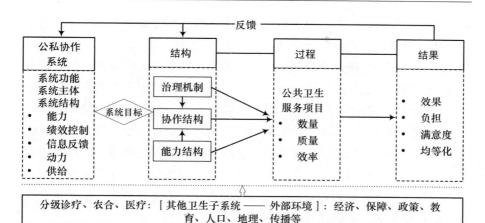

图 3 - 1 农村公共卫生公私协作系统绩效框架

共卫生活动过程，直观的表现形式为基本公共卫生服务的生产过程，具体应该通过基本公共卫生服务项目的数量、质量与效率来测量，是系统结构和系统目标之间承上启下的环节。因此，基于基本公共卫生服务内容，可以分解为居民健康档案、健康教育、预防接种、重点人群健康管理、传染病及突发公共卫生事件报告和处置服务、卫生监督协管与中医药健康管理等方面的内容。

结果维度是指人群健康的改善程度。一是反映客观的人群健康水平及其分布，二是反映系统中与"人"主观需求的拟合程度。具体应该通过基本公共卫生服务的效果、服务者的提供者与接受者的满意度、疾病负担的改善及服务可及性等来反映。结果是基本公共卫生服务系统内在逻辑循环的重点，代表着基本公共卫生服务公私协作系统目标的实现程度，通过反馈的方式直接对服务的过程和系统结果进行调节。因此，绩效的改善将随着循环效果、效率而发生变化。本书研究对象是基层公私协作系统。学界普遍认为社会资本逐利的动机可能导致潜在的疾病费用攀升，进而冲抵基本公共卫生服务的社会效益。因此，疾病负担测量是公共卫生公私协作系统不容忽视的重要内容。

第二节 公共卫生系统绩效评价指标体系

本书基于公共卫生绩效概念模型和国家基本公共卫生服务政策文件分

析，运用文献研究、专题小组讨论和专家咨询法构建评估指标框架。基于定性研究结果，项目绩效评估指标体系主要分为三层。第一层为概念层，有结构、过程和结果三个维度。第二层为目标维度或工作维度，结构概念细分为组织管理、资金管理和服务能力三个维度；过程概念则依据十三个项目而细分为健康档案、健康教育、预防接种、0—6 岁儿童健康管理、孕产妇健康管理、老年人健康管理、高血压患者健康管理、糖尿病患者健康管理、严重精神障碍患者健康管理、传染病及突发公共卫生事件报告和处置服务、卫生监督协管服务、中医药健康管理服务、结核病管理；结果概念则分为重点人群管理效果、利益相关者知晓率与满意度、辖区重点人群疾病负担和服务的距离可及性四个维度。第三层为指标层。

一　项目绩效备选指标

（一）建立指标体系方法概述

通过三个步骤选择第三级评估指标。第一步，基于文献研究和现场调研初步构建供筛选的六十三个三级指标（详见附录专家咨询表）。第二步，在上述评估指标框架的基础上，通过专题小组讨论法初步确定四十三个适应公私协作系统项目绩效的三级指标。第三步参考专家对指标修改意见进行调整，最终得到四十三个三级指标。最终通过德尔菲法从指标的有效、必要和可获得性三个维度进行综合咨询，在计算综合总得分的同时，基于上述四个维度的变异系数进一步完成指标的筛选和权重系数的确定。同时，根据 2016 年湖北、河南和贵州省三个样本省的十二个样本基层公私系统项目工作绩效指标结果，运用熵值法来对过程和部分结果指标体系的权重系数进行优化，为项目绩效评估的研究提供理论依据。专家对指标（附录中的指标体系）的评价和建议具体汇总如下。

（二）根据专家意见丰富并完善指标

第一，基本公共卫生服务绩效指标体系中结果指标应该是主体，结构和过程是基础，结果部分反映绩效，应该弱化结构和过程部分。当前基本公共卫生服务的提供大多和家庭医生签约服务相融合，既是一种重要的提供方式或载体，也是促进服务绩效优化的重要途径，相关内容可纳入"服务提供方式中"。在结果指标中，限定对象为公共卫生服务人员知识水平，实际提供基本公共卫生服务的大多人不仅仅是公共卫生人员，还有全科医生。公共卫生人员年培训人次数界定不清。

第二，现在提供基本公共卫生服务的人员不仅限于公共卫生人员，建议将每千常住人口公共卫生人员数改为"每千人口提供基本公共卫生服务的人员数"。"服务能力"应主要指提供者的能力，建议增添相关指标。同时建议删除工作人员满意度，并将知识水平纳入结构指标，强调信息平台联入全国网络情况。

第三，建议将绩效考核与督导合并，并体现激励机制应与绩效考核挂钩的思想；加强村医业务培训和后续人才激励机制，加强全科医生培养。

第四，结果维度应增添健康教育效果指标；结果指标是绩效评价的重点，需考虑是否加入居民健康状况等指标。X45 指标是相对数，而指标解释是绝对数，应相应调整。疾病负担是否考虑间接疾病经济负担，需明确在患病率和复发率之间选择哪一个指标；如果细分讲座和咨询（X24 和 X25）的难度较大，需要跟受访者明确概念界定，则建议删除。

在全部采纳专家意见的基础上，结合专家对重要性、可行性、必要性及综合评分结果的变异系数的修改原则对指标进行调整。少数建议未采纳的理由如下：第一，建立评估模型的目的是纵向比较典型样本案例项目绩效，基于由县级部门统一搭建同质性的信息平台的影响不受乡村系统决定；第二，家庭医生签约模式是近两年推行的模式而在纵向比较中难以进行定量对比，故纳入后文定性分析；第三，间接经济负担受多因素的影响，而直接费用水平由系统决定，可更直接地反映文献研究私立主体因开展项目而促进临床业务的效应；第四，当前样本案例尚未建立慢性患病调查制度，故对指标调整为"慢性病人数占常住人口比例"以反映筛查力度。

（三）德尔菲法简述

德尔菲法是运用专家智慧和实践经验，来指导研究定性和定量相结合的研究方法，其主要思路是对匿名函调所获取的专家意见进行整理和统计，再以匿名的形式反馈至上一轮的咨询专家，如此经历一至多轮征询和反馈而获取趋于一致的专家集体判断的结果。基于改进德尔菲法，本书首先按照咨询专家组关于评估指标的综合意见进行修改完善后，再运用 Excel 2013 和 SPSS19.0 软件对第二轮专家从重要性、必要性和可获得性等维度的评分进行统计，在各指标达到理想水平时涵盖 3 项一级指标、20 项二级指标和 43 项三级指标绩效评价指标体系。

二　专家基本情况

专家属性指标可直接反映接受咨询的专家组意见的可靠性。根据研究设计需要主要选择来自武汉、无锡、深圳、南阳、襄阳、重庆等城市的从事农村卫生行政管理、公共卫生项目提供与管理、农村卫生政策和卫生经济等20名相关专家组成了专家组，分别就协作系统绩效指标合理性和指标相关维度定量评分等进行了咨询，有效回复率为100%。专家组成员以中青年专家为主体，且80%的专家需要熟悉农村基本公共卫生服务项目且具有博士学历。

表 3 - 3　　　　　　　　　　　咨询专家基本情况

指标	数量	百分比	指标	数量	百分比
性别			工作性质		
男	9	45.0%	教学科研	16	80.0%
女	11	55.0%	项目管理	3	15.0%
年龄			项目业务	1	5.0%
<35	9	45.0%	工作年限		
35—45	10	50.0%	3—5	12	60.0%
≥45	1	5.0%	5—15	5	25.0%
最高学历			>15	3	15.0%
大专	4	20.0%	项目了解度		
博士	16	80.0%	很了解	3	15.0%
工作单位			了解	13	65.0%
高校	12	60.0%	一般	4	20.0%
卫生局或疾控中心	5	25.0%	研究方向		
卫生院	3	15.0%	农村公共卫生	9	45.0%
职称			卫生政策	9	45.0%
中级	11	55.0%	卫生经济	2	10.0%
副高	7	35.0%			
正高	2	10.0%			

三　基于德尔菲法的指标权重

（一）专家权威系数

基于专家对指标熟悉程度的自我评价结果，并结合指标评分的判断依据计算专家权威程度。专家权威程度 $C_r = (C_a + C_s) / 2$，其中 C_a 和 C_s 分别为专家判断系数和熟悉程度系数。权威程度值越大表示专家权威程度越高。基于同类型研究，专家主要判断依据源自于生产经验、理论分析、基于国内外同行活动和直觉等六个方面。为了准确地计算权威系数，本书在专家对各项指标的熟悉程度赋值上限为1，数值越大表示越熟悉。相应地，为便于计算专家权威程度 Cr，同样在判断系数的和达到上限1时，表示该依据对专家判断产生了较大影响，总和等于0.8则意味着具有中等影响，总和等于0.6则表示具有较小影响，具体的指标判断依据赋值如下表所示。

表3-4　　　　　　　　　**专家判断依据的影响程度 C_a 的赋值**

判断依据	影响专家判断的程度		
	大	中	小
生产经验	0.30	0.20	0.10
理论分析	0.50	0.40	0.30
参考国外学者观点	0.05	0.05	0.05
参考国内学者观点	0.05	0.05	0.05
基于国内外同类活动	0.05	0.05	0.05
直觉	0.05	0.05	0.05

在下述66个指标中，除了对中医药管理服务指标熟悉程度平均得分在7.8以外，对其他所有指标的熟悉程度平均得分均大于8，表示专家对经筛选后的各指标十分熟悉。根据上述判断依据赋值表获取了专家对各个指标的权威程度，本书专家对所有指标权威程度平均分在0.8分波动，表示本次专家咨询结果的权威性较高。

表 3 - 5　　　　　　　　专家权威程度的均数和变异系数

指标	熟悉程度		权威系数	
	Means	CV	Means	CV
结构	8.30	0.19	0.790	0.10
过程	8.25	0.19	0.788	0.10
结果	8.40	0.17	0.795	0.09
X1 组织管理	8.35	0.21	0.793	0.11
X2 资金管理	8.25	0.18	0.788	0.10
X3 服务能力	8.30	0.18	0.790	0.10
X4 健康档案	8.65	0.17	0.808	0.09
X5 健康教育	8.65	0.17	0.808	0.09
X6 预防接种	8.45	0.18	0.798	0.09
X7 0 - 6 岁儿童健康管理	8.60	0.15	0.805	0.08
X8 孕产妇健康管理	8.70	0.14	0.810	0.08
X9 老年人健康管理	8.60	0.17	0.805	0.09
X10 高血压患者健康管理	8.90	0.14	0.820	0.07
X11 糖尿病患者健康管理	8.80	0.15	0.815	0.08
X12 严重精神障碍患者健康管理	8.15	0.23	0.783	0.12
X13 传染病及突发公共卫生事件	8.25	0.20	0.788	0.10
X14 卫生监督协管服务	8.10	0.23	0.780	0.12
X15 中医药健康管理服务	7.80	0.25	0.765	0.13
X16 结核病管理	8.20	0.16	0.785	0.08
X17 重点人群管理效果	8.60	0.13	0.805	0.07
X18 利益相关者知晓率与满意度	8.60	0.17	0.805	0.09
X19 重点人群疾病负担	8.40	0.18	0.795	0.09
X20 服务距离可及性	8.45	0.17	0.798	0.09
x11 任务规划	8.50	0.19	0.800	0.10
x12 公共卫生人员年培训	8.75	0.16	0.813	0.09
x13 绩效考核	8.90	0.16	0.820	0.09
x14 工作督导	8.55	0.20	0.803	0.11
X15 互动机制	8.30	0.22	0.790	0.12
x16 激励机制	8.55	0.15	0.803	0.08
x17 风险分担	8.35	0.17	0.793	0.09

续表

指标	熟悉程度		权威系数	
	Means	CV	Means	CV
$x21$ 预算执行率	8.35	0.18	0.793	0.09
$x22$ 村级公共卫生经费分配比例	8.85	0.17	0.818	0.09
$x23$ 财务管理	8.40	0.20	0.795	0.10
$x31$ 每千常住人口提供基本公共卫生服务人员数	9.10	0.24	0.830	0.12
$x32$ 服务设备	8.30	0.15	0.790	0.08
$x33$ 公共卫生项目知识水平	8.95	0.19	0.823	0.10
$x41$ 电子健康档案建档率	8.80	0.13	0.815	0.07
$x42$ 健康档案合格率	8.80	0.14	0.815	0.08
$x43$ 健康档案动态使用率	8.60	0.20	0.805	0.10
$x51$ 健康教育印刷资料	8.70	0.23	0.810	0.12
$x61$ 国家免疫规划疫苗接种情况	8.95	0.17	0.823	0.09
$x71$ 新生儿访视率	8.95	0.15	0.823	0.08
$x72$ 儿童健康管理率	8.70	0.14	0.810	0.07
$x73$ 儿童系统管理率	8.75	0.19	0.813	0.10
$x81$ 孕产妇健康管理率	8.75	0.19	0.813	0.10
$x91$ 老年人健康管理率	8.80	0.24	0.815	0.13
$x101$ 高血压患者规范管理率	8.85	0.23	0.818	0.12
$x102$ 高血压占常住人口比例	8.75	0.24	0.813	0.13
$x111$ 糖尿病患者规范管理率	8.65	0.28	0.808	0.15
$x112$ 糖尿病占常住人口比例	8.80	0.17	0.815	0.09
$x121$ 重性精神疾病患者规范管理率	8.30	0.15	0.790	0.08
$x131$ 传染病疫情报告及时率	8.85	0.15	0.818	0.08
$x132$ 突发公共卫生事件相关信息报告率	8.85	0.17	0.818	0.09
$x141$ 卫生监督协管信息报告率	8.10	0.18	0.780	0.10
$x142$ 卫生监督协管巡查次数	8.10	0.19	0.780	0.10
$x151$ 老年人中医药健康管理服务率	8.40	0.19	0.795	0.10
$x152$ 0-36个月儿童中医药健康管理服务率	8.30	0.25	0.790	0.13

续表

指标	熟悉程度		权威系数	
	Means	CV	Means	CV
$x161$ 结核病患者健康管理率	8.37	0.17	0.773	0.09
$x171$ 高血压患者血压控制率	8.80	0.16	0.815	0.09
$x172$ 糖尿病患者血糖控制率	8.65	0.16	0.808	0.08
$x173$ 重性精神疾病患者稳定率	8.45	0.17	0.798	0.09
$x181$ 居民知晓率	8.65	0.19	0.808	0.10
$x182$ 村医公共卫生工作满意度	8.90	0.20	0.820	0.11
$x191$ 乡卫生机构例均住院费用	8.65	0.25	0.808	0.13
$x192$ 乡卫生机构例均门诊费用	8.70	0.25	0.810	0.13
$x201$ 公共卫生服务地理可及性	8.50	0.19	0.800	0.10

（二）咨询专家意见的集中程度和协调程度

均值和变异系数分别是反映专家意见集中度和协调程度的重要指标，均值越大表示相应指标相关属性越强，变异系数越小表示专家在对应指标上的协调程度越高。前期基于有效性、必要性和可获得性均值≤7和变异技术均≥0.20的排除标准筛选了指标，本书所有备选指标均符合上述要求。

根据专家对指标有效性、必要性和可获得性三个维度的相对重要性矩阵，利用层次分析法中 $Hi = \sqrt[3]{a_{i1} \times a_{i2} \times a_{i3}}$ 和 $A_i = \dfrac{H_i}{\sum\limits_{i=1}^{3} H_i}$ 的公式对各维度权重系数进行计算，其中 a_{in}（$n=1$，2，3）分别表示为第 i 个专家认为有效性、必要性和可获得性三个维度两两比较下的相对重要性，A_i 表示为有效性、必要性和可获得性三个属性的权重。基于各属性的权重对有效性、必要性和可获得性得分进行加权求和获得各指标的相对重要性得分，即相对重要性 = 有效性×有效性权重 + 必要性×必要性权重 + 可获得性×可获得性权重（$I_{ij} = A_1 X_{ij} + A_2 Y_{ij} + A_3 Z_{ij}$）。同时，根据每位专家权威程度与指标相对重要性加权计算指标总得分的平均值和变异系数，即 $I_i = I_{ij} \times C_{rj}$，其中 C_{rj} 表示为第 j 个专家权威程度系数。

表3-6 **专家定量评判的均值与变异系数**

指标	有效性		必要性		可获得性		总得分	
	mean	CV	mean	CV	mean	CV	mean	CV
结构	8.70	0.15	9.00	0.16	8.85	0.12	8.85	0.14
过程	9.10	0.11	9.20	0.14	8.75	0.12	9.02	0.12
结果	8.85	0.16	9.45	0.11	8.35	0.15	8.88	0.15
X1 组织管理	8.70	0.17	8.85	0.15	8.75	0.14	8.77	0.15
X2 资金管理	8.85	0.15	9.00	0.12	8.65	0.16	8.83	0.14
X3 服务能力	9.05	0.13	9.05	0.13	8.25	0.16	8.78	0.14
X4 健康档案	8.30	0.18	8.90	0.14	8.65	0.16	8.62	0.16
X5 健康教育	8.15	0.19	8.80	0.14	8.15	0.20	8.37	0.18
X6 预防接种	8.90	0.19	9.20	0.13	9.15	0.14	9.08	0.15
X7 0—6 岁儿童健康管理	8.60	0.19	9.15	0.14	8.45	0.19	8.73	0.17
X8 孕产妇健康管理	8.70	0.17	9.45	0.09	8.60	0.17	8.92	0.15
X9 老年人健康管理	8.70	0.18	9.20	0.14	8.55	0.18	8.82	0.17
X10 高血压患者健康管理	8.90	0.14	9.25	0.14	8.80	0.15	8.98	0.14
X11 糖尿病患者健康管理	8.80	0.16	9.20	0.13	8.70	0.17	8.90	0.15
X12 严重精神障碍患者健康管理	8.35	0.20	9.15	0.14	7.95	0.27	8.48	0.21
X13 传染病及突发公共卫生事件	8.60	0.22	9.50	0.09	8.80	0.15	8.97	0.16
X14 卫生监督协管服务	7.90	0.21	8.45	0.17	7.95	0.18	8.10	0.19
X15 中医药健康管理服务	7.85	0.21	8.25	0.21	8.05	0.22	8.05	0.21
X16 结核病管理	8.90	0.17	9.15	0.12	8.95	0.14	9.00	0.14
X17 重点人群管理效果	8.95	0.14	9.50	0.11	8.00	0.15	8.82	0.15
X18 利益相关者知晓率与满意度	8.60	0.16	8.70	0.17	7.95	0.22	8.42	0.18
X19 重点人群疾病负担	8.45	0.21	8.60	0.19	7.95	0.20	8.33	0.20
X20 服务距离可及性	8.40	0.17	8.40	0.19	8.15	0.19	8.32	0.18
x11 任务规划	8.55	0.20	8.90	0.14	9.55	0.09	9.00	0.15
x12 公共卫生人员年培训	8.25	0.21	8.15	0.24	9.20	0.13	8.53	0.20
x13 绩效考核	8.85	0.13	9.25	0.13	9.10	0.10	9.07	0.12
x14 工作督导	8.45	0.19	8.50	0.21	8.80	0.13	8.58	0.18
X15 互动机制	8.45	0.17	8.05	0.23	8.25	0.18	8.25	0.20
x16 激励机制	9.00	0.13	9.25	0.09	8.80	0.11	9.02	0.11
x17 风险分担	8.40	0.17	8.85	0.17	8.40	0.17	8.55	0.17
x21 预算执行率	8.65	0.14	8.60	0.20	8.85	0.16	8.70	0.16
x22 村级公共卫生经费分配比例	8.45	0.17	8.30	0.22	9.00	0.13	8.58	0.18
x23 财务管理	8.40	0.16	8.40	0.18	8.60	0.16	8.47	0.16
x31 每千常住人口提供基本公共卫生服务人员数	9.05	0.12	9.10	0.12	9.00	0.23	9.05	0.16

指标	有效性		必要性		可获得性		总得分	
	mean	CV	mean	CV	mean	CV	mean	CV
x32 服务设备	8.60	0.17	8.70	0.15	9.00	0.18	8.77	0.16
x33 公共卫生项目知识水平	8.20	0.24	8.30	0.25	8.75	0.16	8.42	0.22
x41 电子健康档案建档率	8.60	0.15	8.60	0.15	9.00	0.14	8.73	0.15
x42 健康档案合格率	8.85	0.13	8.75	0.17	8.60	0.18	8.73	0.16
x43 健康档案动态使用率	8.95	0.13	9.20	0.11	8.20	0.20	8.78	0.16
x51 健康教育印刷资料	8.35	0.17	7.90	0.21	8.95	0.15	8.40	0.18
x61 国家免疫规划疫苗接种情况	8.85	0.16	9.35	0.12	9.30	0.14	9.17	0.14
x71 新生儿访视率	8.60	0.18	9.00	0.14	8.90	0.13	8.83	0.15
x72 儿童健康管理率	8.25	0.19	8.45	0.24	8.75	0.19	8.48	0.19
x73 儿童系统管理率	8.95	0.13	9.20	0.11	8.95	0.15	9.03	0.13
x81 孕产妇健康管理率	8.75	0.18	8.90	0.16	8.60	0.20	8.75	0.18
x91 老年人健康管理率	8.70	0.21	9.10	0.16	9.10	0.12	8.97	0.17
x101 高血压患者规范管理率	9.00	0.14	9.50	0.09	8.60	0.15	9.03	0.14
x102 高血压占常住人口比例	8.40	0.20	9.05	0.15	8.15	0.21	8.53	0.19
x111 糖尿病患者规范管理率	9.10	0.12	9.20	0.14	8.60	0.15	8.97	0.14
x112 糖尿病占常住人口比例	8.40	0.20	8.95	0.17	8.25	0.20	8.53	0.19
x121 重性精神疾病患者规范管理率	8.75	0.17	8.70	0.21	7.60	0.30	8.35	0.23
x131 传染病疫情报告及时率	9.25	0.10	9.35	0.11	9.00	0.11	9.20	0.11
x132 突发公共卫生事件相关信息报告率	9.25	0.10	9.20	0.13	8.95	0.12	9.13	0.12
x141 卫生监督协管信息报告率	8.55	0.17	8.45	0.17	8.65	0.13	8.55	0.16
x142 卫生监督协管巡查次数	8.60	0.18	8.10	0.26	8.60	0.14	8.43	0.20
x151 老年人中医药健康管理服务率	8.15	0.19	8.20	0.23	8.30	0.21	8.22	0.21
x152　0—36 个月儿童中医药健康管理服务率	7.75	0.27	7.75	0.27	8.20	0.17	7.90	0.24
x161 结核病患者健康管理率	9.05	0.14	9.16	0.12	8.84	0.14	9.02	0.13
x171 高血压患者血压控制率	9.00	0.12	9.25	0.14	8.10	0.21	8.78	0.17
x172 糖尿病患者血糖控制率	9.00	0.14	9.20	0.15	8.05	0.21	8.75	0.17
x173 重性精神疾病患者稳定率	8.60	0.19	8.75	0.20	7.45	0.29	8.27	0.23
x181 居民知晓率	8.25	0.18	8.55	0.18	7.85	0.28	8.22	0.21
x182 村医公共卫生工作满意度	8.50	0.20	8.75	0.18	8.40	0.20	8.55	0.19
x191 乡卫生机构例均住院费用	8.55	0.21	8.65	0.21	9.25	0.09	8.82	0.17
x192 乡卫生机构例均门诊费用	8.70	0.18	8.70	0.20	9.15	0.11	8.85	0.17
x201 公共卫生服务地理可及性	8.45	0.17	8.70	0.16	8.10	0.20	8.42	0.17

（三）专家咨询结果的信度分析

本轮专家关于指标体系有效性的协调系数为 0.113，卡方值为 138.0，P 值小于 0.01；关于指标必要性协调系数为 0.144，卡方值为 175.7，P 值小于 0.01；关于指标可获得性协调系数为 0.135，卡方值为 141.4，P 值小于 0.01 等表示专家意见协调，且趋于一致。因此，根据专家修改意见调整后的咨询结果已满足模型要求，故可终止专家咨询。

（四）指标权重计算

通过 $w_i = x_i / \sum_{j=1}^{n} x_j$ 的方程式对上述指标的相对重要性归一化后，计算各级指标的权重系数。w_i 为指标权重，其值越大意味着指标价值越大，对绩效的影响也越大；x 是各级各类指标相对重要性综合得分。最后各项同一层级内标权重系数和为 1，具体指标内涵和计算方法详见附件。

表 3 – 7　　　　系统公共卫生绩效评价指标体系及指标权重

一级指标权重	二级指标	权重（%）	三级指标	权重（%）
结构（33.08%）	X1 协作管理	5.06	x11 任务规划	2.41
			x12 公共卫生人员年培训	2.29
			x13 绩效考核	2.43
			x14 工作督导	2.30
			x15 互动机制	2.21
			x16 激励机制	2.41
			x17 风险分担	2.29
	X2 资金管理	5.10	x21 预算执行率	2.33
			x22 村级公共卫生经费分配比例	2.30
			x23 财务管理	2.27
	X3 服务能力	5.07	x31 每千常住人口提供基本公共卫生服务人员数	2.42
			x32 服务设备	2.35
			x33 公共卫生项目知识水平	2.25

一级指标权重	二级指标	权重（%）	三级指标	权重（%）
过程（33.71%）	X4 健康档案	4.97	x41 电子健康档案建档率	2.34
			x42 健康档案合格率	2.34
			x43 健康档案动态使用率	2.35
	X5 健康教育	4.83	x51 健康教育印刷资料	2.25
	X6 预防接种	5.24	x61 国家免疫规划疫苗接种情况	2.46
	X7 0—6 岁儿童健康管理	5.04	x71 新生儿访视率	2.37
			x72 儿童健康管理率	2.27
			x73 儿童系统管理率	2.42
	X8 孕产妇健康管理	5.15	x81 孕产妇健康管理率	2.34
	X9 老年人健康管理	5.09	x91 老年人健康管理率	2.40
	X10 高血压健康管理	5.18	x101 高血压患者规范管理率	2.42
			x102 高血压占常住人口比例	2.29
	X11 糖尿病健康管理	5.14	x111 糖尿病患者规范管理率	2.40
			x112 糖尿病占常住人口比例	2.29
	X12 严重精神障碍患者健康管理	4.90	x121 重性精神疾病患者规范管理率	2.24
	X13 传染病及突发公共卫生事件报告和处置服务	5.17	x131 传染病疫情报告及时率	2.46
			x132 突发公共卫生事件相关信息报告率	2.45
	X14 卫生监督协管服务	4.67	x141 卫生监督协管信息报告率	2.29
			x142 卫生监督协管巡查次数	2.26
	X15 中医药健康管理服务	4.65	x151 老年人中医药健康管理服务率	2.20
			x152 0—36 个月儿童中医药健康管理服务率	2.12
	X16 结核病管理	5.19	x161 结核病患者健康管理率	2.42
结果（33.21%）	X17 重点人群管理效果	5.09	x171 高血压患者血压控制率	2.35
			x172 糖尿病患者血糖控制率	2.34
			x173 重性精神疾病患者稳定率	2.21
	X18 利益相关者知晓率与满意度	4.86	x181 居民知晓率	2.20
			x182 村医公共卫生工作满意度	2.29
	X19 重点人群疾病负担	4.81	x191 乡卫生机构例均住院费用	2.36
			x192 乡卫生机构例均门诊费用	2.37
	X20 距离可及性	4.80	x201 公共卫生服务地理可及性	2.25

第三节　公共卫生绩效评价指标体系优化

一　权量优化方法

指标权重是相对重要程度的客观反映，部分不同客观存在指标如健康管理率，无法由专家经验判断来准确区分各指标的相对重要性，也因缺乏统一判断标准而展示出模糊属性。尽管德尔菲法可基于协调系数大小检验衡量专家观点的一致性，但在处理客观指标时仍然与客观重要程度间存在一定偏差。

主观判断赋权法和客观赋权法是当前展示指标相对重要性的两类主流方法。由于主观赋权法是基于评判者的个人主观程度而进行权重分配，也是反映决策者对于评判对象属性的认知和个人经验结果的一种方式，诸如层次分析法、模糊评价法、功效系数法和专家咨询法等是该类方法的代表。相比之下，客观赋权法是通过被评价对象属性的客观信息以确定指标权重的一类方法，该方法对结果数据的要求比较高，具体主要包括灰色关联分析法、结构方程模型、因子分析、聚类分析、回归、变异系数和熵值法等。

由于主观判断赋权法容易受评判者主观随意影响，缺乏详细思考而评分又与其他专家意见相一致，最终无可避免地出现由评估工具所导致的误差。但绩效并不是一个精确的概念，对绩效的认识在一定程度上还需依赖于专家智慧。因此，可以在德尔菲法进行主观赋权的基础上，结合样本地区最新数据，运用客观赋权法优化部分客观指标的权重。熵值法既能有效反映指标信息效力，还对克服不同指标间信息重叠问题具有比较优势，故基于原始数据的充分利用而客观地分配指标权重进而在经济领域应用广泛。为了最大程度地弥补主观赋权的缺点，有必要运用熵值法来调整部分客观指标的权重。

二　基于熵值法的权重优化

（一）原理与原始数据矩阵

熵（Entropy）是来自于热力学范畴的概念，是度量系统状态的不确定性的一种方法，由 $H(x_i)$ 表示。

$$H(x_i) = \sum_{i=1}^{n} p(x_i) \ln p(x_i)$$

熵值较大意味着系统状态不确定性较大。信息论的熵是度量系统状态有序标度的概念，各指标值的变异程度反映了指标的信息量。即信息量越大变异系数越大，对指标所测量的结果的贡献越大，反映指标权重也越大。因此，基于评价对象队列中各指标值的变异程度来分配指标权重是熵值法赋权的基本原理。运用熵值法来调整指标权重，是基于德尔菲法获得指标权重后，用部分客观指标数据信息熵值来调整客观指标的系数，而保持原有主观指标的权重不变，仅仅在客观指标内部调整。例如，数据来源于 m 个待评价的乡镇 T_i（$i = 1, 2 \cdots m$），拟从 n 个评价属性 X_j（$j = 1, 2 \cdots n$）进行综合评估，X_{ij} 表示第 i 个县 Ti 的第 j 个指标的数值 X_j，具体矩阵如下所示。

$$X = X_{ij} = \begin{matrix} & \begin{matrix} X_{ij} & X_1 & X_2 & \cdots & X_n \end{matrix} \\ \begin{matrix} T_1 \\ T_2 \\ \vdots \\ T_m \end{matrix} & \begin{bmatrix} X_{11} & X_{12} & \cdots & X_{1n} \\ X_{21} & X_{22} & \cdots & X_{2n} \\ \vdots & \vdots & \vdots & \vdots \\ X_{m1} & X_{m2} & \cdots & X_{mn} \end{bmatrix} \end{matrix}$$

综合考虑到公共卫生绩效数据的时效性，2017 年随机抽取了湖北、河南以及贵州的四县十二乡镇开展补充性调研工作。调研内容沿用第一阶段的调查表，并重点收集基本公共卫生绩效指标数据。运用熵值法调整系数的部分客观绩效数据如表 3 – 8 所示，具体来源于 12 个乡镇（$m = 12$），具体 19 个客观指标需调整权重（$n = 19$）。

表 3 – 8　　　　　　　　乡镇部分客观指标原始数据

指标（%）	湖北						河南			贵州		
	A	B	C	D	E	F	G	H	I	J	K	L
电子健康档案建档率	86	100	100	98	99	96	100	99	98	98	98	98
健康档案动态使用率	60	20	20	10	30	46	25	60	98	60	60	95
健康教育印刷资料	12	20	12	26	18	24	12	12	13	12	12	12
国家免疫规划疫苗接种	96	98	93	92	97	98	97	92	90	74	95	95
新生儿访视率	95	98	77	96	90	86	88	82	81	77	91	60

续表

指标（%）	湖北						河南			贵州		
	A	B	C	D	E	F	G	H	I	J	K	L
儿童健康管理率	96	92	99	91	95	80	82	79	75	74	98	85
孕产妇健康管理率	94	98	78	95	90	85	88	98	65	79	91	80
老年人健康管理率	98	94	74	58	75	73	65	72	38	77	80	96
高血压患者规范管理率	80	93	68	91	63	63	87	94	80	52	51	35
糖尿病患者规范管理率	80	90	73	92	63	62	84	94	70	97	87	36
重性精神疾病规范管理率	99	99	93	60	71	67	82	92	75	95	43	30
传染病疫情报告及时率	100	100	100	100	91	100	100	100	100	100	100	100
突发公卫事件信息报告率	100	100	100	100	91	100	100	100	100	100	100	100
卫生监督协管信息报告率	100	100	100	100	100	100	100	100	100	100	100	90
老年人中医药健康管理服务率	91	62	50	58	74	73	32	78	45	63	55	95
三岁儿童中医药健康管理服务率	92	94	65	76	71	88	89	52	75	63	75	74
结核病患者健康管理率	100	100	100	100	100	100	100	100	100	100	100	60
高血压患者血压控制率	82	79	70	60	50	55	72	88	70	97	82	95
糖尿病患者血糖控制率	81	76	75	65	45	49	65	83	80	94	84	86

（二）原始数据预处理

由于各指标原始值量纲的不一致会导致较大量误差产生，因此需先进行无量纲化处理。当前存在着多种无量纲化处理的方法，如主成分分析法中的正态标准化、基于极值的标准化等。在无量纲化过程中需谨慎对待因正负向指标意义差异而导致评价结果截然相反的问题。

正向指标 X_j 数值越大表示绩效水平越高，负向指标 X_j 数值越小表示绩效水平越高。这两种类型可考虑采用运算相对简单的极值法对数据进行无量纲化处理，具体如下列公式所示。然而，当指标最大值经历无量纲化处理后被赋值为 0 时，会影响后续计算。因此，可将所有无量纲化数据整体向右平移两个单位，可解决上述。

正向指标 $x_{ij} = \dfrac{X_{ij} - D}{D - d} + 2(i = 1,2,3\cdots m; j = 1,2,3\cdots n)$

负向指标 $x_{ij} = \dfrac{D - X_{ij}}{D - d} + 2(i = 1,2,3\cdots m; j = 1,2,3\cdots n)$

公式中 $D = max(X_i)(i = 1, 2, 3 \cdots m)$ 是指同一指标下样本数据的最大值，$d = min(X_i)(i = 1, 2, 3 \cdots m)$ 是指同一指标辖样本数据的最小值。所有变量无量纲化后的结果取值范围为 $[1, 2]$，数据矩阵定义为 x_{ij}。基于此，经无量纲预处理后的样本乡镇数据矩阵如下表所示。

$$
x = x_{ij} = \begin{array}{c} T_1 \\ T_2 \\ \vdots \\ T_m \end{array} \begin{bmatrix} x_{11} & x_{12} & \cdots & x_{1n} \\ x_{21} & x_{22} & \cdots & x_{2n} \\ \vdots & \vdots & \vdots & \vdots \\ x_{m1} & x_{m2} & \cdots & x_{mn} \end{bmatrix}
\begin{array}{cccc} x_{ij} & x_1 & x_2 & \cdots & x_n \end{array}
$$

表3－9　　　　　　　乡镇部分客观指标数据预处理结果

指标	湖北						河南			贵州		
	A	B	C	D	E	F	G	H	I	J	K	L
电子健康档案建档率	1.00	2.00	2.00	1.86	1.93	1.69	2.00	1.92	1.86	1.86	1.86	1.86
健康档案动态使用率	1.57	1.11	1.12	1.00	1.23	1.41	1.17	1.57	2.00	1.57	1.57	1.97
健康教育印刷资料	1.00	1.57	1.00	2.00	1.43	1.86	1.00	1.00	1.07	1.00	1.00	1.00
国家免疫规划疫苗接种	1.93	2.00	1.79	1.73	1.96	2.00	1.95	1.76	1.67	1.00	1.87	1.87
新生儿访视率	1.90	2.00	1.44	1.93	1.77	1.66	1.72	1.57	1.54	1.44	1.80	1.00
儿童健康管理率	1.88	1.72	2.00	1.68	1.84	1.24	1.30	1.20	1.04	1.00	1.96	1.44
孕产妇健康管理率	1.88	2.00	1.39	1.91	1.76	1.61	1.70	2.00	1.00	1.41	1.79	1.45
老年人健康管理率	2.00	1.94	1.60	1.33	1.61	1.58	1.46	1.57	1.00	1.65	1.70	1.97
高血压患者规范管理率	1.76	1.98	1.56	1.95	1.47	1.47	1.89	2.00	1.76	1.29	1.27	1.00
糖尿病患者规范管理率	1.72	1.88	1.61	1.92	1.44	1.43	1.78	1.95	1.56	2.00	1.83	1.00
重性精神疾病规范管理率	2.00	2.00	1.91	1.43	1.60	1.54	1.75	1.90	1.65	1.94	1.19	1.00
传染病疫情报告及时率	2.00	2.00	2.00	2.00	1.00	2.00	2.00	2.00	2.00	2.00	2.00	2.00
突发公共卫生事件信息报告率	2.00	2.00	2.00	2.00	1.00	2.00	2.00	2.00	2.00	2.00	2.00	2.00
卫生监督协管信息报告率	2.00	2.00	2.00	2.00	2.00	2.00	2.00	2.00	2.00	2.00	2.00	2.00
老年人中医药健管服务率	1.94	1.48	1.29	1.42	1.68	1.65	1.00	1.73	1.21	1.50	1.37	2.00
三岁儿童中医药健康管理服务率	1.95	2.00	1.31	1.57	1.46	1.86	1.87	1.00	1.55	1.25	1.55	1.52
结核病患者健康管理率	2.00	2.00	2.00	2.00	2.00	2.00	2.00	2.00	2.00	2.00	2.00	1.00
高血压患者血压控制率	1.68	1.62	1.43	1.22	1.00	1.12	1.47	1.81	1.43	2.00	1.68	1.96
糖尿病患者血糖控制率	1.73	1.64	1.61	1.40	1.00	1.07	1.41	1.77	1.71	2.00	1.79	1.83

（三）指标比重的计算

以无量纲化后的矩阵 x_{ij} 为数据来源，运用下列计算公式计算第 i 个样本乡镇的第 j 个指标比重：$P_{ij} = \dfrac{x_{ij}}{\sum\limits_{i=1}^{m} x_{ij}}(i = 1,2,3\cdots m; j = 1,2,3\cdots n)$

获得比重转换矩阵如下所示：

$$P = P_{ij} = \begin{array}{c} \\ T_1 \\ T_2 \\ \vdots \\ T_m \end{array} \begin{array}{cccc} P_{ij} & X_1 & X_2 & \cdots & X_n \\ \left[\begin{array}{cccc} p_{11} & p_{12} & \cdots & p_{1n} \\ p_{21} & p_{22} & \cdots & p_{2n} \\ \vdots & \vdots & \vdots & \vdots \\ p_{m1} & p_{m2} & \cdots & p_{mn} \end{array} \right] \end{array}$$

基于上述方法对样本乡镇数据经无量纲预处理后所获得的比重转换矩阵如下表所示。

表 3 – 10　　　　乡镇部分客观指标数据比重转换矩阵

指标	湖北						河南			贵州		
	A	B	C	D	E	F	G	H	I	J	K	L
电子健康档案建档率	0.05	0.09	0.09	0.09	0.09	0.08	0.09	0.09	0.09	0.09	0.09	0.09
健康档案动态使用率	0.09	0.06	0.06	0.06	0.07	0.08	0.07	0.09	0.12	0.09	0.09	0.11
健康教育印刷资料	0.07	0.11	0.07	0.13	0.10	0.12	0.07	0.07	0.07	0.07	0.07	0.07
国家免疫规划疫苗接种	0.09	0.09	0.08	0.08	0.09	0.09	0.09	0.08	0.08	0.05	0.09	0.09
新生儿访视率	0.10	0.09	0.09	0.09	0.10	0.10	0.09	0.09	0.09	0.09	0.09	0.05
儿童健康管理率	0.10	0.09	0.11	0.09	0.10	0.07	0.07	0.07	0.06	0.05	0.11	0.08
孕产妇健康管理率	0.09	0.10	0.07	0.10	0.10	0.09	0.09	0.10	0.10	0.09	0.09	0.07
老年人健康管理率	0.10	0.09	0.08	0.07	0.08	0.08	0.09	0.08	0.05	0.09	0.09	0.10
高血压患者规范管理率	0.09	0.09	0.09	0.10	0.09	0.09	0.09	0.10	0.09	0.09	0.09	0.05
糖尿病患者规范管理率	0.09	0.09	0.08	0.10	0.07	0.07	0.09	0.10	0.10	0.10	0.09	0.05
重性精神疾病规范管理率	0.10	0.09	0.10	0.10	0.09	0.09	0.09	0.09	0.10	0.10	0.06	0.05
传染病疫情报告及时率	0.09	0.09	0.09	0.09	0.09	0.04	0.09	0.09	0.09	0.09	0.09	0.09
突发公卫事件信息报告率	0.09	0.09	0.09	0.09	0.09	0.09	0.09	0.09	0.09	0.09	0.09	0.09
卫生监督协管信息报告率	0.09	0.09	0.09	0.09	0.09	0.09	0.09	0.09	0.09	0.09	0.09	0.04
老年人中医药健管服务率	0.11	0.08	0.07	0.08	0.08	0.09	0.05	0.09	0.07	0.08	0.07	0.11

指标	湖北						河南			贵州		
	A	B	C	D	E	F	G	H	I	J	K	L
三岁儿童中医药健康管理服务率	0.10	0.11	0.07	0.08	0.08	0.10	0.10	0.05	0.08	0.07	0.08	0.08
结核病患者健康管理率	0.09	0.09	0.09	0.09	0.09	0.09	0.09	0.09	0.09	0.09	0.09	0.04
高血压患者血压控制率	0.09	0.09	0.08	0.07	0.05	0.06	0.08	0.10	0.08	0.11	0.09	0.11
糖尿病患者血糖控制率	0.09	0.09	0.08	0.07	0.05	0.06	0.07	0.08	0.08	0.11	0.09	0.10

（四）部分客观指标信息熵值、差异性系数与权重系数优化

基于上述客观指标的比重矩阵 P_{ij}，运用下列公式计算熵值。信息熵 $e_j > =0$，系数 $k > 0$。系数定义为 $k = 1/ln（m）$，m 为样本量，若原始数据 X_{ij} 的第 j 个指标数值在所有样本中全部相等时，$P_{ij} = 1/m$，e 值最大为 1。

$$e_j = - k \sum_{i=1}^{m} P_{ij} ln P_{ij} (i = 1,2,3\cdots m; j = 1,2,3\cdots n)$$

计算第 j 项指标差异性系数 g_j。第 j 项指标对评价的贡献作用随着指标值差异增大和熵值的减小而增加，因此，差异性系数被定义为：

$$g_j = 1 - e_j, (j = 1,2,3\cdots n)$$

熵值法的赋权依据对各指标的差异性系数而确定，具体赋权公式为：$w_j = \dfrac{g_j}{\sum_{j=1}^{n} g_j}, (j = 1,2,3\cdots n)$。为获得相对合理的指标系数，本书是在专家咨询的主客观法获得权重系数的基础上结合熵值法进行综合赋权，因此，具体系数优化是依赖于差异化系 g_j 进行调整，具体公式如下：

$$W_j = w g_j / \sum_{j=1}^{n} w g_j, (j = 1,2,3\cdots n)$$

由于本书仅调整客观指标的权重，当其他指标信息熵值为 1 时会导致出现 0 差异现象。然而，熵值法无法优化系数为 0 的问题。这表示客观数据反映样本间指标取值相同或者缺乏数据而缺乏比较价值，应删除该指标。但是在专家看来却又是产生绩效的重要指标，直接反映样本在活动开展与未开展上处于同步状态而出现相同结果的现象，故需考虑该类特殊问题。笔者认为在综合赋权时应充分尊重专家意见而沿用原有咨询系数，可

以在排除该类指标权重基础上，结合熵值法差异性系数，在 $1 - w_a$ 范围内调整客观指标权重，具体公式如下列公式所示，其中 w_a 是指熵值为 1 时，该类别指标的专家咨询权重系数之和。

$$W_j = \frac{w\,g_j(1 - w_a)}{\sum_{j=1}^{n} w\,g_j}(j = 1,2,3\cdots n)$$

基于上述方法对样本乡镇比重转换矩阵所获得的信息熵值、差异性系数与优化的权重系数如下表所示。

表 3 - 11　　　　　　　　　　客观指标权重系数优化

指标	e_j	g_j	权重	专家 w_j	综合 W_j（%）
电子健康档案建档率	0.9952	0.0048	0.0359	0.0234	1.60
健康档案动态使用率	0.9906	0.0094	0.0705	0.0235	3.17
健康教育印刷资料	0.9846	0.0154	0.1151	0.0225	4.95
国家免疫规划疫苗接种情况	0.9951	0.0049	0.0365	0.0246	1.71
新生儿访视率	0.9945	0.0055	0.0415	0.0237	1.87
儿童健康管理率	0.9892	0.0108	0.0807	0.0227	3.50
孕产妇健康管理率	0.9936	0.0064	0.0477	0.0234	2.14
老年人健康管理率	0.9941	0.0059	0.0439	0.0240	2.01
高血压患者规范管理率	0.9923	0.0077	0.0581	0.0242	2.69
糖尿病患者规范管理率	0.9942	0.0058	0.0437	0.0240	2.01
重性精神疾病患者规范管理率	0.9924	0.0076	0.0567	0.0224	2.42
传染病疫情报告及时率	0.9950	0.0050	0.0375	0.0246	1.77
突发公共卫生事件相关信息报告率	0.9950	0.0050	0.0375	0.0245	1.75
卫生监督协管信息报告率	0.9950	0.0050	0.0375	0.0229	1.64
老年人中医药健康管理服务率	0.9931	0.0069	0.0519	0.0220	2.18
0—36 个月儿童中医药健康管理服务率	0.9930	0.0070	0.0528	0.0212	2.13
结核病患者健康管理率	0.9950	0.0050	0.0375	0.0242	1.73
高血压患者血压控制率	0.9919	0.0081	0.0606	0.0235	2.73
糖尿病患者血糖控制率	0.9927	0.0073	0.0546	0.0234	2.45

（五）绩效指标权重优化结果

优化后的最终指标权重系数如下表 3 – 12 所示。从指标权重调整的结果来看，健康教育印刷资料、儿童健康管理率和健康档案动态使用率的上调幅度较大，其次血压控制率、高血压患者规范管理率和重症精神病患者规范管理率和糖尿病患者血糖控制率指标略有上调。相反，电子健康档案建档率、传染病疫情报告及时率、结核病患者健康管理率、突发公共卫生事件相关信息报告率，以及卫生监督协管信息报告率等下调幅度比较大，其次新生儿访视率、糖尿病患者规范管理率、老年人健康管理率、孕产妇健康管理率略有下调。这与样本地区实际的项目工作开展的进度密切相关而具有一定的科学性，例如群体类公共项目绩效数据的趋同性导致对绩效贡献的影响下降的情况。基于样本乡镇连续 7 年的共计 14 组面板数据的信度检验结果显示，F 值为 277.135，P < 0.01，标准化项的克朗巴哈系数为 0.900，提示该套指标体系具有良好的信度。

表 3 – 12 优化后的指标权重系数

一级指标	二级指标	权重（%）	三级指标	权重（%）	调整值（%）
结构（33.08%）	X1 协作管理	5.06	x11 任务规划	2.41	0.00
			x12 公共卫生人员年培训	2.29	0.00
			x13 绩效考核	2.43	0.00
			x14 工作督导	2.30	0.00
			x15 互动机制	2.21	0.00
			x16 激励机制	2.41	0.00
			x17 风险分担	2.29	0.00
	X2 资金管理	5.10	x21 预算执行率	2.33	0.00
			x22 村级公共卫生经费分配比例	2.30	0.00
			x23 财务管理	2.27	0.00
	X3 服务能力	5.07	x31 每千常住人口提供基本公共卫生服务人员数	2.42	0.00
			x32 服务设备	2.35	0.00
			x33 公共卫生项目知识水平	2.25	0.00

续表

一级指标	二级指标	权重 （%）	三级指标	权重 （%）	调整值 （%）
过程 （33.71%）	X4 健康档案	4.97	x41 电子健康档案建档率	1.60	−0.73
			x42 健康档案合格率	2.34	0.00
			x43 健康档案动态使用率	3.17	0.82
	X5 健康教育	4.83	x51 健康教育印刷资料	4.95	2.70
	X6 预防接种	5.24	x61 国家免疫规划疫苗接种情况	1.71	−0.74
	X7 0—6 岁儿童健康管理	5.04	x71 新生儿访视率	1.87	−0.49
			x72 儿童健康管理率	3.50	1.23
			x73 儿童系统管理率	2.42	0.00
	X8 孕产妇健康管理	5.15	x81 孕产妇健康管理率	2.14	−0.21
	X9 老年人健康管理	5.09	x91 老年人健康管理率	2.01	−0.39
	X10 高血压健康管理	5.18	x101 高血压患者规范管理率	2.69	0.27
			x102 高血压占常住人口比例	2.29	0.00
	X11 糖尿病健康管理	5.14	x111 糖尿病患者规范管理率	2.01	−0.40
			x112 糖尿病占常住人口比例	2.29	0.00
	X12 严重精神障碍患者健康管理	4.90	x121 重性精神疾病患者规范管理率	2.42	0.19
	X13 传染病及突发公共卫生事件报告和处置服务	5.17	x131 传染病疫情报告及时率	1.77	−0.70
			x132 突发公共卫生事件相关信息报告率	1.75	−0.69
	X14 卫生监督协管服务	4.67	x141 卫生监督协管信息报告率	1.64	−0.65
			x142 卫生监督协管巡查次数	2.26	0.00
	X15 中医药健康管理服务	4.65	x151 老年人中医药健康管理服务率	2.18	−0.02
			x152 0—36 个月儿童中医药健康管理服务率	2.13	0.02
	X16 结核病管理	5.19	x161 结核病患者健康管理率	1.73	−0.69

一级指标	二级指标	权重 （%）	三级指标	权重 （%）	调整值 （%）
结果 （33.21%）	X17 重点人群管理效果	5.09	x171 高血压患者血压控制率	2.73	0.37
			x172 糖尿病患者血糖控制率	2.45	0.10
			x173 重性精神疾病患者稳定率	2.21	0.00
	X18 利益相关者知晓率 与满意度	4.86	x181 居民知晓率	2.20	0.00
			x182 村医公共卫生工作满意度	2.20	0.00
	X19 重点人群疾病负担	4.81	x191 乡卫生机构例均住院费用	2.36	0.00
			x192 乡卫生机构例均门诊费用	2.37	0.00
	X20 距离可及性	4.80	x201 公共卫生服务地理可及性	2.25	0.00

第四节　本章小结

　　结构、过程和结果的公共卫生绩效框架对中国公共卫生系统绩效理论产生了重要影响，结合农村基本公共卫生服务协作系统特异性，应用于农村公共卫生公私协作系统绩效评价的为结构、过程、结果框架。结构是由协作系统结构及针对其子系统之间关系、子系统运行所需配置的人力、财力、物力资源以及关系治理机制构成，结果对服务过程产生影响的同时也接受服务结果的反馈调节；过程则是指农村公共卫生公私协作系统在履行职能的过程和相关公共卫生活动过程，直观的表现形式为基本公共卫生服务（个体项目和群体项目）的生产活动。结果是指人群健康的改善程度，不仅反映了客观的人群健康水平及其分布，也反映系统中与"人"主观需求的匹配程度。

　　在此基础上，结合加权综合 TOPSIS 法构建的绩效评估模型主要包括结构、过程、结果层面的协作管理、资金管理、服务能力以及十三项项目服务水平、重点人群管理效果、利益相关者知晓率与满意度、重点人群疾病经济负担、服务可及性等二十项二级指标和四十三项三级指标。

第四章

公私协作机制与公共卫生绩效相关性

本章总结了样本地区公私协作的共性规律，并结合访谈资料分析协作供给过程中出现的问题。同时，在分析基层公私协作结构、服务过程与服务结果等维度相关性的基础上，探索系统绩效的内生机理框架，为下文的案例研究提供基础与理论支撑。

第一节　基层公共卫生公私协作机制

一　培训机制

政府全面推行国家基本公共卫生服务项目之初，政策明文规定要提高乡村协作系统公共卫生的服务能力，不断加强业务培训力度。培训既是人获得知识和技能的重要投资形式，也是提高个人素质、能力和工作绩效的系统性行为活动。因此，针对技术人员的业务培训既是重要的政策抓手，是改善项目过程绩效的重要手段。在基层探索培训机制是项目顺利开展的基础条件。美国学者休哈特（Walter A. Shewhart）提出的 PDCA 循环在管理领域被用来指导各项工作按照制定的计划（Plan）、组织实施（Do）、检查效果（Check）、调整（Action）不成功之处，并在下一循环中予以解决，周东华博士则基于理论分析认为公私协作系统培训机制的运行主要分为培训需求萌发阶段、培训准备、实施、结束和反馈阶段，具体的培训则主要由培训主体、对象、需求、方案和支撑性资源等要素构成。[①] 基于该框架，本书对样本地区协作过程中公共卫生服务业务培训机制总结如图 4 - 1 所示。

[①] 周东华、冯占春：《中国农村基本公共卫生服务公私合作模式研究》，华中科技大学出版社 2017 年版，第 200 页。

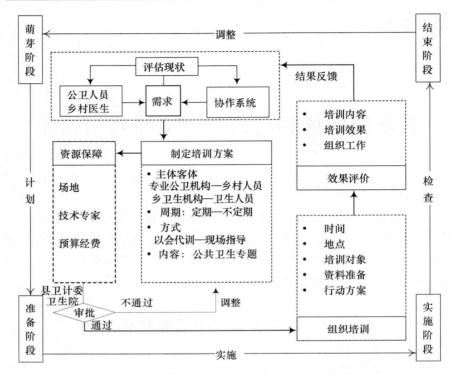

图 4 - 1 公私协作系统基本公共卫生服务培训机制

随着外部形势和国家新政策要求的变化，基层卫生系统在协作提供基本公共卫生服务的过程中，对工作目标认识程度及对自身知识技能的掌握程度也会发生变化。现实中一般是通过评估工作现状，总结系统服务能力、绩效水平与理想状态（如上级制定的指标）的差距，以及在外部行政考核压力和内部人员知识技能诉求等因素作用下，识别到系统和个人对知识技能的需求，进而促进萌发培训计划。如有新调配入职的公共卫生人员反映不了解公共卫生项目，以及因部分专业知识水平欠缺而无法开展工作，进而影响到系统绩效等。基于需求和工作需要开展相应的培训是内在的客观要求。

基于培训需求，基本公共卫生服务业务管理单位着手准备业务培训方案的设计。针对乡的培训，由上级 CDC 等专业公共卫生机构给予技术支持而通过卫生行政部门发文组织实施。针对村的培训，主要由主管公共卫生的副院长或公共卫生科制定相应计划，由卫生院主导实施。围绕公共卫生专题的培训周期根据工作计划分为定期培训和不定期培训，而以会代训和下现场实践指导等也是普遍存在的方式。培训的实施需要资源保证和政策支持，离不开科学预算，也需要行政部门或主管业务领导审批。未通过者需重新调整计划，而通过审批者则依计划筹集所需资源，并在合适的时间、地点组织培训。培训工作的结束意味着下一轮培训的开始。组织培训人员对培训内容、效果及组织工作的评价是检查和改进培训工作的重要环节。基于评价结果以发现各主体自身目标需求的被满足程度，以及提出对下一次培训的建议。此外，在组织者和接受培训者之间的结果信息反馈是总结教训和提炼经验的重要方式。

二　监督考核

有效的监督机制是提高基本公共卫生服务质量的重要保证。为了使服务主体达到设定的目标，外部机构在公共卫生服务供给过程中，通过检查、考核等手段，对服务的过程、节点进行监视、督导和管理。监督是监督系统内部各要素之间互动的运行过程，是过程管理机制。考核是监督的一种手段，具体评价任务的完成程度。有效的监督机制能完善公私协作系统运行状态，也能帮助纠正服务供给主体和个人行为偏差，更是一种外在的约束机制和内在可转换的激励机制。据某分管公共卫生业务主管领导反映，在出现问题的情况下开展督导活动是接受上级审视的过程，但在业绩突出的情形下则转变为接受上级表扬的机会。总结监督考核与反馈机制如图4-2所示。

基本公共卫生服务是自上而下的分级监督考核模式，即县级监督考核乡级、乡级监督考核村级。一方面为了提升上级机构的管理效率，绩效考核通过自行制定的评价工具定期（大部分是一年一次或半年一次）开展考核；另一方面基于卫生院充分的自主权，维护三级预防保健网络。监督与考核均是通过多措并举的方式进行，且上行下效。基于发现问题和纠偏的思路，采取不定期监督者居多，且频率相对考核较高，随意性相对较大。同时考核的结果与经费结算挂钩，强调结果反馈，且在系统内部进行公示者居多。

三　沟通交流

沟通是指传送者为了达到其目的，采取合适渠道将信息、情感及思想

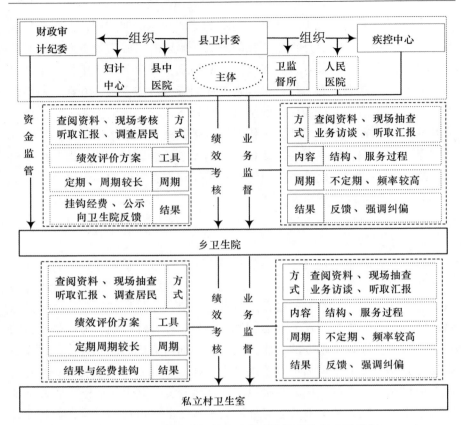

图4-2　公私协作系统基本公共卫生服务监督考核机制

等传递给接收者，并在获得其反馈的过程中开展互动，其中主客体、渠道、交流沟通机制是核心要素。在基层乡村协作系统中，沟通交流不仅是资料搜集、信息共享、问题诊断、任务安排等工作中的内在要求，也是提高服务效率、降低交易成本，以及建立和改善融洽且信任的协作伙伴关系的重要方式。从信息原理分析，完整的信息传递过程是由信息编码、传递渠道、接受者、信息转译、解读、噪音、反馈等要素组成。随着发达的信息技术逐渐在基层卫生系统普及，信息编码和译码均可直接应用相应技术解决，而信息传递渠道则直接完成这一工作且因信息编译而出现噪音的情况并不多见。因此，可供利用的信息传递渠道、对信息的理解和信息的反馈是公私协作系统的沟通交流的核心要素。基于有效沟通的可依赖、信息一致、明确、持续和连贯、渠道，以及信息接受者的能力等七大基本准则，结合协作中乡村沟通交流的现状，基层公共卫生系统沟通交流机制如图4-3所示。

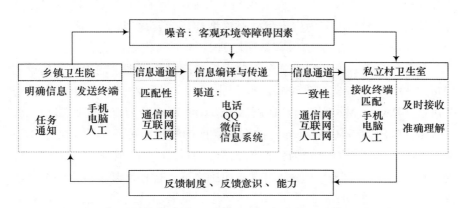

图4-3　公私协作系统基本公共卫生服务的沟通交流机制

沟通机制的基本条件是公私协作主体双方具备相应的沟通能力，不仅需要在搜集信息、加工信息、传递信息及理解信息方面具备相应的素质，现实中更应具备使用信息发送与接收终端的能力。在通讯网络畅通的前提下，一项明确的任务安排、工作通知等信息的沟通交流过程需要经由卫生院利用手机或电脑终端的电话、通信软件等渠道向村卫生室的移动终端发送，村卫生室在一致的终端上及时接收并准确理解信息后，基于所建立的及时反馈制度，将所理解的信息通过原有信息通道反馈至乡卫生院而完成一个完整的循环。然而，由于村卫生室村医使用互联网技术的能力有限、所在区域特殊的地理气候等环境因素及所需传递信息的属性等问题，选择合适的沟通方式尤为重要。在沟通交流过程中，村卫生室村医在接受信息后的反馈是沟通循环不被中断或滞后的根本保证，常态化的信息交流制度是提升工作效率和加强双方联系的重要策略。

四　激励机制

管理学认为激励是创造满足工作人员多层次需要的条件，激发其动机，促使其产生为实现与组织一致目标的行为，是调动个人积极性、创造性的活动总和。激励机制则是系统中的主体运用相对规范、固化的多种激励手段，对系统中的客体产生作用的结构、关系、方式及其变化规律的总和，是促进系统中个人工作潜力发挥极致的过程。科学的激励机制可吸引紧缺人才进入组织系统，可将员工的积极性和创造性发挥得淋漓尽致，也可将工作状态从消极转向积极而保持工作的高质高效，进而提高工作绩效。理论上，激励可分为内容型、过程型和行为转化型三种类型。

马斯洛层次需求论是内容型激励理论的重要代表，生存、安全、社交、尊重和自我价值实现等五个需要逐层被满足是该理论的思想，奥德佛（Aldrefre）的 ERG 需要理论将需要分为生存、关系和成长三个层次，麦克利兰（Davidc. McClelland）成就激励理论将需求分为权利、归属和成就三大类，赫茨伯格（Herzberg）的双因素理论则将满足工作需求的工作环境、工资、福利等因素归为保健性因素，而将工作的成就、责任感、挑战、成长、晋升等归类为激励因素。相比之下，过程性激励理论则关注激励的系统性和动态性，揭示了激励的产生、发展、持续和结束行为过程的规律。佛鲁姆（Victor H. Vroom）的期望理论是该类型的重要代表，他提出激励力量是以期望值与效价的乘积来反映个人努力的行为与其所有报酬之间的关系，呈现激励过程；亚当斯（Adams）的激励公平理论则认为利益分配的公平性、合理性对个人积极性产生了重要作用，而波特劳勒波特和劳勒的期望理论则在激励、满足和绩效之间的关系探讨中提出个人的努力程度取决于报酬价值、个人能力及个人可获得的报酬。行为转化类型的激励理论关注的重点是由激励过程而产生的结果，对因果的关系的重视则出现在海德和韦纳的归因论和斯金纳（Burrhus Frederic Skinner）的强化论中，他们强调人们的努力程度、能力、接受的任务、面临的机遇不同而导致结果的差异。基于上述理论分析，激励机制内在基本要素主要包含需要（动机）、目标（结果）和外部驱动力。基于此，结合样本地区定性激励资料的分析结果，样本地区公共卫生激励机制如图 4-4 所示。

服务供给系统中的公私协作主体双方均有自身的需求，可以被满足的需求在经历刺激后转化成动机，驱动双方围绕既定目标共同努力。同时这些需要在被激励主体感知捕获之后，将组织可用资源和采取恰当的激励策略刺激服务主体协作提供基本公共卫生服务。当各自的目标达成时，原有需求得到满足，紧张的心理变得松弛，进而追求实现下一目的和满足更高层次的需求。若各自的目标尚未完成时，或者目标实现过程受阻，在非理性的情况下则可能产生防御性行为，如合谋、以次充好、以假乱真、规避

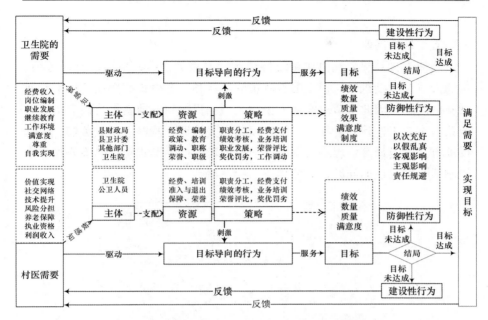

图4-4 公私协作系统基本公共卫生服务的激励机制

责任等；在理性情况下则可能产生建设性的行为，如分析问题、寻找原因、采取正当的弥补措施等，尽最大可能实现目标。

村医最高层次至最底层的需求依次为价值实现、社交网络、技术提升、风险分担、养老保障、执业资格、利润收入等；而卫生院的需求则集中于经费收入、岗位编制、职业发展、继续教育、工作环境、满意度、尊重、社会价值的实现等。同样，分级管理体制下的激励机制亦是采取逐层激励的方式，乡级接受卫计委等上级机构激励而完成其自身工作，私立村卫生室则是由卫生院主导进行激励制度的建设。值得注意的是，不同地区对于激励方式的选择并不相同，会随着年份和政策的变迁而出现差异。例如为了有效推进家庭医生签约服务，有政府从财政、新农合资金池抽出签约激励资金。因此，县级主管部门在拥有充分的资源和权威性的前提下能有效调动基层卫生院的积极性，然而可供乡镇卫生院调用的资源十分有限，因此仅采取了以经费为核心的绩效督导考核、任务分工、培训，以及荣誉评比等策略来激励村级卫生室与其协作开展项目工作。

五　运行问题

当前农村基层公私协作系统持续运行着服务供给、培训、监督考核、沟通交流及激励机制，但是随着政策的更新和服务模式的变迁，将不断涌现新的问题。因此本节对知情人士深入访谈资料和各地基本公共卫生服务政策文本、工作计划、年终总结，以及相关培训、监督、绩效考核、信息反馈方式的设计等资料进行分析，通过逻辑推理的形式总结提炼公私协作机制运行中存在的问题，具体如图 4-5 所示。

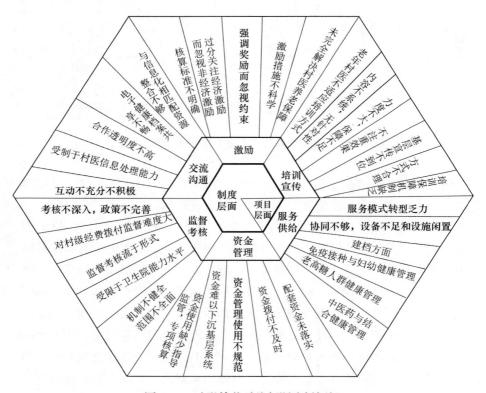

图 4-5　公私协作系统问题分析框架

（一）服务供给过程中存在的问题

1. 基本公共卫生服务模式转型乏力，"防治结合"不明显。首先，由于"重医轻防"观念根植于基层，对家庭医生团队服务模式认识的不足，大部分地区尚未通过有效的家庭签约服务来促进健康管理，达成的协议只是一纸空文，缺乏优惠、实质性的服务内容。其次，出现既要避免"重医轻防"，也要避免因基本公共卫生服务而弱化基本医疗的两难困境。

2. 乡村两级之间和不同业务部门内部协同不够，设备不足和设施闲置问题并存。受培训不到位、卫生室选址不当等影响，临床医生对公共卫生服务认识和技能的不足直接影响了与公共卫生人员的协同过程。

3. 部分项目超出政策范围，实施效果未达到预期。第一，将不符合条件的人员纳入免费体检的范围；第二，未按规定内容和规定形式提供基本公共卫生服务，如老年人健康体检过程中仅覆盖测量血压等简单的项目，而未开展体温、脉搏、心脏等十一项常规体格检查。

4. 健康档案虽然建档率较高，但档案内容不完整、更新不及时、填写不规范等；尚未建档的居民不能享受基本公共卫生服务项目，违背了国家公共卫生服务均等化政策方针。

5. 预防接种相关信息记录有待进一步规范。疫苗冷链温度监测记录仍需完善，部分机构温度记录本存在空缺，节假日时的冷链温度未按要求进行记录。少数机构尚未配备老年人体检设备，辅助检查缺乏或不规范。

6. 慢性病健康管理质量和管理率与预期存在一定差距。当前部分机构糖尿病管理率低于20%、实际管理慢性病人数与上报的慢性病人数误差大于5%。部分地区中医药健康管理人员匮乏，服务能力不足，导致老年人体质辨识结果不准确。

（二）资金管理与使用过程中存在的问题

1. 配套资金未落实。部分地区因为经济水平较低、卫生行政部门对国家基本公共卫生服务项目监督管理力度不够，以及各级政府对资金配套不足的漏洞难以进行有效的约束，进而直接导致资金未足额拨付，如某样本县2017年人均补助经费仅为41.15元。

2. 资金拨付时间和支出进度缓慢。这导致基本公共卫生服务项目资金年终在基层医疗卫生机构财务账上出现大量结余，在资金使用和转账上容易发生问题，如某地区全年支出仅占项目资金的65%。

3. 资金管理使用不规范。当前仍然存在未将绩效考核结果关联至资金拨付，部分卫生院内部也尚未建立绩效分配制度来将人员待遇与服务绩效关联；同时，更有机构通过现金直接发放补助而导致项目资金从"办事钱"变成"养人钱"，补助未与服务量关联时对人员服务积极性产生了严重负面影响。

4. 补助资金难以下沉基层协作系统。由于村卫生室设备、人员等条件限制的原因，无法承担所建议的服务，因而无法达到考核要求，致使补助资金无法沉淀在协作系统。

5. 项目补助资金使用缺少指导和监管，基本公共卫生经费未进行专项核算。存在缺少对资金使用的有效监督和管理而滋生了针对资金使用开展的"走过场"的年度考核现象，乡镇卫生院负责人管理水平不高而致使出现补助资金支出混乱、挤占挪用等问题。

（三）培训宣传过程中存在的问题

1. 项目培训力度不大，培训保障不足。地区开展项目培训的师资水平层参差不齐、培训次数较少而不能满足实际需求；同时存在乡村两级培训经费缺口较大，人员素质和结构配备不足等问题。

2. 村级健康教育在基层宣传不到位，居民了解程度和接受度不高。当前仅由卫生行政部门、乡镇卫生院和地方媒体开展健康教育。缺乏全社会参与和官方宣传报道，难以彰显影响力和提高普及程度。

3. 受训者接受度较差。乡级或部分上级所组织的培训只重视过程，而并不重视培训结果，大多数并未对培训效果进行检验。培训过程中多采用理论讲解的培训方式，照本宣科而脱离实际，甚至在以会代训的过程中讲授的并非业务知识。业务培训内容尚未成体系，存在知识零散和缺乏针对性等问题。培训知识的传授效果受培训负责人影响较大，过于随意并且针对性不强。

4. 村医年龄偏大和文化程度偏低而不利于培训效果的提升，培训保障机制尚未建立而培训质量无法得到保证。村医年龄偏大不仅难以掌握电脑技术，学习能力急剧下降也容易导致公共卫生业务知识技能增量不足。另外，村医存在逐利的动机，培训被认为是任务分配。由此，参加培训的机会成本过高而获得的补偿极少，故而参加培训的积极性不足。

（四）监督考核与反馈问题

1. 督导考核工作不够深入，部分政策不完善。基本公共卫生项目部分指标未根据实际情况进行动态调整而出现欠合理问题；督导考核意见空泛，考核方案缺乏针对性、可操作性。

2. 逐级拨付公共卫生经费，对村级结余经费的补助监督难度较大。由于村级缺乏相应的财务制度，经费均是由卫生院支取而转移给私立村卫生室，有村医反映由卫生院主导考核而难以对其行为进行监督。

3. 受限于乡级卫生院监管考核意愿,部分地区监督考核流于形式。监督和考核工作出现了"走过场"、随意性较大等情况,对存在的问题缺乏有效的惩罚而难以纠正,如有公共卫生人员反映村医收入较少,扣钱等惩罚难免激化矛盾。

4. 较低的乡级督导考核水平难以达到问题纠偏效果。卫生院承担辖区内基本公共卫生的绩效管理职责,集培训、监督、考核、任务分工与经费分配等工作于一身,工作管理的灵活性和自主性较高,监督考核工作的效果也完全依赖于公共卫生业务领导能力,现阶段的领导力还有待提升。

5. 监督机制尚不健全,监督范围不全面。乡村一级的监督考核过程难以在上级监督考核中进行反映,也缺乏同级、居民等第三方监督机制。此外,由于受人力资源和地理因素影响,卫生院对交通便利区域和偏远山区的私立卫生室的监管工作存在显著性差异,无法进行全面的同频率的监督。

（五）沟通交流与共享问题

1. 对与信息化相匹配的制度、管理、资金和人才等资源的整合不到位。由于部分村卫生室并未配置电脑或者村医不会使用电脑等问题而不能实时更新电子健康档案,电子健康档案系统未与区域内其他医疗和公共卫生信息系统互联互通,没有实现居民跨地域、跨机构就医行为信息共享,电子健康档案难以突出实用价值。

2. 乡村两级公私协作的公开透明度不高。协作由乡卫生院主导,由于信息不对称等问题,部分卫生院不明确的任务分工和经费分配机制是私立卫生室主观上有意退出协作的因素,且有村医明确反映期待卫生院公示辖区服务经费分配信息。

3. 村医年龄老化和服务能力不足是当前普遍存在的问题,由此而导致出现了对信息理解不透彻、反馈表达不清楚、部分通信软件等渠道不能使用等问题。

4. 信息沟通中的互动不充分,主动沟通的积极性不高。村医的工作内容多是"被安排""被接受",信息单项传递而缺乏有效的反馈制度,进而对协作过程产生影响。

（六）服务提供的激励问题

1. 服务经费核算标准不明确,补助经费滞后影响村医的积极性。由于流动人口的存在而导致村卫生室人头核算标准变得更为模糊;尽管国家采取半年预报、次年结算的方式拨付资金,但分级计算模式下经费结算效率是影响村级经费到位情况的重要因素。

2. 过分关注经济激励而忽视了非经济激励要素。乡村地区有限的工资薪金和繁忙的工作任务不成正比，对公共卫生人员激励作用不足。此外，工作环境的改善和职称职务的晋升是关键因素，但其在激励机制设计中并未受到重视。

3. 部分系统强调奖励而忽视惩罚约束，并且激励措施不科学。在"传、帮、带"的理念下，政府更多地强调通过帮扶和奖励引导村级工作的开展，难以对其服务存在的问题采取约束性的惩罚措施。同时，因为乡村两级为工作伙伴关系，行政命令下的工作转移也需要由其具体完成，有公共卫生人员担心采取约束性措施可能会激发矛盾而影响项目绩效。

4. 尽管不同省份探索为乡村医生购买养老保险，但国家尚未出台政策以解决乡村医生养老保障问题，部分村医后顾之忧尚未解决。

（七）完善公私协作机制的对策建议

1. 进一步引导基层居民转变"重医轻防"的就医观念，不断补充完善家庭医生签约服务，营造新时代健康有序的就医环境；提高居民对分级诊疗的认识，使居民改变过去无序的就医习惯，促使分级诊疗真正得到老百姓的赞同和支持。

2. 进一步明确行政部门主管、基层医疗卫生机构具体执行，专业公共卫生机构提供技术支撑的长效分工协作机制，充分调动和发挥专业公共卫生机构的指导作用，加强基层人员培训工作。

3. 进一步加强项目资金监管，规范资金使用管理，对项目资金切实做到专款、专用、专账管理。加快基层卫生信息化项目建设，提高服务效率和健康信息管理规范化水平。

4. 进一步加大项目宣传和培训力度，提升广大居民对项目政策和内容的知晓率，提高乡村公共卫生人员的服务能力和水平，在乡镇卫生院设点管理的村卫生室首先实行乡村卫生、人事一体化管理，为村医到乡镇卫生院培训、进修创造条件，组织乡镇卫生院技术骨干到村卫生室轮岗，帮助村医提高专业技术能力。

5. 完善绩效考核机制。确保多劳多得、优劳优得，积极引进第三方考核评价机制，增强考核的权威性、真实性和公平性。完善乡村医生的政策保障机制，将符合条件的乡村医生纳入城乡居民养老保险，逐步实现对乡村医生的编制管理。

第二节　基层公共卫生公私协作系统要素

一　结构要素

（一）任务规划

样本地区均通过项目管理规范的形式明确了县域行政部门、专业公共卫生机构、县级医疗机构和基层乡村两级公私主体机构的职责。任务规划则主要在村级人员培训、工作督导、技能检查、绩效考核、信息报送及监测等工作方面有了明确的安排。基于均等化的项目工作目标，2009—2011年的任务规划主要集中于服务规范的学习与执行，乡村两级任务分工与协同供给机制的探索，以及在加强保障措施和组织领导的认识上。在2013年各乡镇相继制定对私立村卫生室的绩效督导与考核方案，进一步在公私两级主体上量化项目任务，探索合理的任务分工，规范项目管理工作，以及探索基于乡村一体化管理的进程，嵌入式地推行乡村医生签约和家庭医生（全科医生）团队的服务模式。

（二）协作方式

在基层乡村两级开展公私协作的方式主要是卫生院与村医签订公共卫生服务责任状、卫生行政部门的行政命令指导，以及政府购买等。在上级卫生行政部门的行政命令的指导下，责任状直接规定了私立卫生室村医在协作中所承担项目的服务职责，乡镇卫生院基于此对乡村医生责任落实情况进行考核，以拨付剩余经费。乡卫生院行使购买服务的职权，从私立卫生室购买基本公共卫生服务项目，并基于考核结果支付费用的方式，如印制服务券。部分乡成立了由上级行政部门与专业公共卫生机构，如政府、卫计局、疾控中心、妇计中心、卫生院等的主要负责人组成的乡村公私协作指导小组，并在协作系统的服务管理、技术指导和决策上予以指导。

（三）项目分工与经费分配

基于国家基本公共卫生服务规范的内容要求，将乡镇卫生院与村卫生室开展11大类和43小项服务项目分工和经费的现实情况和预期情况分别进行统计和加权统计，乡村两级承担服务项目内容比例均存在显著性差异（各项目分工的T检验$P < 0.05$）。总体上公立卫生院在调研阶段平均承担了82.32%的基本公共服务项目内容，也期待将43%的任务和经费分配给私立村卫生室，而现实中私立村级卫生室仅承担了不到20%的内容，却

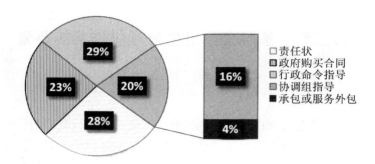

图 4 - 6　乡村两级公私合作方式

平均分配到了近 30% 的服务经费。基于行政命令要求，公立卫生院将服务经费分配至私立村卫生室，而其完成的任务数量比例低于所获得经费水平，而尚未达到的服务数量则主要由公立卫生院来完成。这不仅反映了政府强制性的行政命令具有较强的引导能力，而且私立村卫生室服务数量的不足也反映了卫生院督导和考核工作需要进一步加强。

表 4 - 1　　　乡镇卫生院与私立村卫生室项目经费分配比例及其差值的均值

（%）

项目分工与经费分配	乡级职责比例	乡级职责预期比例	乡级经费比例	乡级经费预期比例	乡职责与经费差值	乡职责现况与预期差值	乡经费现况与预期水平差值
健康档案	69.77	57.63	58.50	58.50	1.10	12.14	10.16
健康教育	64.08	52.42	66.06	52.82	-1.77	10.41	11.82
儿童健康管理	72.42	56.94	70.94	56.58	1.48	15.48	14.36
孕产妇健康管理	70.58	55.00	71.00	55.18	15.58	15.58	15.82
免疫接种	62.84	52.47	66.68	53.51	-3.84	10.37	13.17
老年人健康管理	68.84	56.96	67.68	56.40	1.16	11.88	11.28
高血压患者健康管理	64.36	51.76	66.86	40.24	-2.50	12.60	15.10
糖尿病患者健康管理	66.32	51.04	67.06	51.88	-0.74	15.28	15.18
重性精神疾病患者健康管理	67.56	54.52	66.14	52.92	1.42	13.04	13.22
传染病和突发公共卫生事件	61.52	49.68	63.64	51.24	-2.12	11.84	12.40
卫生监督协管	72.19	62.62	72.24	38.52	-0.05	9.57	10.76
总体	82.32	56.91	70.53	57.23	-0.85	12.77	13.30

乡镇卫生院职责分工与其所获得经费差距，反映出卫生院所承担的职责和所获得的经费基本一致。然而，其平均所承担的职责内容却高出其期待承担任务的12.77%，这与其所获得的经费比例与期待获得经费比例的差值不存在统计学差异（配对T体检的均值差为 -0.53，P值为0.568），充分反映了乡镇卫生院是愿意将合理比例的任务和经费分配至私立村卫生室的。

（四）培训现状

样本乡镇公私协作主体机构的公共卫生人员在年接受培训次数、累计培训天数及每月每天平均工作的时间上均存在显著性差异（P值＜0.05），培训制度需进一步完善。尽管公立卫生院公共卫生人员所接受的培训相对有限，但其所接受的培训层次更高，内容更为专业。相比之下卫生室人员所接受上级培训的次数更多、年累计时间更长，是卫生院公共卫生人员的两倍。村医虽然也参加县级疾控中心、妇幼保健院等专家开展的实践技能培训，但更多是接受乡镇卫生机构的业务培训和指导。服务能力的提升不仅受限于自身学习能力，也与辖区乡镇卫生机构业务能力和培训能力密切相关。

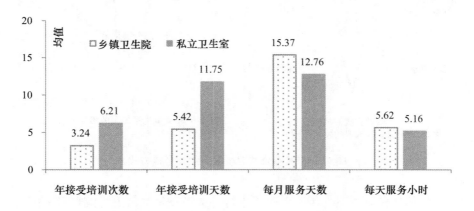

图4-7　乡村两级公私主体接受培训与服务时间

关于培训的方式，在调查中，12%的卫生院尚未通过分专题的形式开展知识技能培训，三分之二的卫生院采取村医集中在卫生院开展理论知识培训的方式，以月例会代训是最主要的培训形式，其次为集中观看业务视频资料，另外不到三分之一的卫生院则通过在对村卫生室公共卫生绩效进行督导与考核的过程中下村现场进行实践指导。由于村医对医疗业务有选择性偏好，对医学技能的学习更为积极，而针对公共卫生的培训、例会、任务分配等日常工作则积极性不高，与卫生院达成默契的多数是通过以会代训形式来提高工作效率。

（五）绩效考核

在国家2015年推荐的考核方案的指导下，各协作系统结合多年项目绩效考核经验已经建立了项目绩效的考核方案，实用性较强的平衡计分卡是当前采用较多的评价方法。乡镇卫生院主要基于绩效考核方案直接到私立村卫生室现场开展公共卫生绩效考核，与私立村卫生室所反馈考核方式一致。数据资料是服务动态过程的静态表现形式，重点是考核服务数量和质量。然而，现实中过于对服务过程重视而忽略了对结果绩效的考核，如仅有4%的卫生院表示他们抽查居民满意度。在实践中，也并未将公私协作系统结构对绩效的影响纳入考核范畴。

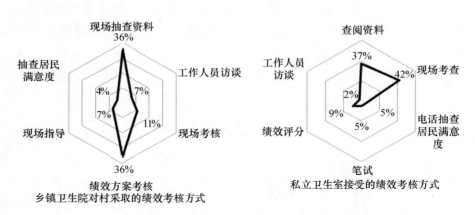

图4-8 基本公共卫生服务绩效考核方式

对私立村卫生室半年或者一年进行一次考核是乡镇卫生院普遍采用的考核周期，而更多的私立村卫生室反馈接受了一年一次的考核工作。同样，近三分之一的私立卫生室接受了每隔两个月或三个月一次的考核。如图4-9所示，总体上，各地区采取的考核周期不一致，甚至有的地方将考核、监督、指导等工作同时进行。在考核后，所有卫生院均将考核结果进行张榜公布，公布地点主要集中于卫生院院内。

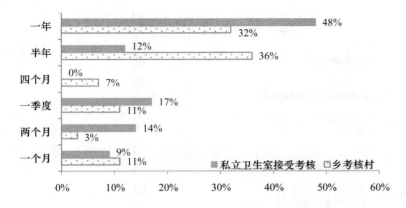

图4-9　乡村两级机构项目绩效考核方式

（六）工作督导

基本公共卫生服务项目采取分级管理的体制，乡村公私协作供给系统主要接受上级卫生行政部门和专业公共卫生机构的业务督导与部分项目日常管理工作。在基层公私协作系统外部，乡级卫生机构主要接受上级督导，而在系统内部，村级则主要接受乡级卫生机构的督导。在三个月以内接受督导的卫生院比例超过了73%，接受督导的村卫生室比例为74%，具体分布基本一致。在基层公私协作系统内部，分级管理制度下的乡级卫生机构是公私协作的主导力量，开展督导工作的公共卫生人员发现和解决村级服务问题的能力是改进项目工作效果的核心因素。具体的督导与考核结果关联，进而影响村级所分配到的经费。上级行政部门或业务部门在乡村协作过程对乡级行为监管上的缺位、基层分级管理制度下的不平等协作是公私协作过程中面临的重要挑战。

与国家政策所提出的项目绩效考核和工作方式相似，乡镇卫生院对私立村级卫生室督导均是以现场考察和查阅资料，以及随机抽查等方式为主的。部分偏远的乡镇地理因素影响，现场考核难度系数较大，乡镇卫生院往往将考核、督导及技术指导融为一体而开展工作。因此，公私协作系统绩效同样受到了外部环境因素影响。

（七）互动机制

互联网（如QQ、微信等通信软件）、电话、例会等方式是乡村公私机构主体公共卫生服务信息共享的重要方式。然而，据反映在2013年尚

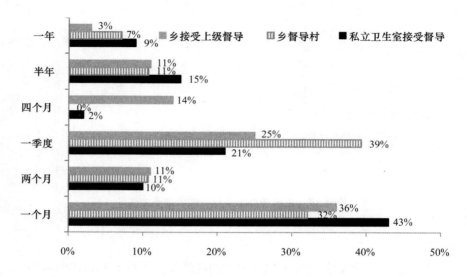

图4-10 乡村两级项目督导周期

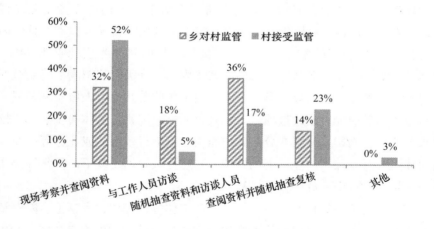

图4-11 乡村两级公私合作方式

有64.3%的乡镇在乡村两级机构中尚未建立联网机制。

（八）激励机制

据统计，86.4%的乡镇卫生院对私立村卫生室开展公共卫生服务建立了激励制度，而奖金是其中最重要的激励方式，占比为50%，其次为名誉上的表扬（占比为34%），也有5%的卫生院为私立卫生室提供除了日

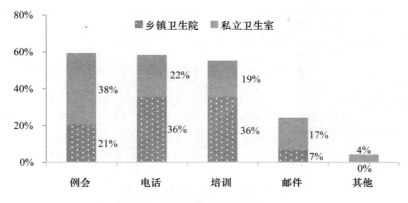

图 4 – 12 乡村两级信息沟通方式

常培训以外的继续教育机会。虽然奖金是公私协作主体双方均十分重视的方式，但多种激励方式的组合在实践中也是重要策略，占比为 57.9%。

（九）私立卫生室的一体化管理制度

在国家一体化管理政策的引导下，乡村两级的公立卫生院和私立村卫生室全部建立了统一继续教育制度和门诊规范制度。然而，各地区的一体化进程不尽相同。尽管大部分乡镇对村卫生室基本实行了药械管理制度，但仍然有近一半的村卫生室使用除基本药物以外的其他药物。虽然将近90%的村卫生室实行了人员聘用制度和考核制度，但相应的发放固定薪酬的制度却尚未形成。与村医所提出的担心一致，极少有乡镇解决了村医最关心的养老保障问题。村医所获得的收入主要来源于新农合门诊、基本药物，以及基本公共卫生服务经费补偿。乡村医生是一个年龄较大的群体，并且流露退出基本公共卫生服务的意向。

建设公私协作系统资金管理制度是服务正常开展的根本保证。乡村两级的公私协作系统基本上建立了专人专账的财务管理制度。多数县区级卫生系统通过抽调公立卫生院财务人员至县卫生局的方式成立了项目资金管理中心，具体负责基本公共服务资金的核算和监管工作。在协作系统自行开展资金审计的同时（主要是乡对私立村卫生室的审计），将近80%的公私协作系统也接受了来自外部的以卫计委、财政局和审计局为主的单位的审计。

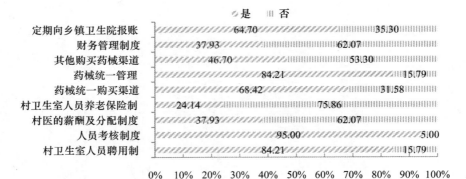

图 4-13　一体化管理制度建设

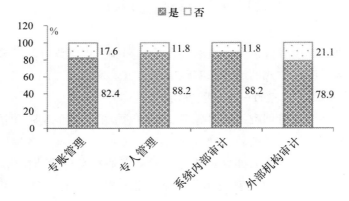

图 4-14　公共卫生服务经费监管制度

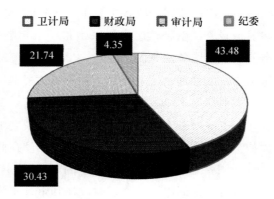

图 4-15　审计机构分布比例（%）

二　资源分布

（一）村级卫生资源

平均每个乡镇下辖 19.5 个行政村，平均拥有 22.43 个村卫生室，其中标准化村卫生室 16.5 个；每乡镇平均拥有 30.43 名村医和卫生人员，其中防保人员平均数为 16.75 人。配置村级卫生资源的主要依据是辖区人口，受常住人口影响较大。

表 4 - 2　　　　　　　　村卫生资源配置与人口的相关关系

相关系数	村卫生室数	标准化村卫生室数	卫生室卫生人员数
辖区户数	0.483**	0.447*	0.308
辖区人口（2012 年）	0.496**	0.471*	0.305
常住人口	0.680*	0.695*	0.769**

注：* 为 P < 0.05，** 为 P < 0.01。

在村卫生室标准化建设过程中，村卫生室数量多的乡镇卫生院更容易优先获得资源，从而推进其标准化过程。村卫生室的数量与卫生人员数量是正相关关系。村卫生室设施的建设对稳定村医队伍有一定的影响。

表 4 - 3　　　　　　　　村卫生室与村卫生人员的相关关系

相关系数	标准化村卫生室	村卫生室卫生人员	防保人员
村卫生室	0.787**	0.796**	0.759**
标准化村卫生室	1	0.621**	0.717**
村卫生室卫生人员	0.621**	1	0.803**

注：* 为 P < 0.05，** 为 P < 0.01。

私立村卫生室以中老年村医为主，青年村医数量占比不到 20%，但二者中超过 80% 的卫生人员拥有高中、中专及以上学历。对于公立卫生院而言，尽管过高的中老年村医比例将可能对项目运行之初的服务数量和质量产生负面影响，但是随着项目的深度推进，私立村卫生室获取的经费逐渐增多，雇用或者邀请年轻人员承担辅助性的公共卫生工作是当前私立村卫生室承担更多项目工作的重要探索。同时近年来培训累积次数的增加和力度的加大，也使私立村卫生室公共卫生服务能力进一步得到了提升。

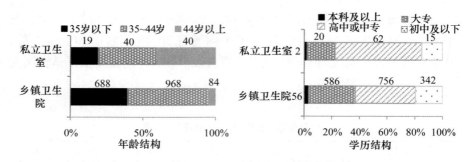

图 4 - 16　乡村两级公私主体卫生人力资源机构

（二）基本公共卫生服务项目设备

血糖检测仪、血压计、冰箱、档案柜、电脑、电子秤、婴幼儿体检发育测评仪、婴儿打包、经皮测胆仪、儿童读数视力表、访视秤等基本公共卫生服务项目设备在每一个协作系统均有配置，正常运转，且基本满足服务需求。与公共卫生体检项目相关的设备在不同地区配置的比例不尽相同，不同地形区域配置类型的检查设备也存在不同的特点，如大部分设备在东部地区配置的比例较中西部地区配置比例高，平原地区配置比例较高，但是结合地形特点，山区和丘陵地区在配置便携式的设备比例上相对要高于平原地区。同时，结合访谈发现，在山区开展老年人健康体检等项目需要的相对高级的检验设备较多，对检验人员的专业技能要求较高。故部分体检项目因卫生院缺乏相应的设备或技术人员而未开展。这提示制约绩效提升的因素不在于普通设备的配置和使用，而在于相关实验室检验设备和检验技术人才的配置和使用情况。

表 4 - 4　　　　　基本公共卫生相关设备配置比例（%）

项目相关设备	配置比例	地区			地形		
		东	中	西	平原	丘陵	山区
心电图机	78.9	80.0	83.3	66.7	100.0	87.5	57.1
生化分析仪	78.9	90.0	83.3	33.3	100.0	75.0	71.4
尿液分析仪	78.9	70.0	83.3	100.0	75.0	87.5	71.4

续表

项目相关设备	配置比例	地区			地形		
		东	中	西	平原	丘陵	山区
全自动血球分析仪	68.4	90.0	50.0	33.3	75.0	62.5	71.4
电解质分析仪	57.9	70.0	50.0	33.3	75.0	50.0	57.1
超声诊断仪（台式）	94.7	100.0	83.3	100.0	100.0	87.5	100.0
超声诊断仪（便携）	42.1	40.0	50.0	33.3	25.0	50.0	42.9
妇科检查床	84.2	70.0	100	100.0	100.0	100.0	57.1
妊娠高血压监测仪	31.6	40.0	33.3	0.0	25.0	50.0	14.3

各协作系统依据服务的分工而在私立村卫生室配置相应的基本公共卫生项目设备，其中较为常见的为电脑、档案、血糖仪、血压计、身高体重计等。然而在调研过程中发现部分私立村卫生室因为卫生人员年龄较大的原因而无法使用互联网络，出现闲置或挪用上级配置的计算机设备的现象。同时，有部分卫生室由于上级尚未配置工作使用的网络而出现自行购置投入使用的现象。尽管当前大部分电子健康档案的任务分配至乡镇卫生院，但在持续随访和体检后对于健康档案的动态更新效率依然受制于电子设备，同时在强调电子健康档案使用的过程中，患者在私立卫生室寻求诊疗服务时，缺乏电子设备或无法使用电子健康档案信息将是导致信息资源利用不高的重要因素。

（三）信息系统

尽管部分地区在2009年便开始建设基本公共卫生服务信息系统和网络共享平台，但实施进度不一，统筹层次也不一样。例如在西部的重庆黔江区，在区域层面通过实施区域医疗卫生信息一体化的支撑平台，将健康档案作为信息共享主线，将卫生管理、基本药物、医院管理、基本公共卫生服务、村卫生室管理等多功能模块整合入信息共享系统，通过分别安装相应功能的应用软件以实现居民电子健康档案信息与临床诊疗信息系统对接。通过在不同层级如县乡村，不同业务权限端口如公共卫生业务部门、基本医疗业务部门以及综合管理部门进行权限设置，达到对封闭区域居民信息的实时调用和便捷查阅。

湖北潜江依托信息系统不断更新换代信息系统辅助服务供给模式，一方面通过智能手机的健康管理终端助力乡村医生建档和实时录入居民健康随访数据，后期则辅助强化健康档案查阅、更新的管理；另一方面，在强制落实重点人群签约的政策中，为责任医生团队提供强大的平台支撑，并在公共卫生项目分工负责中促进了区域分工负责制、层级分工负责制和专业分工负责制的落实。虽然重庆黔江通过信息化建设来落实电子健康档案管理，但因系统更新过程与医疗系统对接难度较大而导致实用性不高，同时也出现了因更新而造成的数据丢失问题，进而出现卫生人员反复录入和更新健康档案等问题，这些问题值得重视。

宜昌地级市级统筹的智慧监管管理平台则通过基本公共卫生、新农村合作医疗、基本医疗、人口基础信息、人口健康大数据信息平台的对接，实现信息共享、动态管理、常态更新。居民不仅可以直接看到个人健康档案基本信息和疾病信息，还可以在各信息平台信息共享的基础上，探索运用手机应用程序实现居民随访等服务，运用平板电脑及血压、血糖、血氧、尿常规等智能设备，同步上传居民健康档案信息，以实现对居民科学高效的健康管理服务。由此可见，信息技术是通过提高协作系统运行效率而改进公共卫生服务绩效，在通过系统更新换代来服务于政策落实的过程中，也需要考虑数据储存的稳健性问题。

三　协作意愿

（一）客观的收入因素

总体上，91.67%的卫生院愿意和私立村卫生室协作提供基本公共卫生服务，但是受乡镇卫生院公共卫生人员及全院职工平均工资水平影响较大（相关系数分别为0.602，P值为0.003；0.708，P值<0.01）。职工收入越高的卫生院越不愿意与私立村卫生室分摊任务和经费。98.7%的私立村卫生室愿意与卫生院协作提供基本公共卫生服务，基本上大部分对参与基本公共卫生服务持积极的态度。

表4-5　　　　是否愿意开展公私协作的乡卫生院工资水平

月工资水平（元）	愿意	不愿意	T值	P值
卫生院职工平均工资	2498.55	4700	4.487	0.003
卫生院公共卫生人员平均工资	2473.32	4100	3.373	<0.001

（二）公私主体愿意协作的动机

大部分卫生院愿意协作供给服务是按照上级要求，当然也认识到私立卫生室的加入能够弥补卫生院人力和物力资源短缺问题，提高服务效率和覆盖边缘化地区的村民。随着项目内容的增多，卫生院自身无法单独完成所有任务也是重要的考虑因素。相比之下，绝大部分私立村卫生室愿意与卫生院协作，一是需要服从上级安排，二是可借此提升自身服务能力，提升服务效率，改善个体形象，进而可提升业务量。

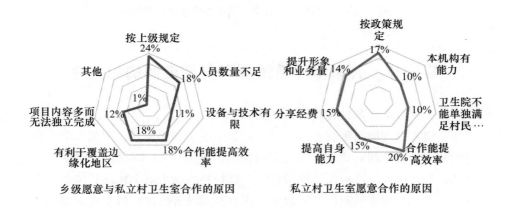

乡级愿意与私立村卫生室合作的原因　　　私立村卫生室愿意合作的原因

图 4 - 17　乡村两级公私卫生机构愿意协作的原因

（三）公私主体不愿意开展协作的考虑因素

尽管绝大部分卫生院和私立卫生室均表示愿意协作供给服务，但也有愿意者提出在没有上级硬性规定时，私立村卫生室服务能力有限及居民不认同等原因会动摇公私协作过程。同时，相对于卫生院强大的机构实力，私立卫生室能力有限，在居民对于私立卫生机构不认同的情况下，外部环境中无政策的硬性规定会影响乡级机构与私立卫生室的协作过程。同样，私立卫生室也由于自身人手有限，需独自承担服务风险，存在因经费到位迟、获取利润较少等原因而退出协作供给公共卫生服务的可能性。

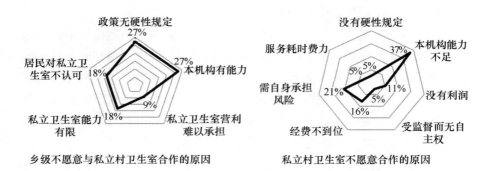

图 4 - 18   乡村两级公私卫生机构不愿意协作的原因

第三节   公私协作系统要素与绩效间的相关性

一   社会环境与过程绩效相关性

    乡镇人口规模与项目覆盖人群绝对数量呈正相关关系，但是流动人口数量是项目服务相对数量的重要消极因素。如表 4 - 6 所示，乡镇辖区人口规模与老年人、高血压、糖尿病、严重精神病患者等个体项目覆盖人群数量，以及与建立健康档案人数和健康教育活动等群体项目呈现正相关关系，但未发现与妇幼保健人数以及免疫接种人数之间的关系。辖区居民户数与健康档案建档率之间存在负相关关系，而与建档人数成正相关关系，由此可见早期健康档案中的健康情况存在一定的水分。同理辖区面积越大，老年人健康管理率越低，相关系数为 - 0.474。

表 4 - 6   乡镇人口规模与项目服务数量之间的相关关系

相关系数	辖区户数	辖区人口	常住人口	流动人口
农村居民健康档案建档人数	0.451 *	0.539 *	0.661 *	0.595
健康教育讲座和咨询活动次数	0.654 **	0.681 **	0.389	0.880 **
老年居民健康管理人数	0.691 **	0.691 **	0.777 **	0.921 **
高血压患者健康管理人数	0.807 **	0.823 **	0.652 **	0.972 **
高血压患者规范管理人数	0.745 **	0.768 **	0.748 **	0.926 **
随访血压达标人数	0.577 *	0.590 *	0.669 **	0.812 *
高血压患病总人数	0.487 *	0.429	0.456	- 0.168

相关系数	辖区户数	辖区人口	常住人口	流动人口
糖尿病患者健康管理人数	0.753 **	0.782 **	0.688 *	0.987 **
糖尿病患者规范管理人数	0.673 **	0.711 **	0.762 **	0.970 **
血糖达标人数	0.445	0.477	0.736 **	0.862 *
糖尿病患病总人数	0.523 *	0.492 *	0.625 **	0.929 **
重性精神疾病患者纳入管理人数	0.837 **	0.867 **	0.753 **	0.974 **
重性精神疾病患者规范管理人数	0.810 **	0.840 **	0.775 **	0.955 **
活产数	0.631 **	0.632 **	0.658 *	0.490

注: * 为 $P < 0.05$, ** 为 $P < 0.01$。

私立村级卫生资源与儿童健康管理率和慢性病人数存在正相关关系，而与健康档案建档、老年人健康管理率、重症精神病患者稳定率之间存在负相关关系。具体如表 4 - 7 所示。结合现场实际推测：第一，私立村卫生室在协助儿童健康管理、慢性病患者筛查工作中因为其优越的地理位置与和谐的人际关系而产生了积极作用；第二，忽视了区域人口总体的中间变量而导致与高血压患者与糖尿病患者数量出现的正相关关系；第三，未发现村级卫生资源与乡镇项目的绝对数量之间的关系或者与已有项目之间出现负相关关系，说明其对整体的服务贡献相对较小，而像建档与老年人体检则主要由乡级卫生院完成；第四，在 2012—2013 年，对重症精神病患者并没有管理到位，而出现负相关关系。

表 4 - 7　　　　　　　村卫生资源与公共卫生项目间的相关关系

相关系数	建档率	电子建档率	老年人健康管理率	高血压患病总人数	糖尿病患病总人数	严重精神患者稳定率	儿童健康管理率
村卫生室	- 0.293	- 0.489 *	- 0.548 **	0.572 *	0.564 *	- 0.570 *	0.452 *
村卫生人员数	- 0.552 **	- 0.035	- 0.756 **	0.820 **	0.688 **	- 0.898 **	0.839 **
本乡镇防保人员数	- 0.348	- 0.713 **	- 0.381	0.546 *	0.390	- 0.688 **	0.495 *

注: * 为 $P < 0.05$, ** 为 $P < 0.01$。

乡镇卫生院作为公私协作的主导力量，具体由相关专职的公共卫生人员和内部其他业务部门职工兼职完成服务供给。如图 4 - 19 所示。公共卫生人员和卫生员职工的工资水平与慢性病患者管理的绝对数量存在正相关关系，而职工的工资水平与儿童健康管理的相对数量进一步产生正向关联。同样，公立卫生院的总收入则与慢性病患者、精神病患者管理、孕产妇产前管理的绝对人数之间存在正相关关系，却与新生儿的访视率之间存在负相关关系，具体公共卫生人员数量的相对规模则与产前管理和产后访视存在正相关关联。基于经济人逐利的思想，获取更多的收入或者发展机会是积极性的内在原动力。同时期，在国家和地方"小病不出乡，大病不出县"政策的引导下，开展常见病多发病的诊断、治疗和防控是农村乡村卫生系统的主营业务，纳入卫生院开展健康管理的慢性病患者数量不仅仅通过基本公共卫生服务经费增加卫生院收入，同时对其临床业务收入也产生一定正向影响。同理，由于上级妇幼保健院与人民医院之间存在产妇分娩的业务竞争关系，部分妇幼保健院通过利用其参加妇幼技术指导和深入基层的妇幼保健网络的优势与卫生院或私立村卫生室建立业务协作关系，并通过转送和管理孕妇而提供现金奖励。因此，在系统外分级诊疗因素的影响下，卫生院倾向关注产前健康管理而可能造成对产后访视的动力不足，而公共卫生人员的绝对规模填补了这一空缺。

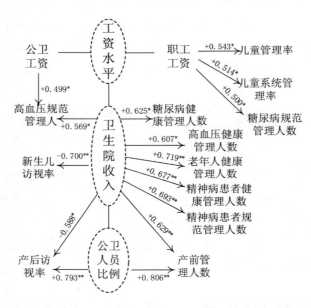

图 4 - 19　卫生人力资源与基本公共服务间的相关关系

与公共卫生服务相关的实验室检验设备是开展项目检查的必备工具。如前文所述，高级的检验设备或检验技术的缺乏会导致多项项目无法开展。在基层的具体实践是联合上级医院来共同解决相关问题，而尚未发现相关设备与老年人健康管理之间的关联。与孕产妇健康管理的相关设备，如超声诊断仪（台式）、超声诊断仪（便携）、尿液分析仪、全自动血球分析仪等，与建立健康档案数量、产前健康管理人数和管理率，以及产后访视人数产生显著性的正相关关系，且相关系数均在0.6左右。由于部分地区的卫生院并未设置妇产科室，相关设备并未全部配置。因此设备与妇幼健康管理绩效呈正向相关关系。

二　管理制度与绩效相关性

（一）分工与经费分配

项目的总体分工与经费分配。如图4－20所示，$*$ 为 $P < 0.05$，$**$ 为 $P < 0.01$。乡卫生院职责分工比例与预期比例的差值、乡卫生院经费分配比例与预期比例的差值等分别代表现有任务分工和经费分配与期待值的满足程度，而卫生院职责分工比例与经费分配比例的差值则代表了分工的合理性。分工的满足程度与经费分配的满足程度呈现显著性的相关关系，而这两者均与经费分配比例存在正相关，卫生院经费分配比例与职责分工比例密切关联，这充分体现了"拿多少钱，做多少事"的基本原则。

本书仅发现分工的合理性与儿童健康管理人数呈现显著性正相关关系，乡镇卫生院职责比例的提升对儿童管理人数、疫苗接种率及健康体检表完整率有积极的影响。增加卫生院经费比例会增加早孕建册率，提升血糖控制率和体检表完整率，但不利于产后访视人数和产前健康管理人数的增加，这是由产后访视职责主要由私立村级卫生室承担且大部分的产前检查主要在上级保健院（医院）完成，而体检的大部分内容仅能由卫生院组织完成等因素所致。

建立健康档案。在建档任务上的分工与经费分配，其满足程度、合理程度及与任务分工和经费分配现状之间的相关关系，如图4－21所示，乡卫生院承担建档任务比例提高，积极地影响了体检表完整率，但与产前健康管理和产后访视人数却存在负相关关系。其内在逻辑在于卫生院相比于私立卫生室在检验项目上具备技术优势，故而有助于完善健康档案。然而，孕产妇的建档工作大部分在上级医疗机构已经完成，相应孕产妇健康

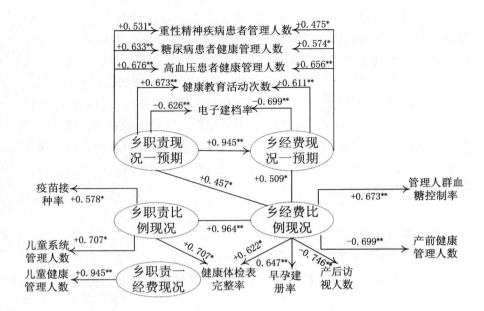

图 4-20 个体项目分工经费分配与绩效间的相关性

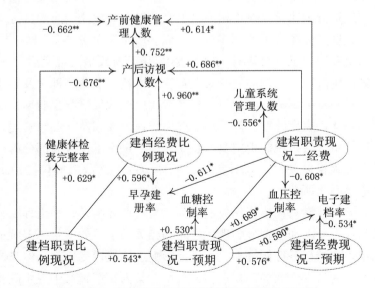

图 4-21 建档的分工和经费分配与绩效的相关性

管理则主要与私立村卫生室共同完成。建档经费分配比例和分工合理性在增加，则反映出乡卫生院公共卫生人员积极地建立更多的孕产妇健康档案、管理更多孕产妇和儿童来获得更多的报酬。但是职责分工的满意程度则对电子建档率产生了积极影响，与经费满意度的效应相反，这可能是由于任务单价的补偿标准太低。

　　妇幼健康管理服务。卫生院妇幼健康管理任务与经费的满意度、预防接种的经费满意度与健康教育活动次数之间呈现正相关关系，而与电子建档率存在负相关关系。如图4-22所示，妇幼健康管理可与健康教育活动同时开展，但由于妇幼保健信息的电子化并未核算成本，所以出现了抵制行为，进而反向影响了电子建档。

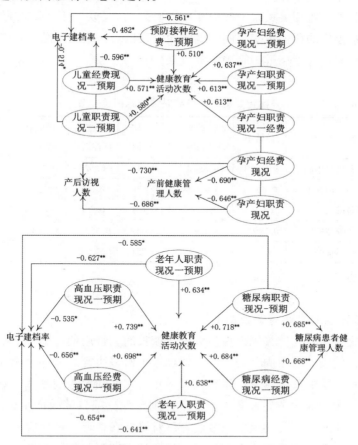

图4-22　人群健康管理的分工和经费分配与绩效相关性

老年人和慢性病患者健康管理。与妇幼健康管理相似，如图4-22所示，对老年人和慢性病患的任务分工和经费分配的满意度与健康教育活动之间存在正相关关系，而与电子建档率存在负相关关系。糖尿病管理的乡级职责分工与经费分配的满足程度直接对糖尿病患者管理人数产生了正向影响。

（二）一体化管理制度

部分地区将村级财务、人员、业务、药械等纳入一体化管理体制，私立村卫生室村医成了卫生院聘用人员，向村民提供基本公共卫生服务。一体化制度与建档率、重症精神病患者稳定率和产前产后管理人数之间存在强健的正相关关系，而村级定期报账的形式与慢性病患者健康管理效果之间存在显著性正相关关系，如表4-8所示。这反映了卫生院与私立卫生室间关系密切的积极影响，同时也侧面反映出对村级服务经费补偿制度的建设将影响到慢性病健康管理服务效果。

表4-8　　　　　　　　一体化要素与项目结果绩效的相关关系

一体化要素	建档率	重性精神病患者稳定率	高血压控制率	糖尿病血糖控制率	产前管理人数	产后访视人数
村卫生室人员聘用制	0.648**	0.680*	0.098	0.527	0.724*	0.716*
有药械统一管理标准	0.596*	0.988**	0.439	0.527	0.724*	0.716*
其他购药渠道	0.596*	0.411	0.141	0.366	-0.576	-0.474
统一的药品价格标准	0.789**	0.992**	0.439	0.757**	0.724*	0.716*
村卫生室定期报账	0.434	0.991**	0.751	0.722**	-0.293	-0.277

注：* 为 $P < 0.05$，** 为 $P < 0.01$。

（三）监督考核与分配制度

相比于考核，监督周期更为频繁，较长的监督周期将不利于提高早孕建册率，较长的考核周期则不利于增加卫生监督协管。大部分地区采取一至三个月一次的监督频率，半年或者一年一次的绩效考核频率，对整体绩效影响不大。绩效考核方案和资金审计则与部分项目绩效产生正向关联。如图4-23所示，公共卫生资金监管可对慢性病患者、精神病患者以及健康教育活动数量产生正向作用，具体的考核方案则与新生儿访视率、老年人健康管理率、血压血糖控制率和重症精神病患者健康管理率之间存在显著性的正相关关系。这充分反映了地区资金监管更加注重与服务个体单价与服务数量的乘积，却不关注服务效果，绩效考核方案则兼顾服务相对数量和服务效果，进而产生正向的综合效应。

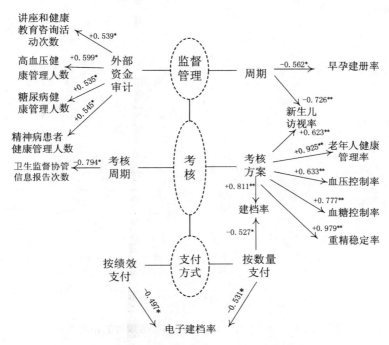

图 4 - 23　考核与分配制度与服务绩效的相关关系

　　国家明确要求要按照服务的数量、质量和效果在绩效考核后进行支付。如何对私立村卫生室进行经费支付是乡村协作系统探索的重要内容。本书并未发现按质量支付的方式与任何项目绩效之间的相关关系，而按照综合绩效支付和按照数量支付的方式则对健康档案服务的相对数量产生消极的影响，一方面是按照质量支付的量化支持程度不够；另一方面则是由于私立村卫生室在健康档案工作中参与并不多。

　　（四）培训激励共享制度

　　大多数卫生院开展一月一次的培训，这对健康教育活动数量、慢性病患者健康管理人数及重症精神病患者管理数量产生正向作用。如图 4 - 24 所示，一般情况下，由于时间因素，多是以会代训形式开展业务培训，将任务安排、定期报账及培训讲解等进行整合，进而密切关联。同时，通过培训提高服务能力、服务意识是另外的间接影响路径。

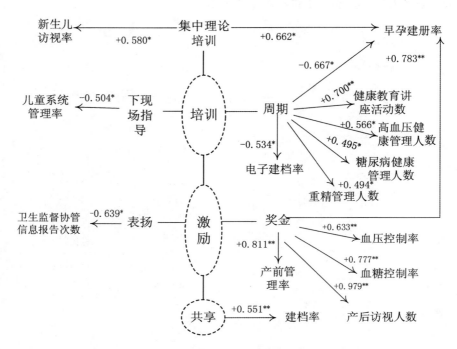

图 4 - 24　监督考核与分配制度与服务绩效的相关关系

当前卫生院对私立村卫生室的激励方式比较单一，虽然与慢性病患者健康管理效果、孕产妇健康管理数量之间产生稳健性的正相关关系的制度是奖金激励，但并未发现其与其他项目绩效之间的关联。对绩优和绩平的私立村卫生室的表扬，以及为其提供继续教育机会等方式并不能产生正向激励效应。在公私机构间的信息共享则与建档率呈现显著性的正相关关系。

三　项目绩效内部相关性

（一）健康档案与健康教育

健康档案是贯穿生命全周期的居民健康信息的载体，建立健康档案项目绩效主要是通过建立健康档案数量、建档率、电子建档率、档案合格率及档案使用率等指标来评价。建立健康档案是规范管理糖尿病和高血压患者的前提基础，建档率与慢性病患者血糖、血压控制率，老年人健康管理率和体检表完整率呈现正相关关系。电子建档率与档案合格率存在正相关关系，孕产妇产前管理与建证建册进行关联，同时其还与健康档案使用率共同对严重精神病患者的稳定率产生正向影响。此外，健康档案使用率与老年人健康管理率呈现正相关关系，如图4－25所示。

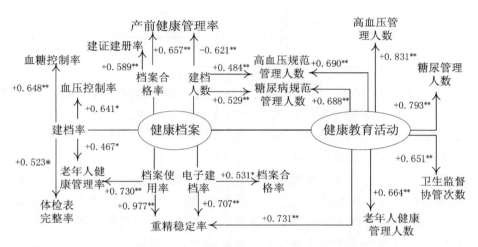

图4－25　健康档案和健康教育与其他项目绩效的相关关系

健康教育活动主要有发放健康教育印刷资料、播放健康教育影像资料、设置和更新健康教育宣传栏、开展健康知识讲座和公众健康咨询活动等几种形式。作为群体项目中的一种，知识讲座和公众健康咨询活动与老年人健康管理人数，慢性病健康管理人数和规范管理人数，以及严重精神病患者稳定率之间存在正相关关系，这意味着健康教育活动主要是针对老年人、高血压、糖尿病和严重精神病患者的。

（二）预防接种与妇幼健康管理

国家实施了儿童免疫规划接种计划，基本可与孕产妇和0—6岁儿童健康管理服务形成系统性服务。具体通过建证建卡率、国家免疫规划疫苗接种情况等指标来进行过程评价。然而，除了疫苗接种率与孕产妇早孕建册率呈现显著的正相关关系（相关系数为0.634，$P < 0.01$）。在样本乡镇中并未发现与其他项目之间的相关关系，如表4－9所示。

表 4 – 9　　　　免疫规划与妇幼健康管理项目内部指标之间的相关关系

相关系数	疫苗接种率	儿童系统管理率	儿童系统管理人数	产前健康管理率	产后访视率
早孕建册率	0.634 **	0.089	0.133	1.000 **	0.999 **
儿童健康管理率	– 0.237	0.823 **	0.026	0.276	0.074
儿童健康管理人数	0.012	– 0.066	0.985 **	0.113	0.103

注: * 为 $P < 0.05$, ** 为 $P < 0.01$。

针对 0—6 岁以下儿童的健康管理过程，评价指标主要为新生儿访视率、儿童健康管理率，以及儿童系统管理率。孕产妇健康管理过程指标则主要由早孕建册率、孕产妇健康管理率及产后访视率组成。儿童健康管理率与系统管理率、儿童健康管理人数与系统管理人数、早孕建册率与产前健康管理率和产后访视率之间呈现显著性的高度正相关关系，相关系数均在 0.8 以上。虽然数据之间存在混淆的可能，但也说明了儿童系统管理人数与系统管理率的提高是以儿童管理人数和管理率的提高为前提的，产前检查、早孕建册和产后访视服务之间存在高度连续性特点。

（三）老年人与慢性病患者健康管理

根据基本公共卫生服务规范，老年人健康管理过程主要通过老年人健康管理率、老年人健康体检表完整率分别来评价其服务相对数量和服务质量。纳入健康管理的慢性病患者群体主要指高血压和 II 型糖尿病患者，主要通过健康管理率、规范管理率、血压血糖控制率来反映健康管理服务的数量、质量和效果。虽然调查数据并未显示老年人健康管理服务的绝对数量、相对数量、质量之间的关联关系，然而，老年人健康管理人数与慢性病患者健康管理的绝对数量和服务质量（如血压、血糖控制率）之间呈现显著性的高度正相关关系。这充分证实了 65 岁以上老年人是高血压与糖尿病患者的高发病率群体，也反映了在开展健康管理服务时，老年人与慢性病患者群体间存在一定程度的交叉关系。

表 4 – 10　　　　　　老年人、高血压和糖尿病患者健康
管理项目内部指标之间的相关关系

相关系数	高血压管理数	高血压规范管理数	血压达标数	糖尿病患病数	糖尿病管理数	糖尿病规范管理数	血糖控制率
健康管理老年人数	0.895 **	0.888 **	0.855 **	0.501 *	0.884 **	0.834 **	0.020
高血压健康管理数	1	0.956 **	0.842 **	0.566 *	0.962 **	0.908 **	− 0.004
高血压规范管理数	0.956 **	1	0.916 **	0.478	0.910 **	0.948 **	− 0.175
糖尿病健康管理数	0.962 **	0.742 **	0.814 **	0.585 *	1	0.955 *	0.888 **
随访血糖达标数	0.691 **	0.175	0.835 **	0.542 *	0.816 **	0.835 *	0.296

注: * 为 $P < 0.05$, ** 为 $P < 0.01$。

值得关注的是，第一，高血压患病总人数、糖尿病患病总人数与慢性病患者健康管理率呈现显著性的负相关关系，相关系数分别为 − 0.780 和 − 0.649，这充分反映了患者数量较多对实际进一步提高患者管理的相对数量是一个巨大挑战。因此，在基层资源格局不变的前提下，慢性病患者管理率可在项目运行初期得到迅速提升，而后随着时间的推移将进入持平阶段。第二，高血压患者管理人数、规范管理人数及血压达标人数呈现显著性的高度正相关关系，规范管理人数与血压达标人数相关系数相对更大。这说明了高血压健康管理是促进血压恢复正常的基本手段，同时也反映了规范管理较普通健康管理更为重要。第三，尽管尚未发现高血压患者健康管理绝对量与相对数量之间的关系，但糖尿病患者健康管理人数与血糖控制率之间呈现显著性正相关关系，可充分证明即使在管理相对数量达到一定瓶颈后，加强对已有患者的健康管理仍然可以达到提高血糖控制率的效果。

（四）其他基本公共卫生服务项目

严重精神疾病患者的健康管理主要通过严重精神障碍患者管理率、严重精神障碍患者规范管理率、患者稳定率等指标来分别评价管理过程和服务效果。数据结果显示，纳入管理的严重精神障碍患者人数与规范管理人数呈显著性正相关关系，相关系数为 0.993，但并未发现服务相对数量与服务质量、服务效果的相关关系。

同理，评价传染病与突发公共卫生事件上报项目的主要指标是传染病疫情报告率、传染病疫情报告及时率，以及突发公共卫生事件相关信息报

告率。服务规范明确要求，通过卫生监督协管信息报告率、卫生监督协管巡查次数等指标反映卫生监督协管项目实施情况；通过老年人中医药健康管理服务率、老年人中医药健康管理服务记录表完整率，以及 0—36 个月儿童中医药健康管理服务率来评价中医药健康管理实施过程；通过结核病患者健康管理率来反映肺结核患者的管理情况。然而，尚未发现项目内部指标的相关关系，分析来看，可能是由于部分项目是群体性服务项目，量化指标之间的灵敏性并不明显；也存在另一种可能，即由于部分项目在调研之初尚未开展或者是刚刚开展，并未得到相关数据。因此，在实践中分析比较绩效时，需要考虑数据灵敏性因素。

四　公共卫生绩效内生机理框架

综合来看，乡村协作系统的公共卫生项目绩效内生主线为通过扩大重点人群覆盖面、个体项目的服务内容及群体项目绝对数量，增加服务相对数量和规范健康管理等来获得服务对象的满意度、重点人群健康结果、群体项目效果等。贯穿生命全周期的健康档案项目绩效则与重点人群项目绩效密切相关，而随着基本公共卫生制度不断完善，群体项目绩效的产生规律相对简单，与其他项目关联性不大，对综合绩效贡献也相对较小。公私合作系统公共卫生绩效内生过程有两条，一是中间变量、过程变量及结果变量内部相互影响，二是系统公私协作等外生变量对中间变量和过程结果绩效产生直接影响，具体如图 4 - 26 所示。

前一种途径为项目绝对数量、相对数量内外部相互作用而对服务结果产生影响的绩效内生过程。首先，源于区域年孕产妇数量而导致近六年内区域活产数的积累，进而增加了需纳入妇幼健康管理的需求，在管理过程中针对孕产妇的管理、0—6 岁儿童的健康管理和免疫规划接种工作是连续性的过程，因此，项目绩效相互关联。同理，老年人群体是慢性病高发人群，通过老年人的体检进行慢性病的筛查是发觉慢性病管理服务需要的重要方式，同时患糖尿病与高血压疾病也是较为常见的现象。故老年人、高血压和糖尿病患者的健康管理绩效亦是一个关联十分紧密的整体。其次，在纳入管理的重点人群绝对数增加量小于或等于潜在重点人群数增量的情况下，服务绝对数量与相对数量之间则是负相关关系，反之则为正相关关系。最后，健康档案的建立、更新和动态使用等均与重点人群项目绩效息息相关。

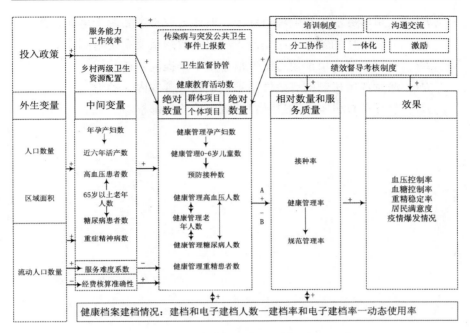

图4-26　乡村公私协作系统项目绩效内生机理框架

后一种途径为外生变量的作用途径。外生变量如投入政策、区域人口数量、区域面积及流动人口数量，分别通过对服务能力和工作效率、乡村公私主体的卫生资源配置、潜在重点人群数量、服务难度系数及经费核算准确性等中间变量产生正向或者负向影响，从而间接影响服务绩效内生过程。公私协作机制是通过影响服务供给而产生绩效的过程。具体来说，培训制度和沟通交流制度分别通过提升服务能力和工作效率来影响项目绩效的内生过程；分工协作、一体化及激励制度则通过约束或激励服务过程直接影响服务产出数量；督导管理考核制度除了影响相对服务数量以外，还通过指标而直接影响公共卫生服务相对数量、质量和结果，以及增加服务者经验等。

因此，在国家政策导向下建立的基本公共卫生能力培训、分工协作、督导考核、激励约束和交流反馈制度是基层公私协作制度的核心要素，由于制度设计和建立是自上而下的过程，虽然制度对项目绩效产生的重要作用不容忽视，但这是一个不断完善的过程。这个过程中的协作机制的有效运行，对绩效产生了决定性作用。基于此，本书提出如下假设：

*H*1：人员服务能力影响项目绩效，而能力改善主要源于培训和督导

*H*2：公私协作的紧密程度是改善项目绩效的重要系统内部因素

*H*3：有效的交流反馈通过降低信息成本来提高协作效能

*H*4：激励约束机制的有效性是项目绩效改善的内在动力

*H*5：督导考核机制是改进项目绩效内生的外部推力。

第五章

公私协作与系统绩效的循证

在上一章节的基础上，本章通过对典型乡镇内的主流公私协作模式和特殊型公私协作模式的介绍、比较和绩效分析，综合比较公共卫生绩效的同时，运用彼特圣吉系统基模分析绩效增长上限和问题类基模，为协作系统绩效循证研究提供实证依据。同时，从组织管理的角度探讨两种模式的缘起、成熟与组织管理视角下的优势、风险与挑战，为后文策略研究提供实证支持。

第一节　公私协作案例

一　典型案例概述

本章所选择的典型案例坐落在河南省一个县的某乡镇内。该乡镇东西狭长，总面积 182 平方公里，以耕地为主，下辖 44 个行政村、161 个自然村。乡镇层面配置了公立卫生院和私立乡级综合型民营医院各一家，分别下辖村合营、私立卫生所，卫生所下辖私立卫生室，因此，在乡镇层面形成了农村三级公共卫生服务网络，并由乡级机构、村卫生所、部分卫生室协作提供基本公共卫生服务项目。依据该县卫生局 2010 年 37 号文件精神，为了方便该镇群众就医和公共卫生管理，明确将该镇 21 个行政村公共卫生服务划分至乡级民营医疗机构管理（后文定义为 B 民营医院）。与该镇公立卫生院共同成立预防保健机构，配置卫生人员，履行各项公共卫生服务职能，基本公共卫生服务由政府购买。自 2009 年以来，另一所公立卫生院（后文定义为 A 卫生院）与辖区村卫生所（室）协作承担了全镇 63.31% 人口的基本公共卫生服务项目，先后荣获国家级群众满意乡镇卫生院、省级卫生先进单位和综合工作先进单位荣誉。

参照第二章关于卫生所（室）属性边界的定义，该乡镇村卫生所（室）均为私立属性，并与 A 卫生院和 B 民营医院组成了乡村两级公私和私私两种类型的卫生系统，但 B 系统与县级卫生行政部门、县级专业公共卫生机构协作，故而形成了特殊类型的公私协作系统。因此，当前农村区域以公立卫生院 A 主导的协作系统为主流公私协作系统，后文定义为 A 系统；以民营医院主导的协作系统为特殊公私协作系统，后文定义为 B 系统。

（一）人口社会环境

2016 年全镇拥有 24600 户、98189 名户籍居民，常住人口为 89881人，近 5 年来均呈现增长的趋势。A 卫生院和 B 民营医院所覆盖的人口分别达到了 1.46 万户和 1.00 万户，2016 年各自户籍人口分别为 58542 人和39647 人。A 卫生院覆盖的常住人口超过 B 民营医院 2.3 万人，详细信息见表 5 – 1。

表 5 – 1　　　　　　　　　　典型乡镇人口规模

年份	户数（户）		户籍人口（人）		常住人口（人）	
	A 辖区	B 辖区	A 辖区	B 辖区	A 辖区	B 辖区
2010	14218	9364	52658	38550	51152	32871
2011	14320	9478	52632	38602	51235	32951
2012	14587	9582	52632	38824	51782	33018
2013	14436	9680	56861	38918	55379	32631
2014	14508	9778	58380	39147	57138	32365
2015	14682	9870	58380	39458	56325	33244
2016	14635	9965	58542	39647	56721	33160

注：A 辖区为公立卫生院公共卫生覆盖区域，B 辖区为同一乡镇民营医院公共卫生覆盖区域。

该乡镇地处为平原地区，A 卫生院覆盖范围相对较广，为 142 平方公里，而 B 医院覆盖面积为 36 平方公里；两个乡级医疗机构的服务半径为15—20 公里，居民可在 15—20 分钟内赶到乡级医疗机构，其中卫生院和民营医院周围 1 公里内的居民占比分别为 60% 和 78% 。居民聚集度高，卫生服务的空间可及性较好。

（二）乡级医疗卫生资源

乡级医疗机构属性。卫生院为政府举办且由集体经营的非营利性公立医疗机构，B 民营医院为个人举办且由个人自负盈亏的营利性医疗机构。二者均为新农合定点报销单位，并与辖区村卫生室协同提供基本公共卫生服务。

表 5 - 2　　　　　　　　　　乡级医疗机构属性

乡级单位属性	A 公立卫生院	B 民营医院
出资方式	政府出资	个人出资
经营方式	集体经营	个人自负盈亏
营利性质	非营利	营利
新农合定点	是	是

乡级医疗机构资产、床位与大型设备。如表 5 - 3 所示，自 2010 年以来，公立和私立医疗机构固定资产、开放床位数均呈现逐年增加的趋势。相比之下，B 民营医院的固定资产总量是 A 卫生院的 2—3 倍，且各年的增速远大于 A 卫生院，开放床位数的差距也越来越大。同时，B 民营医院自 2013 年以来，拥有了两台 100 万以上的医疗设备。这充分反映出 B 民营医院的医疗实力相对雄厚，发展势头更为强劲。

表 5 - 3　　　　　　　　　　乡级医疗机构资产现状

年份	固定资产（万元）		开放床位数（张）		100 万以上设备（台）	
	A 公立卫生院	B 民营医院	A 公立卫生院	B 民营医院	A 公立卫生院	B 民营医院
2010	331.9	750	30	40	0	0
2011	336.3	985	35	50	0	0
2012	383.1	1105	35	55	0	0
2013	408.5	1302	40	70	0	1
2014	414.1	1507	40	80	0	1
2015	651.9	1857	45	80	0	1
2016	674.5	2072	78	110	0	2

　　乡级机构卫生人力资源。如表 5 - 4 所示，A 卫生院人力资源数量为 65 人，约为 B 民营医院的一半。B 民营医院的卫生技术人员以青年为主，A 卫生院则以中年为主。同时，A、B 两医院均建立了一支规模较大的公共卫生人员队伍，B 民营医院则配置了较多的医技人员。B 民营医院的人员素质相对较高，大专以上学历的人员占比达到了 60%，中高级职称占比 11.7%，而 A 医院则以中专和高中学历为主，中高级职称占比 7.7%。A 卫生院公共卫生人员均为高中及以下学历，年龄偏大。同时，B 医院则主要通过办公室组织一线年轻的临床医生、护士等提供公共卫生服务。

表 5 - 4　　　　　　　　**乡级医疗机构人力资源结构**

医院人员结构	A 公立卫生院		B 民营医院	
	N	%	N	%
性别				
男	34	52.31	86	74.78
女	31	47.69	29	25.22
年龄				
25 岁以下	3	4.62	38	33.04
26—34 岁	12	18.46	36	31.30
35—44 岁	22	33.85	25	21.74
45—54 岁	22	33.85	8	6.96
55 岁以上	6	9.23	8	6.96
岗位				
医生	18	27.69	34	29.57
护士	16	24.62	41	35.65
公共卫生	14	21.54	12	10.43
药学	6	9.23	8	6.96
医技人员	4	6.15	12	10.43
后勤	7	10.77	8	6.96
学历				
本科及以上	5	7.81	5	4.35
大专	11	17.19	65	56.52
中专或高中	43	67.19	33	28.70
初中及以下	5	7.81	12	10.43

续表

医院人员结构	A 公立卫生院		B 民营医院	
	N	%	N	%
职称				
正高	0	0.00	0	0.00
副高	2	3.08	4	4.21
中级职称	3	4.62	7	7.37
初级职称	48	73.85	36	37.89
无职称	12	18.46	48	50.53
专业				
临床医学	18	33.96	29	25.22
预防医学	3	5.66	2	1.74
卫生管理	3	5.66	0	0.00
护理	18	33.96	41	35.65
其他	11	20.75	43	37.39

业务收入。两级乡级医疗机构均是以医疗业务收入为主的综合型医院，近年来总收入及业务收入占比均呈现逐年增加的趋势。如表 5 - 5 所示，尽管 B 民营医院的收入规模较大，在 2016 年达到 1650 万，超过了 A 公立卫生院近两百万元，但是 A 公立医院在近年增速较快，在近七年内年收入增加了 1000 万元。然而，A 公立卫生院成本控制效力远低于 B 民营医院，最终 A、B 两院平均的年终结余分别为 100 万元和 500 万元左右。

表 5 - 5　　　　　　　乡级医疗机构的收支水平

收支情况	年份						
	2010	2011	2012	2013	2014	2015	2016
A 卫生院							
收入（万元）	389.5	467.2	912.4	1282.2	1220.6	1449.1	1489.1
支出（万元）	274.8	342.7	1012.7	1185.7	1121.8	1140.2	1383.2
结余（万元）	114.7	124.5	-100.3	96.5	98.8	308.9	105.9
医疗业务占比（%）	69.24	52.46	67.68	56.67	64.62	70.67	71.57
B 医院							
收入（万元）	1000	1141	1185	1253	1428.4	1691	1650
支出（万元）	692.5	722	754	783.5	900	1074	1148.5
结余（万元）	307.5	419	431	469.5	528.4	617	501.5
医业业务占比（%）	85.00	85.89	84.39	83.80	82.33	82.97	84.58

（三）村级卫生资源分布

全镇每一个行政村均配置一个村卫生所。由于行政村是由多个自然村合并组合而成的，村卫生室是该乡镇的卫生服务网络节点。作为非营利性机构，所有村卫生所均参与基本公共卫生服务项目，卫生所为村医集体共同经营，村卫生所资产大部分为村医个人所有，小部分为公有。作为农村卫生机构的补充，村卫生室同样被认定为非营利性机构，并接受村卫生所领导。但其经营权为村委，资产为个人所有。因此，根据卫生所（室）的公私属性的定义，该乡镇内的村卫生所（室）为私立属性。总体上有17.65%的村卫生室参与供给基本公共卫生项目，其中 A 和 B 辖区的供给项目村卫生室分别占比 25% 和 100%。

在 B 辖区内，虽然村卫生室的数量在 2016 年最多，达 7 所，但近年来呈现逐年增加趋势。A 辖区内则维持在 10 家左右。所有的村卫生所（室）均进行了标准化建设，具体如表 5-6 所示。在内涵建设上，一是通过公建民营或者政府补助等配置村卫生所设备和建设房屋，二是通过卫计委集中培训、临床进修、城乡对口支援等形式开展每年至少两次、时间累积超过两周的培训和卫生院业务讲座、例会等形式的活动提高村医服务能力。

表 5-6　　　　　　　　乡镇私立村卫生所（室）　　　　　　　单位：个

年份	行政村		村卫生所		村卫生室		标准化卫生所（室）	
	A 辖区	B 辖区	A 辖区	B 辖区	A 辖区	B 辖区	A 辖区	B 辖区
2010	23	21	23	21	10	3	33	24
2011	23	21	23	21	10	3	33	24
2012	23	21	23	21	10	4	33	25
2013	23	21	23	21	10	4	33	25
2014	23	21	23	21	10	5	33	26
2015	23	21	23	21	10	6	33	27
2016	23	21	23	21	10	7	33	28

平均每一个行政村面积约为 1.8 平方公里，每个村卫生所的村医为3.4 人，且所有村卫生所执业的村医年龄均在 65 岁以下。A、B 辖区每村卫生所分别平均覆盖居民 3465 人和 2916 人，每卫生室平均分别覆盖居民

2477人和2059人。从地理属性来看，A辖区的村卫生所到A卫生院距离平均为3.59公里，而到B民营医院的平均距离为10.59公里；B辖区的村卫生所至B医院的平均距离为3.42公里，到A卫生院的平均距离为8.32公里，具体如表5-7所示。这提示政府是基于人口、服务需求及地理条件进行村卫生所（室）的规划，即人口多的村卫生所下辖了多个村卫生室，人口较少的村则没有村卫生室。此外，同一乡镇内由公立和私立的两个乡级机构分别提供辖区内基本公共卫生项目，这一做法有助于服务网络的管理并提高地理可及性。

表5-7　　　　　　　　　　村人口与地理属性

下辖村卫生属性	A辖区			B辖区		
	平均	最小	最大	平均	最小	最大
村面积（平方公里）	1.88	0.50	4.00	1.78	1.00	2.50
村卫生所村医数（人）	3.38	2.00	8.00	3.37	2.00	9.00
下辖村卫生室数量（个）	0.33	0.00	3.00	1.37	1.00	3.00
卫生所距A医院距离（公里）	3.59	0.20	15.00	8.32	3.50	15.00
卫生所距B医院距离（公里）	10.59	7.20	22.00	3.42	0.50	8.00
卫生所覆盖人口（人）	3465.17	1389	8895	2916.42	1276	11052
卫生室覆盖人口（人）	2476.83	1389	3839	2059.16	1276	3684
卫生室到A医院距离（公里）	3.08	0.5	5	8.32	3.5	15
卫生室到B医院距离（公里）	10.08	7.5	12	3.42	0.5	8

二　案例协作模式

（一）协作模式概况

在乡村一体化制度下，乡级指导和领导村级机构，村卫生所领导村卫生室，所有村卫生机构均经历了标准化过程。卫生所配置了2—9名村医，与下辖村卫生室村医共同参与分别由A卫生院和B民营医院主导的基本公共卫生服务供给工作，进而形成协作系统。A、B两系统在公共卫生业务上是协同关系，而在医疗业务上则存在竞争关系。该县村医准入和退出制度净化了村医队伍，一是村级卫生机构从事公共卫生者均为65岁以下，二是所有村医均拥有乡村医生执业证书。A卫生院成立了公共卫生科，组建一支专职公共卫生人员队伍，以及抽调临床业务科室人员形成的兼职公共卫生人员队伍，共同与村医协同开展项目工作。B民营医院则充分发挥办公室文职人员优势，并从内、外、妇、儿、检验和影像科室抽调年轻的医护人员，形成了兼职的公共卫生人员队伍，与乡村医生形成团队，分片开展项目工作。

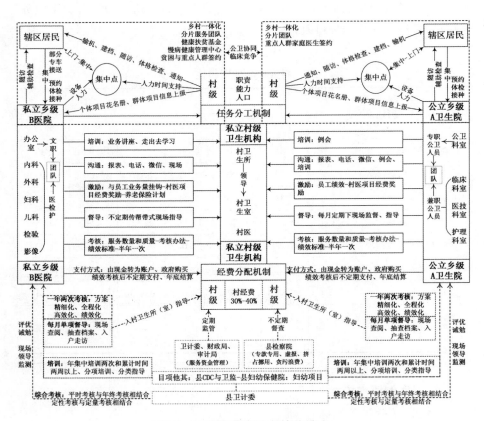

图5-1　典型案例公私协作模式

1. 任务分工、经费分配与协作机制

在严格执行该县已有政策下，两个系统均基于村级卫生机构职责、服务能力和覆盖人口规模进行项目分工，且将30%—40%的经费划拨至村级卫生机构，具体支付方式从过去基于乡级对村级考核结果的现金

支付转为现在的账号划拨，不定期支付和年底结算，但没有设计村级预拨机制。在服务协作供给过程中，主要存在两种方式。一是乡村机构通过人员、设备和车辆下沉至片区集中点如村卫生所，村医给予人力和时间支持。一方面通过村医提前通知重点人群集中接受健康体检；另一方面采取上门的方式开展体检和随访工作。二是居民直接通过预约集中至卫生院接受服务，如疫苗接种，B民营医院针对行动困难、经济贫困人群通过专车接送至乡机构接受免费体检。村医则主要开展通知村民、建立健康档案、随访更新和输机等工作，并将人群花名册、群体项目报表等信息上报乡级机构。

2. 项目经费管理与督查机制

为了保证经费的合理使用，两个系统不仅接受了来自卫计委、财政局、审计局等部门的常规监管，同时，县检察院也不定期地督查专款专用、虚报、挤占挪用，以及贪污浪费等方面的问题。据反映，2015—2016年县检察院发起的自查自纠、监督抽查、整改提高三阶段的项目督导工作，在监督抽查过程中通过查看档案、座谈、走访、电话核实等方式，发现普遍存在政策宣传不到位、健康档案造假等问题。同时，也通报有乡镇挤占专项资金、装修房屋、发放非从事公共卫生服务项目工作的人员工资、补助、套取专项资金等现象。

3. 培训与沟通机制

县卫计委组织县疾控中心和妇幼保健院专家针对乡村两级公共卫生人员每年均开展两次以上的项目集中培训。将村医集中至卫生院召开每月一次的工作例会是A卫生院公私协作模式重要的技能培训方式，一方面有助于动员、部署、指导工作的开展；另一方面这也是沟通交流的重要方式。同时，公私协作中还经常通过报表、电话、通信软件及上级组织的业务培训等方式进行沟通、交流和信息共享。相比之下，B民营医院主导的协作模式则并未建立例会制度，主要通过组织公共卫生人员外出学习，以及请外来专家开展业务讲座，其频率由往年一年两次变成了近年一年一次，向乡村两级人员定点培训新知识、新内容。在协作过程中，则主要通过村级建立的报表和花名册、电话、微信软件以及现场业务咨询等方式进行沟通交流。

4. 激励与约束机制

基于县卫计委组织对工作进行一年两次综合考核结果的评优，以及对负责人的诫勉谈话是乡级系统激励与约束机制的一部分。A 和 B 系统均通过政府购买服务而建立了村医项目经费激励制度，"能者多劳，做得好的奖励越多"，但均未建立约束机制。此外，A 卫生院通过公共卫生人员绩效方案进行激励，B 民营医院的工作人员则更多是来自于临床一线年轻兼职医护人员，一方面通过发放下乡补助进行激励；另一方面通过购买服务如检查项目等，密切联系群众获取信任，进而与业务量挂钩，并探索为绩优者购买职工养老保险。

5. 督导与考核机制

该县沿用了县督导考核乡、乡督导考核村的分级管理模式。县疾控中心对乡镇、乡镇对村均是通过现场查阅资料、抽查健康档案、入户走访和入村卫生所指导等形式开展每月一次的单项督导工作。半年一次的县级对乡级的考核制度主要由综合考核和公共卫生绩效专项考核两部分组成。综合考核主要是基于平时与年终考核相结合、定性考核与定量考核相结合的思路，从现场考评、委领导评价、职能科室监测数据评价三个环节进行。公共卫生绩效专项考核则由疾控中心连同妇幼保健院通过制定的绩效考核方案共同开展，充分凸显了精细化、全程化、高效化和绩效化的特点。A卫生院每月一次定期下村进行现场监督指导，而 B 民营医院则是通过不定期"传帮带"的方式帮助村医开展项目工作，带动其开展随访工作。在乡对村的考核上，二者均是基于服务数量和质量制定的考核办法开展半年一次的考核工作。

（二）协作过程的差异比较

以 A 为代表的乡村两级公私协作模式与以 B 为代表的县乡村三级特殊型公私协作模式在协作障碍、协作动力、协助思路、能力建设、质量改善和成本控制管理范式上存在较大的区别。公私模式下主要存在的障碍是 A 系统人员积极性不及 B 系统，而 B 系统在协作过程中经历了村医由观望向信任的转变。均是在执行国家乡村协作政策的前提下，A 系统通过组建专职和兼职队伍，领导和指导村医来提高服务的公益性、绩效和均等化水平，而 B 系统则基于公益性视角，通过年轻医生兼职服务提高医院和医生声誉，加强与居民沟通，这一纽带的协作不仅可发挥村医优势和节约成本，还有利于留住患者，进而形成回馈医院与持续投入之间的良性循环。

表 5 - 8　　　　　　　　　两种公私协作模式现状

维度	卫生院主导的协作模式	民营医院主导的协作模式
协作障碍	前期积极性不足	最初村医处于观望状态，在了解政策文件和工作内容后建立了信任关系
协作动力	公益性、提高绩效、均等化、执行政策	公益性，提高医院医生声誉，留住患者，执行政策，村医是桥梁，弥补医院不足
协作思路	建立专兼职队伍，领导和指导村医队伍，发挥守门人作用	年轻医生和村医优势互补和各取所需，主动提供，持续投入以服务居民，获取回馈
能力建设	常规培训、督导	业务讲座、高频次督导与考核、整改迅速
质量改善	加强督导、培训、考核	专业医生提供、人员交叉互补；加强村医业务培训；改善队伍结构和素质
成本控制	乡村协作、完善设备投入	兼职，将公共卫生数量与业务量挂钩，乡村协作，完善设备减少人力投入
协作管理	依赖于管理者决策，被动，激励效果有限，发现问题整改不易	院长外出学习力度大，管理机制优越，人员主动性高，培训投入大，设备投入大，高水平医生引进力度大，激励机制灵活，发现问题整改较快

由于公私模式下的激励制度有限和对主要管理者依赖程度较大，人员主观能动性和发现问题并进行整改的效率值得重视。相反，B 系统将公共卫生服务作为改善自身形象的重要策略，一方面，通过绩效激励力度引导医院人员和村医开展项目工作，发现问题整改迅速；另一方面积极学习外来经验和提高管理水平，以及引进资深专家提供服务、培训公共卫生人员和投入高端设备进行检查以提高服务质量和能力水平。虽然合理的市场行为是医院发展和协作供给的潜在动力，但针对其服务落实，资金使用、乡村两级经费分配问题仍值得重视。

第二节　公私协作系统绩效分析

一　结构绩效分析

国家基本公共卫生制度明确由乡级医疗卫生机构主导、村级卫生机构协同供给基本公共卫生服务，各地基层卫生系统也由此形成了乡村两级协作管理、资金管理和服务能力建设机制，进而通过影响服务的供给而产生项目绩效。

（一）协作管理绩效

1. 公共卫生分工协作制度建设现状

在相同地理环境下，A 和 B 系统的政策环境及经济环境一致。历经十年，伴随着基本公共卫生制度的完善，二者均制定了基本公共卫生服务工作计划，形成了目标任务和工作总结，并且建立了分工协作制度。然而，A 系统制定目标任务书的时间相对更早，并在项目启动之初就开始探索乡村两级分工、公共卫生人员内部分工协作机制，并保留现场协作证据，B 系统则在 2012 年才开始保留协作证据，这反映出 A 系统相对更为规范。

2. 公共卫生人员培训情况

A 系统采取以会代训的形式开展村医业务培训，并与 B 系统一并接受了由上级组织的业务培训，频率是一年两次。如表 5 - 9 所示，虽然各系统每年平均培训人次数呈现轻微的增长趋势，但与 B 系统相比，A 系统对村医培训不足，同时接受上级业务培训力度仅是 B 系统的一半，这将直接影响 A 系统服务能力的提升，也从侧面印证了 B 系统对乡村公共卫生人员业务学习的重视程度较高。

表 5 - 9　　　　　两个公私协作系统公共卫生人员培训情况

模式	指标	年份						
		2010	2011	2012	2013	2014	2015	2016
A 系统	村接受培训人次	0.43	0.43	0.43	0.43	0.45	0.46	0.48
	乡接受培训人次	0.70	0.64	0.57	0.64	0.71	0.86	0.79
	乡村培训人次	0.60	0.59	0.58	0.62	0.66	0.71	0.70
B 系统	村接受培训人次	1.00	1.08	1.07	1.15	1.07	1.09	1.38
	乡接受培训人次	1.14	2.00	2.00	1.64	1.67	1.67	1.57
	乡村培训人次	1.11	1.31	1.36	1.38	1.36	1.41	1.43

3. 绩效考核制度建设情况

绩效考核制度是提高公共卫生绩效的抓手，是政府购买公共卫生项目的重要依据。A 和 B 系统均是依据县级项目绩效考核方案而建立自身系统的绩效考核制度，具体包括了职工和村医的绩效考核方案、考核组织程序、考核材料留存制度、绩效分配方案，以及整改报告，两个系统整体上大同小异。然而，B 系统针对员工的绩效方案更为灵活，由于将公共卫生业务量直接挂钩绩效分配，故而大幅度提高了员工积极性。同时，绩效方案也充分体现了服务数量、服务质量及服务效果分值，故而对项目绩效内生过程产生了直接的正向作用。

4. 工作督导制度建设情况

建设督导制度不仅是为了督促工作进度，如任务量完成情况，也是为了指导开展公共卫生工作和解决工作中存在的问题。因此，高频率的督导一方面通过提升乡村两级的服务能力来影响项目绩效；另一方面直接作用于服务数量来提高绩效。督导制度主要包括接受上级督导、接受督导后上级进行问题反馈、建立对村督导工作方案、向村反馈问题等内容。近年来，两系统督导力度及规范性基本一致。然而，A 系统通过上下层级的组织形式开展督导工作，而 B 系统则是主动邀请村医共同提供公共卫生服务，经历了村医从不信任到信任的过程。相比之下，A 系统的公立卫生院在组织管理上影响力更大，不仅在分配政府下拨资源上具有绝对的主导权，同时直属于卫生行政部门，在组织管理上也具有"名正言顺"的优势。

5. 乡村两级交流互动现状

虽然围绕项目工作进展的督导工作是乡村两级交流互动的重要方式，但是日常的电话、微信、例会、培训等交流方式也同样重要。围绕督导所发现的问题进行整改，是有效的信息沟通。如表 5 - 10 所示，尽管 A 和 B 系统乡级机构整改迅速，且 B 系统沟通制度绩效得分逐年增加，但是 B 系统村级卫生机构整改比例仍不如 A 系统。这反映了公立卫生院对私立村卫生机构有较高领导能力，而促进系统共同改善绩效的影响力更大，也反映了 B 系统尽管可以发现部分私立村医的问题，却难以获得整改效果，或者村医并不愿参与提供公共卫生服务而面临无可奈何现象，最终直接影响到协作结果，出现无法完成服务数量及服务质量不达标等问题。

表 5 – 10　　　　　　　　两个公私协作系统乡村互动情况

模式	指标	年份						
		2010	2011	2012	2013	2014	2015	2016
A 系统	乡级整改	1	1	1	1	1	1	1
	村级整改比例	1	1	1	1	1	1	1
	村级交流方式种类	3	3	3	3	3	3	3
	互动机制	3.5	3.5	3.5	3.5	3.5	3.5	3.5
B 系统	乡级整改	1	1	1	1	1	1	1
	村级整改比例	0.8	0.85	0.85	0.85	0.9	0.95	0.95
	村级交流方式种类	1	2	2	2	3	3	4
	互动机制	2.3	2.85	2.85	2.85	3.4	3.45	3.95

6. 激励制度建设情况

作为公私协作制度的核心，激励制度是供给行为的内在源动力。尽管两系统均建立了公共卫生人员和村医项目经费分配方案，并充分体现了多劳多得的思想，具体如表 5 – 11 所示。但是由于两系统平均每村级机构所覆盖人群不一致，导致了 A 系统村所获得的经费更多，是近年来 B 系统村平均每卫生所经费近二倍，进而更加吸引村医积极参与提供基本公共卫生服务。这里也有村医不愿意参与提供公共卫生服务供给，一是服务内容烦琐而所获经费吸引力不够，二是部分村医临床业务量太大而分身乏术。尽管影响积极性的因素较多，但由于服务数量更大，潜在可获经费更多，A 系统更容易调动村医积极性，从而可提高服务数量。

表 5 – 11　　　　　　　　不同协作系统的激励机制

模式	指标	年份						
		2010	2011	2012	2013	2014	2015	2016
A 系统	村医经费分配方案	1	1	1	1	1	1	1
	人员经费分配方案	1	1	1	1	1	1	1
	体现多劳多得	1	1	1	1	1	1	1
	每卫生所经费（万元）	1.78	2.60	2.89	5.62	4.95	5.76	5.15
	激励制度得分	3	3	3	3	3	3	3

续表

模式	指标	年份						
		2010	2011	2012	2013	2014	2015	2016
B系统	村医经费分配方案	1	1	1	1	1	1	1
	人员经费分配方案	1	1	1	1	1	1	1
	体现多劳多得	1	1	1	1	1	1	1
	每卫生所经费（万元）	2.14	2.43	2.48	2.52	2.62	3.10	2.86
	激励制度得分	3	3	3	3	3	3	3

7. 风险分担机制建设情况

两个协作系统均未建立村医风险分担机制，也均未为村医购买服务差错险、医疗保险、养老保险等。尽管私立卫生室的村医均十分关心自身养老问题，但政府仅向六十五岁以上老村医发放养老金，向工作十年以上而退出医疗卫生工作的村医每月发放三百元的补助，从而保障村医有序退出。现有的执业者均是自行购置城乡养老保险和意外险等。具体分析，一是村医仍然是以基本医疗业务收入为主，是个体户自收自支行为，也自我承担所有风险，二是村医需要承担的风险主要来自基本医疗，而协作供给公共卫生的工作风险极小，甚至为零。然而，实际上针对服务提供者而言，参与开展结核病及其他传染病患者的健康管理与疫情处置，随访严重障碍精神病患者，以及部分地区在儿童接种过程中因不正确疫苗保管、接种及其他因素而导致不良反应等风险不容忽视。

（二）资金管理

1. 公共卫生经费预算执行与分配情况

A卫生院公共卫生项目收入占了总收入的近五分之一，而B医院的占比则仅为十分之一，且变化波动不大。这充分反映两系统均侧重于基本医疗业务，其中B医院更明显。同时，近七年来，项目经费大幅增加而在占比变化不大的情况下，公共卫生有助于留住病人不出乡，进而拉动了乡级机构临床业务的增长。虽然公立A卫生院是政府公益二类事业单位，但除固定资产建设以外，所获得财政拨付的运行经费虽然较民营医院略多，但二者差距并不大。在村医项目经费分配比例方面，A系统的比例均略高于B系统，这一方面反映A系统村级项目绩效略高于B系统；另一方面也反映B系统村医在公共卫生项目方面的参与度较A系统略低。

表 5 - 12　　　　两个协作系统公共卫生经费收入、执行与分配情况

模式	指标	年份						
		2010	2011	2012	2013	2014	2015	2016
A 系统	项目占总收入比（%）	19.3	31.9	17.9	18.3	21.2	17.7	19.9
	项目占拨款比（%）	98.3	99.7	99.9	73.7	65.0	64.0	75.7
	预算执行率（%）	97.9	63.8	129.1	80.4	126.5	72.3	76.4
	村级经费比例（%）	54.6	40.1	40.7	55.2	44.0	51.7	40.0
B 系统	项目占总收入比（%）	10.0	9.2	9.3	9.6	9.1	8.9	9.6
	项目占拨款比（%）	100.0	100.0	100.0	100.0	83.7	72.5	73.7
	预算执行率（%）	47.5	51.4	50.9	47.1	44.6	46.0	39.7
	村级经费比例（%）	39.1	51.0	47.3	40.8	39.3	43.3	37.5

　　然而，2010—2014 年基于专款专用原则，政府对卫生院项目经费的执行管控十分严格，结余极少，同时还需"耗费"精力使用因前年工作量而获得的补助经费。随着 2015 年"专款专用，考核结余留用"政策松绑后，该类问题得到了有效解决，但也容易滋生经费挪作他用的现象。相比之下，在政府购买服务的方式下，B 民营医院对公共卫生经费的使用更为灵活，除了向村医支付 37.5% 至 51% 的公共卫生经费以外，自身单独的公共卫生经费支出比例极少。民营医院成本控制意识极强，例如组建兼职公共卫生人员队伍，将项目绩效与临床业务绩效相结合降低成本；运用经费为居民购买检查项目而直接转化为医疗业务收入；购置临床设备并邀请专家开展业务培训，这些都可在提高服务能力的同时，扩大医院影响力，节约公共卫生经费支出。

2. 财务管理机制建设情况

　　公立卫生院对于政府财政经费管理制度的建设程度和规范性较民营医院更高、更全面，具体如表 5 - 13 所示。这既反映了"高压线"下问责制度对公立单位的约束力度更大，也反映了民营机构财务管理较为灵活，故而需要关注由于过于灵活而将公共卫生经费通过内部管理手段直接转化为与项目无关的人力支出、设备支出、培训和宣传支出。

表 5 – 13　　　　　　两个协作系统的公共卫生财务管理制度建设

模式	指标	年份						
		2010	2011	2012	2013	2014	2015	2016
A 系统	财务管理制度	1	1	1	1	1	1	1
	不相容岗位分离	1	1	1	1	1	1	1
	规范支出审批流程	1	1	1	1	1	1	1
	会计资料详实	1	1	1	1	1	1	1
	材料出入库登记	1	1	1	1	1	1	1
	财务管理得分	5	5	5	5	5	5	5
B 系统	财务管理制度	1	1	1	1	1	1	1
	不相容岗位分离	0	0	0	0	0	0	0
	规范支出审批流程	0	0	0	0	0	0	0
	会计资料详实	0	0	0	0	0	0	0
	材料出入库登记	1	1	1	1	1	1	1
	财务管理得分	2	2	2	2	2	2	2

（三）服务能力

1. 卫生人力资源

随着 B 民营医院的快速发展，两个乡级机构卫生技术人员数量逐渐拉开了差距。A 系统专兼职公共卫生人员队伍庞大且较为稳定，且 A 系统乡级专兼职公共卫生人员总数量是 B 系统的 2.5 倍。B 系统绝大部分专职公共卫生人员来自于临床业务科室，且兼职者多为年轻医生，队伍素质相对较高。公立卫生院和民营医院分别通过提高人员数量和质量来获取公共卫生绩效。其中，民营医院由于人力成本控制意识较强，派出年轻医生通过项目与患者建立个人关系而获得公共卫生绩效补助，也进一步增加了临床业务绩效。

表 5 –14　　　　　　两个协作系统乡级卫生人力资源

模式	指标	年份						
		2010	2011	2012	2013	2014	2015	2016
A 系统	乡级机构人员总数	56	58	60	62	64	65	65
	专职公共卫生人员	10	14	14	14	14	14	14
	兼职公共卫生人员	15	16	20	23	23	23	23
	乡专兼职公卫人员数量	19	23.6	26	27.8	27.8	27.8	27.8
	兼职医师占兼职人员比（%）	40.0	37.5	40.0	47.8	47.8	47.8	47.8

模式	指标	年份						
		2010	2011	2012	2013	2014	2015	2016
B 系统	乡级机构人员总数	52	65	74	86	97	102	115
	专职公共卫生人员	7	8	9	11	12	12	14
	兼职公共卫生人员	10	10	11	10	10	9	8
	乡专兼职公卫人员数量	13	14	15.6	17	18	17.4	18.8
	医师占兼职人员比（％）	60.0	60.0	63.6	60.0	70.0	77.8	87.5

2. 协作系统公共卫生人力资源

由于 A 系统覆盖的人群多、范围广，故而配置村医人数较多。具体如表 5 - 15 所示，B 系统村医多集中于村卫生所，且对乡村两级公共卫生人员的使用更为充分。具体体现在乡级人员身兼数职，也鼓励带动更多私立卫生室村医参与公共卫生供给。因此经过折算后，B 系统每千常住人口公共卫生人员数量更高，具备公共卫生人力资源比较优势，进而有助于改善公共卫生空间可及性，提高公共卫生服务数量绩效。

表 5 - 15　　　　　　　两个协作系统公共卫生人力资源

模式	指标	年份						
		2010	2011	2012	2013	2014	2015	2016
A 系统	村医总数（人）	107	107	107	107	103	99	96
	村卫生所村医占比（％）	73.8	73.8	73.8	70.1	68.9	68.7	70.8
	乡村公卫人员总量（人）	61.8	66.4	68.8	70.6	69	67.4	66.2
	实际使用公卫人员比例（％）	81.9	83.1	83.7	81.9	81.4	81.6	83.1
	每千常住人口公卫人员数（人）	1.0	1.1	1.1	1.0	1.0	1.0	1.0
B 系统	村医总数（人）	52	52	54	54	56	58	60
	村卫生所村医占比（％）	90.4	90.4	87.0	87.0	83.9	81.0	78.3
	乡村公卫人员总量（人）	33.8	34.8	37.2	38.6	40.4	40.6	42.8
	实际使用公卫人员比例（％）	94.1	94.3	92.5	92.7	91.1	89.2	87.9
	每千常住人口公卫人员数（人）	1.0	1.0	1.0	1.1	1.1	1.1	1.1

3. 公共卫生设备配置

两个系统均已配置了开展公共卫生所必备的常规设备。其他设备配置的差异情况如表 5 - 16 所示。尽管 A 系统尚未配置 B 系统在近两年配置的儿童骨密度测量仪，但是其他设备均在 2010 年就已经投入使用，而 B

系统则至 2016 年均尚未配备。同时，B 系统设备配置比例呈现持续改善态势，但是均低于 A 系统 95.2% 的配置比例。

表 5－16　　　　　　　两个协作系统公共卫生设备配置

模式	指标	年份						
		2010	2011	2012	2013	2014	2015	2016
A 系统	儿童骨密度测量仪	0	0	0	0	0	0	0
	儿童视力筛查仪	1	1	1	1	1	1	1
	婴幼儿体检发育测平仪	1	1	1	1	1	1	1
	便携式多参数水质分析仪	1	1	1	1	1	1	1
	老年 λ 体制辨识仪	1	1	1	1	1	1	1
	设备配置比例（%）	95.2	95.2	95.2	95.2	95.2	95.2	95.2
B 系统	儿童骨密度测量仪	0	0	0	0	0	1	1
	儿童视力筛查仪	0	0	0	0	0	1	1
	婴幼儿体检发育测平仪	0	0	0	0	0	0	0
	便携式多参数水质分析仪	0	0	0	0	0	0	0
	老年 λ 体制辨识仪	0	0	0	0	0	0	0
	设备配置比例（%）	76.2	76.2	76.2	76.2	76.2	85.7	85.7

4. 信息系统配置

A 和 B 系统均通过政府统一配置基本公共卫生信息系统，并未从个体医院层面拓展其功能。尽管信息系统均未与专业公共卫生机构互联，但关联到了村级卫生机构和临床业务科室，实现了健康档案更新与汇总功能。故而整体上，两个协作系统的信息系统所产生的绩效并无差异。

5. 乡级就医环境

与前文所述一致，B 系统的民营医院处于飞速发展阶段，医院环境得到了改善。相比之下，虽然 A 卫生院的临床和公共卫生业务均在发展中，但是医院环境依然变化并不大，在接受的范围内处于满意状态。

二　过程绩效分析

（一）个体类基本公共卫生项目绩效

1. 妇幼健康管理与免疫接种项目绩效

免疫规划项目主要由村医通知、乡级机构预约和儿童集中于乡级机构接种。如表 5－17 所示，尽管 A 系统在服务数量上略高于 B 系统，但二者的服务数量亦趋于上限。然而，如第三章所述，项目开展的细节值得关注，乡级接种人员资质问题是重要的风险点。

表 5 - 17　　　　　　　　两个协作系统免疫规划工作开展情况

模式	指标	年份						
		2010	2011	2012	2013	2014	2015	2016
A 系统	建卡率（%）	98	98	97	97	98	98	98
	免疫规划疫苗接种率（%）	98	98	98	98	98	98	98
B 系统	建卡率（%）	92	95	95	100	100	100	100
	免疫规划疫苗接种率（%）	85	88	90	92	91	94	95

2. 新生儿访视情况

新生儿访视主要由乡村共同完成，乡级反映村医在新生儿健康状况观察、体格检查和建立保健手册方面存在能力缺陷。新生儿数量较少，绩效贡献力度较低。受新生儿数量激增的影响，近年来，A、B 系统新生儿访视率存在一高一低交互波动趋势。其中，B 系统访视率在 90% 上下浮动，且总体上均略高于 A 系统。具体详见表 5 - 18。

表 5 - 18　　　　　　　　两个协作系统新生儿访视情况

模式	指标	年份						
		2010	2011	2012	2013	2014	2015	2016
A 系统	年活产数	330	227	428	506	671	626	520
	访视新生儿数	272	205	362	480	535	521	458
	新生儿访视率（%）	82.42	90.31	84.58	94.86	79.73	83.23	88.08
B 系统	年活产数	476	485	495	524	526	538	542
	访视新生儿数	432	441	455	462	475	487	492
	新生儿访视率（%）	90.76	90.93	91.92	88.17	90.30	90.52	90.77

3. 儿童健康管理情况

0—6 岁儿童的健康管理主要由乡级卫生机构单独承担，但由于其数量较多（仅次于老年人），需投入较大精力而对总体绩效的贡献相对较高。相比较而言，A 系统和 B 系统儿童健康管理率、规范管理率呈现逐年增长趋势，且均高于国家指标。同时，A 系统服务数量略高于 B 系统，具体详见表 5 - 19。

表 5 - 19 两个协作系统儿童健康管理情况

模式	指标	年份						
		2010	2011	2012	2013	2014	2015	2016
目标	儿童健康管理率（%）	—	—	—	80	85	85	85
A 系统	0—6 岁儿童数	3698	3692	3765	4325	4390	4471	4682
	随访儿童数	3320	3369	3458	4021	4066	4210	4462
	儿童健康管理率（%）	89.78	91.25	91.85	92.97	92.62	94.16	95.30
	儿童系统管理率（%）	85	88	90	92	92	93	94
B 系统	0—6 岁儿童数	4587	4596	4525	4528	4575	4682	4693
	随访儿童数	4013	4042	4068	4087	4105	4184	4223
	儿童健康管理率（%）	87.49	87.95	89.90	90.26	89.73	89.36	89.99
	儿童系统管理率（%）	80	80	82	87	89	90	90

4. 孕产妇健康管理情况

孕产妇健康管理主要由乡级单独承担，而产后访视和孕晚期随访则由乡村共同承担。如表 5 - 20 所示，两个系统早孕建册率、孕产妇健康管理率和产后访视率呈现逐年增长态势，且 A 系统均略高于 B 系统，但 B 系统增速更为明显。二者在近两年趋于一致，甚至 B 系统产后访视率超过了 A 系统，这反映出 B 民营医院带动村医开展随访工作效果甚好。

表 5 - 20 两个协作系统孕产妇健康管理情况

模式	指标	年份						
		2010	2011	2012	2013	2014	2015	2016
A 系统	孕产妇人数	351	348	453	514	685	650	538
	早孕建册率（%）	88	90	90	90	91	91	92
	孕产妇健康管理率（%）	86	85	85	86	86	88	88
	产后访视率（%）	86	85	85	86	86	88	88
B 系统	孕产妇人数	476	485	494	523	526	536	544
	早孕建册率（%）	80	81	85	88	89	90	90
	孕产妇健康管理率（%）	80	82	84	85	87	88	88
	产后访视率（%）	83	84	85	88	87	89	90

5. 老年人健康管理绩效

除了老年人辅助检查项目由乡级机构单独承担以外，老年人健康管理工作主要由乡村两级协同承担。同时，老年人是最大的重点人群群体，项目工作量大，所需设备多，难度系数高，进而对总体绩效的贡献最大。如表 5 – 21 所示，虽然 A 系统和 B 系统老年人健康管理率和体检表完整率均逐年提升，A 系统指标均高于 B 系统，但由于 B 系统增速较快，差距逐渐减小。

表 5 – 21　　　　　　　　两个协作系统老年人健康管理情况

模式	指标	年份						
		2010	2011	2012	2013	2014	2015	2016
目标	老年人健康管理率（%）	—	—	—	65	65	65	—
A 系统	65 岁以上老年人数	5996	6113	6015	6352	6321	6325	6538
	老年人健康管理率（%）	88	90	90	90	90	91	92
	健康体检表完整率（%）	88	90	90	90	90	91	92
B 系统	65 岁以上老年人数	3587	3654	3698	3685	3715	3718	3721
	老年人健康管理率（%）	72	75	76	78	80	82	89
	健康体检表完整率（%）	65	68	70	75	78	80	82

6. 高血压患者健康管理绩效

慢性病患者的健康管理均由乡村两级协同承担。随着体检项目开展得越来越扎实，所发现的高血压和糖尿病患者人数越来越多。这一方面得益于慢性病患者筛查效力的提升；另一方面亦可能是慢性病患病呈现年轻化趋势所致。在相同的人口社会系统里，2016 年 A 系统所发现的高血压患者人数占常住人口的 8.97%，而 B 系统高血压患者人数占比仅为 5.70%，具体如表 5 – 22 所示。这揭示了慢性病管理项目绩效不仅内生于相对数量及其管理的规范性，同时还源于被管理对象的绝对数量，后者是前者的基础。基于此，无论是高血压健康管理绝对数量还是相对数量 A 系统的规范性均优于 B 系统，但出现了随着被管理数量的增加而管理规范性受到抑制的问题。

表 5 - 22　　　　　　　　**两个协作系统高血压患者健康管理情况**

模式	指标	年份						
		2010	2011	2012	2013	2014	2015	2016
A 系统	高血压患者人数	1513	1714	2294	3541	5043	5187	5089
	占常住人口（%）	1.99	2.96	3.35	4.43	6.39	8.83	9.21
	健康管理率（%）	57	52	55	52	55	52	65
	规范管理率（%）	58.23	56.65	50.48	47.22	44.77	46.93	45.00
	规范占常住人口（%）	1.722	1.895	2.236	3.019	3.951	4.322	4.037
B 系统	高血压患者人数	1624	1657	1687	1714	1782	1828	1890
	占常住人口（%）	4.94	5.03	5.11	5.25	5.51	5.50	5.70
	健康管理率（%）	82	82	84	80	80	80	80
	规范管理率（%）	58	58	58	60	60	60	60
	规范占常住人口（%）	2.866	2.917	2.963	3.152	3.304	3.299	3.420

7. 糖尿病患者健康管理绩效

A 系统在 2013 年以前所管理糖尿病患者的相对数量较 B 系统少，2013 年以后服务数量大幅度增加并超越了 B 系统，健康管理规范性和项目绩效持续得到改善，具体如表 5 - 23 所示。B 系统基于前期积极筛查对发现的糖尿病患者进行规范化管理，但后期数量变化较小，这提示 B 系统的糖尿病管理项目绩效仍然存在提升空间。

表 5 - 23　　　　　　　　**两个协作系统糖尿病患者健康管理情况**

模式	指标	年份						
		2010	2011	2012	2013	2014	2015	2016
A 系统	糖尿病患者人数	355	499	555	986	1598	1727	1567
	占常住人口比（%）	0.69	0.97	1.07	1.78	2.80	3.07	2.76
	规范管理率（%）	50	50	55	55	58	58	60
	规范占常住人口比（%）	0.012	0.018	0.024	0.054	0.111	0.133	0.112
B 系统	糖尿病患者人数	481	486	490	507	518	521	524
	占常住人口比（%）	1.46	1.47	1.48	1.55	1.60	1.57	1.58
	规范管理率（%）	60	60	60	60	60	60	60
	规范占常住人口比（%）	0.042	0.043	0.044	0.049	0.053	0.052	0.054

8. 重症精神病患者健康管理绩效

虽然重症精神病患者健康管理项目由乡村两级协同承担，但由于其数量相对较少，项目绩效改善相对容易。同时，因为患者分布较为分散而导致管理难度较大而需要村级参与。具体如表5－24所示，A系统的该项目绩效远远高于B系统，这也间接反映了B系统以业务量为导向的工作思路，将不利于该类项目绩效的提升。

表5－24　　　　两个协作系统重症精神病患者健康管理情况

模式	指标	年份						
		2010	2011	2012	2013	2014	2015	2016
A系统	重症精神病患者人数	90	99	161	160	239	257	294
	健康管理率（%）	80	80	80	82	85	84	85
	规范管理率（%）	46	48	48	50	50	51	52
B系统	重症精神病患者人数	58	61	63	65	68	72	72
	健康管理率（%）	35	36	37	38	40	40	40
	规范管理率（%）	26	28	28	28	30	30	30

9. 中医药健康管理绩效

B系统中中医药项目的开展存在严重服务延滞问题，项目绩效远低于A系统，具体如表5－25所示。这与当前该医院尚未配置中医类科室，以及中医专业技术人员配置较晚存在重要关系。

表5－25　　　　两个协作系统中医药健康管理服务情况

模式	指标	年份			
		2013	2014	2015	2016
A系统	老年人中医药健康管理率（%）	62	65	66	68
	老年人中医药记录完整率（%）	93	95	95	95
	儿童中医药健康管理率（%）	70	72	75	75
B系统	老年人中医药健康管理率（%）	0	0	50	55
	老年人中医药记录完整率（%）	0	0	85	92
	儿童中医药健康管理率（%）	0	0	40	45

10. 结核病患者健康管理绩效

结核病患者数量十分少而绩效改善相对容易。如表5－26所示，B系统结核病患者健康管理项目绩效逐年提高，并在近两年与 A 系统持平。

表 5 - 26 两个协作系统结核病患者健康管理情况

模式	指标	年份						
		2010	2011	2012	2013	2014	2015	2016
A 系统	结核病患者人数	21	20	19	17	12	15	18
	结核患者健康管理率（%）	100	100	100	100	100	100	100
B 系统	结核病患者人数	5	5	7	8	9	10	12
	结核患者健康管理率（%）	80	85	90	90	90	100	100

（二）群体类公共卫生项目绩效

1. 建立与使用健康档案的绩效

尽管建档项目数量十分庞大，相对数量的绩效增长趋于上限，但绝对数量和质量绩效仍有提升的空间。在项目运行之初，B 医院主导本系统项目供给的积极性非常高，且由乡级人员开展重点人群随访服务，故建档率、合格率、动态使用率均较高。在近五年，排除动态使用率以外，A 系统的健康档案电子建档率和档案合格率均略高于 B 系统。

表 5 - 27 两个协作系统健康档案建档情况

模式	指标	年份						
		2010	2011	2012	2013	2014	2015	2016
目标	电子建档率（%）	—	—	—	65	70	75	75
A 系统	建档率（%）	50	55	90	95	96	97	97
	电子建档率（%）	41	52	90	95	96	97	97
	健康档案合格率（%）	85	90	93	92	93	95	95
	健康档案动态使用率（%）	50	55	58	60	62	60	65
B 系统	建档率（%）	95	96	98	98	98	98	98
	电子建档率（%）	90	91	93	94	96	97	98
	健康档案合格率（%）	89	90	90	91	90	92	95
	健康档案动态使用率（%）	85	89	90	90	92	94	95

2. 健康教育的项目绩效

两系统健康教育活动过程绩效趋于上限，新增项目执行的时间延滞问题值得重视。由于两系统是出于相同的政策环境，所使用的印刷材料、影像资料、健康教育宣传栏均一致，故而该项工作绩效差异甚微。2013 年国家将中医药健康管理服务纳入项目包，而且要求在健康教育中增加中医药宣教内容，B 系统由于政策执行存在时间延滞问题而在 2013—2014 年缺少中医药内容，从而出现减分现象。

3. 传染病、突发公共卫生事件与卫生监督协管项目绩效

不同协作系统的群体类公共卫生项目绩效不存在差异。具体如表 5 - 28 所示，一是卫生监督项目基于组织关系协助上级开展，执行力度大。二是由于传染病与突发公共卫生事件上报已上升至法律层面，暴发疫情而基层需承担法律责任，且普遍得到上级疾控中心乃至政府行政部门高度重视，故常规监测工作制度相对较为完善。

表 5 - 28 两个协作系统群体类项目绩效

模式	指标	年份						
		2010	2011	2012	2013	2014	2015	2016
A 系统	传染病疫情报告率	100	100	100	100	100	100	100
	传染病疫情报告及时率	100	100	100	100	100	100	100
	突发公卫事件报告率	100	100	100	100	100	100	100
B 系统	传染病疫情报告率	100	100	100	100	100	100	100
	传染病疫情报告及时率	100	100	100	100	100	100	100
	突发公卫事件报告率	100	100	100	100	100	100	100
A 系统	卫生监督协管信息报告率	—	100	100	100	100	100	100
	卫生监督协管巡查（次）	—	24	24	24	24	24	24
B 系统	卫生监督协管信息报告率	—	100	100	100	100	100	100
	卫生监督协管巡查（次）	—	26	32	32	32	32	36

三　结果绩效分析

重点人群健康管理效果是项目考核的重要指标，其效果受多方面的因素影响。因此，该县绩效考核方案对该类指标设计的权重相对较低。具体来看，血压控制率、血糖控制率及重症精神病患者稳定率出现较大幅度的波动，但均在 2016 年达到最高。具体如表 5 - 29 所示，虽然 B 系统在血压、血糖控制率上优于 A 系统，但其重症精神病患者稳定率在前三年远低于 A 系统，而在近四年略高于 A 系统。这主要是由于 A 系统筛查发现

的患者数量越来越多，有限的人力资源被分散，而 B 系统的增量较少，人均工作量较少且相对集中，因此被管理人群的效果比较明显。

表 5 - 29　　　　　　　　两个协作系统重点人群健康管理效果

模式	指标（%）	年份						
		2010	2011	2012	2013	2014	2015	2016
A 系统	高血压患者血压控制率	57	52	55	52	55	52	65
	糖尿病患者血糖控制率	62	56	55	52	58	59	62
	重症精神病患者稳定率	60	62	65	60	65	66	68
B 系统	高血压患者血压控制率	65	67	65	68	67	68	70
	糖尿病患者血糖控制率	78	78	80	80	82	82	85
	重症精神病患者稳定率	53	58	60	64	68	68	69

相同社会经济条件下，基于筛查所发现的慢性病数量而获得的慢性病患病率是反映工作落实情况的重要指标。虽然公共卫生项目与患病率的改善存在因果关系，但患病结果同时受其他因素影响，而项目短期的直接影响力度较小。因此，处于项目制度建设阶段的样本系统，随着患病率的提高而标榜筛查工作结果的行为更加突出。如表 5 - 30 所示，A 系统的该类结果绩效要远高于 B 系统。

表 5 - 30　　　　　　　　两个协作系统慢性病患者患病情况

模式	指标（%）	年份						
		2010	2011	2012	2013	2014	2015	2016
A 系统	高血压患病率	3	3	4	6	9	9	9
	糖尿病患病率	1	1	1	2	3	3	3
B 系统	高血压患病率	3	3	4	4	4	4	4
	糖尿病患病率	2	2	2	2	2	2	2

尽管两主导协作的 A 系统和 B 系统例均住院费用均在提高，但 A 系统不仅费用水平低于 B 系统，且年增幅亦低于 B 系统，具体如表 5 - 31 所示。这充分反映了 B 系统配置高端设备和引进高水平专家的目的在于提高业务收入，而从事公共卫生项目虽是出于公益性，但也存在通过提高知名度来提升临床业务数量的管理思路。

表 5-31 两个协作系统乡级机构费用水平

模式	指标（元）	2010	2011	2012	2013	2014	2015	2016
A 系统	乡卫生机构例均住院费用	1527	1483	1788	1450	1584	1876	2143
B 系统	乡卫生机构例均住院费用	1900	2000	2200	2400	2500	2600	2800

基于横断面的调查，A 系统的居民知晓率和满意度（满分为 5 分）、公共卫生人员知识水平（满分为 10 分）略高于 B 系统，但相差不大。具体如表 5-32 所示，相反，村医满意度、公共卫生人员满意度及地理可及性 B 系统略高于 A 系统。

表 5-32 两个协作系统相关结果指标

模式	居民知晓率	居民满意度	公共卫生人员知识水平	村医满意度	公共卫生人员满意度	1 公里内人口比例
A 系统	85.44%	3.45	82.97	3.69	4.26	60%
B 系统	84.73%	3.32	81.36	4.11	4.66	78%

第三节　公共卫生绩效综合比较

一　绩效评估

基于前文综合评价法述评可知，加权综合 TOPSIS 法可获得可供比较的绩效相对值。由于本书各个绩效评价指标相互独立，同时是基于绩效相对大小的视角进行绩效评估，故加权 TOPSIS 法是最恰当的选择。

绩效指标及其权重。评价指标主要来源于上述第二节研制的涵盖四十三项三级指标的绩效综合评价指标体系，并将优化的权重系数定义为 K_j。

指标趋同化转化。如前文所述，第一步对绩效评价指标趋同化转换。具体保持正向指标不变，而将负向指标进行倒数处理而转化成正向指标，本书中仅有重点人群直接经济负担为负向指标，其余均为正向指标。

求解归一化矩阵。对高优指标数据矩阵的每一个元素再进行归一化处理：

$$Z_{ij}^* = \frac{x_{ij}}{\sqrt{\sum_{i=1}^{n} x_{ij}^2}}, (i = 1, 2, \cdots, n; j = 1, 2, \cdots, m)$$

$$Z_{ij} = k_j Z_{ij}^* = \frac{x_{ij}}{\sqrt{\sum\limits_{i=1}^{n} x_{ij}^2}}, (i = 1, 2, \cdots, n; j = 1, 2, \cdots, m; k = 1, 2, \cdots, m)$$

处理后的 Z 矩阵为：

$$Z = \begin{bmatrix} Z_{11} & Z_{12} & \cdots & Z_{1m} \\ Z_{21} & \cdots & \cdots & Z_{2m} \\ \cdots & \cdots & \cdots & \cdots \\ Z_{n1} & Z_{n2} & \cdots & Z_{nm} \end{bmatrix}$$

具体如表 5 - 33 矩阵所示。

表 5 - 33　　　　　　　历年公共卫生绩效指标的 Z 矩阵

三级指标	A2010	A2011	A2012	A2013	A2014	A2015	A2016	B2010	B2011	B2012	B2013	B2014	B2015	B2016
$x11$	0.0066	0.0066	0.0066	0.0066	0.0066	0.0066	0.0066	0.0044	0.0066	0.0066	0.0066	0.0066	0.0066	0.0066
$x12$	0.0035	0.0034	0.0034	0.0036	0.0038	0.0041	0.0041	0.0065	0.0076	0.0079	0.0080	0.0079	0.0082	0.0083
$x13$	0.0066	0.0066	0.0066	0.0066	0.0066	0.0066	0.0066	0.0055	0.0066	0.0066	0.0066	0.0066	0.0066	0.0066
$x14$	0.0039	0.0063	0.0063	0.0063	0.0063	0.0063	0.0059	0.0063	0.0063	0.0063	0.0063	0.0063	0.0063	0.0063
$x15$	0.0062	0.0062	0.0062	0.0062	0.0062	0.0062	0.0062	0.0041	0.0051	0.0051	0.0051	0.0060	0.0061	0.0070
$x16$	0.0065	0.0065	0.0065	0.0065	0.0065	0.0065	0.0065	0.0065	0.0065	0.0065	0.0065	0.0065	0.0065	0.0065
$x17$	0.0000	0.0000	0.0000	0.0000	0.0000	0.0000	0.0000	0.0000	0.0000	0.0000	0.0000	0.0000	0.0000	0.0000
$x21$	0.0081	0.0053	0.0107	0.0067	0.0105	0.0060	0.0063	0.0039	0.0043	0.0042	0.0039	0.0037	0.0038	0.0033
$x22$	0.0074	0.0055	0.0056	0.0075	0.0060	0.0071	0.0055	0.0053	0.0070	0.0065	0.0056	0.0054	0.0059	0.0051
$x23$	0.0080	0.0080	0.0080	0.0080	0.0080	0.0080	0.0080	0.0032	0.0032	0.0032	0.0032	0.0032	0.0032	0.0032
$x31$	0.0061	0.0067	0.0069	0.0065	0.0061	0.0060	0.0060	0.0060	0.0062	0.0065	0.0068	0.0070	0.0067	0.0070
$x32$	0.0068	0.0068	0.0068	0.0068	0.0068	0.0068	0.0068	0.0055	0.0055	0.0055	0.0055	0.0055	0.0061	0.0061
$x33$	0.0061	0.0061	0.0061	0.0061	0.0061	0.0061	0.0061	0.0060	0.0060	0.0060	0.0060	0.0060	0.0060	0.0060
$x41$	0.0041	0.0041	0.0042	0.0043	0.0044	0.0044	0.0045	0.0041	0.0041	0.0042	0.0043	0.0044	0.0044	0.0045
$x42$	0.0058	0.0061	0.0063	0.0063	0.0063	0.0065	0.0065	0.0061	0.0061	0.0061	0.0062	0.0063	0.0063	0.0065
$x43$	0.0055	0.0061	0.0064	0.0067	0.0069	0.0067	0.0072	0.0094	0.0099	0.0100	0.0100	0.0102	0.0104	0.0105
$x51$	0.0136	0.0136	0.0136	0.0109	0.0136	0.0136	0.0136	0.0136	0.0136	0.0136	0.0109	0.0136	0.0136	0.0136
$x61$	0.0048	0.0048	0.0048	0.0048	0.0048	0.0048	0.0048	0.0041	0.0043	0.0044	0.0045	0.0044	0.0046	0.0046
$x71$	0.0051	0.0050	0.0051	0.0054	0.0054	0.0052	0.0053	0.0045	0.0046	0.0047	0.0049	0.0049	0.049	0.0049

续表

三级指标	A2010	A2011	A2012	A2013	A2014	A2015	A2016	B2010	B2011	B2012	B2013	B2014	B2015	B2016
$x72$	0.0093	0.0094	0.0095	0.0096	0.0096	0.0097	0.0098	0.0088	0.0089	0.0091	0.0092	0.0093	0.0093	0.0095
$x73$	0.0062	0.0065	0.0066	0.0068	0.0068	0.0068	0.0069	0.0059	0.0059	0.0060	0.0064	0.0065	0.0066	0.0066
$x81$	0.0057	0.0057	0.0057	0.0057	0.0057	0.0059	0.0059	0.0053	0.0055	0.0056	0.0057	0.0058	0.0059	0.0059
$x91$	0.0056	0.0057	0.0057	0.0057	0.0057	0.0058	0.0058	0.0046	0.0048	0.0048	0.0050	0.0051	0.0052	0.0057
$x101$	0.0039	0.0043	0.0051	0.0068	0.0090	0.0098	0.0092	0.0065	0.0066	0.0067	0.0071	0.0075	0.0075	0.0078
$x102$	0.0030	0.0034	0.0044	0.0064	0.0088	0.0092	0.0090	0.0050	0.0050	0.0051	0.0053	0.0055	0.0055	0.0057
$x111$	0.0010	0.0015	0.0019	0.0043	0.0089	0.0106	0.0090	0.0034	0.0035	0.0035	0.0039	0.0042	0.0041	0.0043
$x112$	0.0023	0.0032	0.0036	0.0059	0.0093	0.0102	0.0092	0.0049	0.0049	0.0049	0.0052	0.0053	0.0052	0.0053
$x121$	0.0074	0.0077	0.0077	0.0080	0.0080	0.0082	0.0084	0.0042	0.0045	0.0045	0.0048	0.0048	0.0048	0.0048
$x131$	0.0047	0.0047	0.0047	0.0047	0.0047	0.0047	0.0047	0.0047	0.0047	0.0047	0.0047	0.0047	0.0047	0.0047
$x132$	0.0047	0.0047	0.0047	0.0047	0.0047	0.0047	0.0047	0.0047	0.0047	0.0047	0.0047	0.0047	0.0047	0.0047
$x141$	0.0000	0.0047	0.0047	0.0047	0.0047	0.0047	0.0047	0.0000	0.0047	0.0047	0.0047	0.0047	0.0047	0.0047
$x142$	0.0000	0.0056	0.0056	0.0056	0.0056	0.0056	0.0056	0.0000	0.0060	0.0074	0.0074	0.0074	0.0074	0.0083
$x151$	0.0000	0.0000	0.0000	0.0090	0.0094	0.0096	0.0000	0.0000	0.0000	0.0000	0.0000	0.0000	0.0073	0.0080
$x152$	0.0000	0.0000	0.0000	0.0095	0.0097	0.0101	0.0101	0.0000	0.0000	0.0000	0.0000	0.0000	0.0054	0.0061
$x161$	0.0048	0.0048	0.0048	0.0048	0.0048	0.0048	0.0048	0.0039	0.0041	0.0044	0.0044	0.0044	0.0048	0.0048
$x171$	0.0067	0.0061	0.0065	0.0062	0.0065	0.0061	0.0077	0.0077	0.0079	0.0077	0.0080	0.0079	0.0080	0.0083
$x172$	0.0058	0.0052	0.0052	0.0049	0.0054	0.0055	0.0058	0.0073	0.0073	0.0074	0.0074	0.0076	0.0076	0.0079
$x173$	0.0056	0.0058	0.0061	0.0056	0.0061	0.0062	0.0063	0.0049	0.0054	0.0056	0.0060	0.0063	0.0063	0.0064
$x181$	0.0059	0.0059	0.0059	0.0059	0.0059	0.0059	0.0059	0.0059	0.0059	0.0059	0.0059	0.0059	0.0059	0.0059
$x182$	0.0058	0.0058	0.0058	0.0058	0.0058	0.0058	0.0058	0.0064	0.0064	0.0064	0.0064	0.0064	0.0064	0.0064
$x191$	0.0078	0.0080	0.0067	0.0082	0.0075	0.0064	0.0056	0.0063	0.0060	0.0054	0.0050	0.0048	0.0046	0.0043
$x192$	0.0026	0.0024	0.0021	0.0027	0.0021	0.0022	0.0029	0.0125	0.0107	0.0086	0.0080	0.0070	0.0058	0.0055
$x201$	0.0052	0.0052	0.0052	0.0052	0.0052	0.0052	0.0052	0.0068	0.0068	0.0068	0.0068	0.0068	00068	0.0068

（一）基于上述矩阵求解最优解和最劣解

最优解：Z^+ =（0.0066，0.0083，0.0066，0.0063，0.0070，0.0065，0.0000，0.0107，0.0075，0.0080，0.0070，0.0068，0.0061，0.0045，0.0065，0.0105，0.0136，0.0048，0.0054，0.0098，0.0069，0.0059，0.0058，0.0098，0.0092，0.0106，0.0102，0.0084，0.0047，0.0047，0.0047，0.0083，0.0099，0.0101，0.0048，0.0083，0.0079，

0.0064，0.0059，0.0064，0.0082，0.0125，0.0068）

最劣解：$Z^- = $（0.0044，0.0034，0.0055，0.0039，0.0041，0.0065，0.0000，0.0033，0.0051，0.0032，0.0060，0.0055，0.0060，0.0041，0.0058，0.0055，0.0109，0.0041，0.0045，0.0088，0.0059，0.0053，0.0046，0.0039，0.0030，0.0010，0.0023，0.0042，0.0047，0.0047，0.0000，0.0000，0.0000，0.0000，0.0039，0.0061，0.0049，0.0049，0.0059，0.0058，0.0043，0.0021，0.0052）

（二）运算公式

第 i 个评价对象与最优解和最劣解的距离分别为 D_i^+ 和 D_i^-

$$D_i^+ = \sqrt{\sum_{j=1}^{m}(Z_{ij}^+ - Z_{ij})^2} \text{ 和} D_i^-$$

$$= \sqrt{\sum_{j=1}^{m}(Z_{ij} - Z_{ij}^-)^2}, (i = 1,2,\cdots,n; j = 1,2,\cdots,m)$$

第 i 个评价对象与最优解的接近程度为 C_i，C_i 值越大，绩效越高

$$C_i = \frac{D_i^-}{D_i^+ + D_i^-}$$

（三）综合评价结果

基于上述公式，对转换矩阵中各年份的绩效结果进行计算，结果如表 5 – 34 所示。在综合绩效的计算中，本书具体展示了不同协作系统在不同年份的结果到最优方案和最劣方案的距离，其余针对结构、过程及结果维度的综合绩效则依据同样的步骤计算后直接报道了 C_i 值和排名水平，趋势变化详见图 5 – 1 到 5 – 5。从综合绩效的结果来看，A 系统的综合绩效总体上高于 B 系统。近年来两系统公共卫生综合排名居前列且 A 系统绩效远高于 B 系统，而在制度运行之初的前三年 A 和 B 系统的综合绩效皆处于低水平且 B 系统略高于 A 系统。

表 5 – 34　　　　　　　样本地区公共卫生绩效综合评价结果

评价结果	综合绩效			结构绩效		过程绩效		结果绩效	
	D +	D –	排名	Ci	排名	Ci	排名	Ci	排名
A2010	0.026	0.010	14	0.567	3	0.164	14	0.268	9
A2011	0.025	0.012	13	0.470	7	0.301	12	0.266	10
A2012	0.023	0.014	12	0.647	2	0.317	11	0.195	13

续表

评价结果	综合绩效			结构绩效		过程绩效		结果绩效	
	D +	D −	排名	Ci	排名	Ci	排名	Ci	排名
A2013	0.016	0.019	4	0.549	4	0.623	4	0.279	8
A2014	0.013	0.023	1	0.664	1	0.803	3	0.243	11
A2015	0.014	0.024	2	0.529	5	0.825	1	0.185	14
A2016	0.013	0.023	3	0.515	6	0.817	2	0.214	12
B2010	0.023	0.014	11	0.289	14	0.246	13	0.810	1
B2011	0.020	0.015	7	0.412	11	0.365	10	0.750	2
B2012	0.021	0.015	9	0.414	10	0.389	9	0.607	3
B2013	0.021	0.015	10	0.402	13	0.391	8	0.560	4
B2014	0.021	0.015	8	0.406	12	0.413	7	0.496	5
B2015	0.016	0.017	6	0.426	8	0.572	6	0.417	6
B2016	0.016	0.019	5	0.425	9	0.608	5	0.408	7

从结构绩效来看，A 系统和 B 系统结构绩效变化较小且总体上 B 系统略优于 A 系统，表明二者在协作制度建设上均做了有效探索。虽然 B 系统从 2010 年开始建立相关协作制度后出现了绩效略低的情况，但总体上两系统差异不大。过程绩效来与综合绩效相类似，结构绩效随着时间向后推移而逐渐得到改善。虽然 A 系统过程绩效在制度运行的前几年略低于 B 系统，但总体上 A 系统远优于 B 系统。从结果绩效来看，B 系统整体优于 A 系统，这在制度运行的初期尤其明显，但是 A 系统和 B 系统结果绩效均呈现下降的趋势，B 系统下降幅度尤其明显。

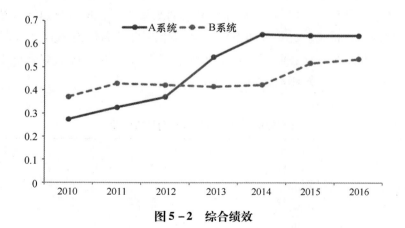

图 5 − 2 综合绩效

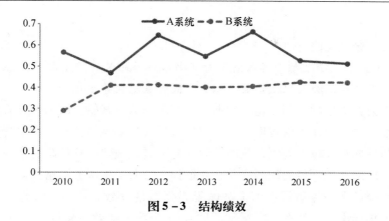

图 5 - 3　结构绩效

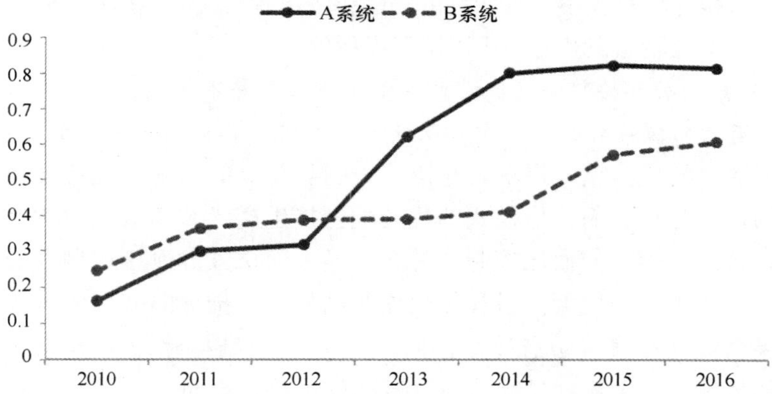

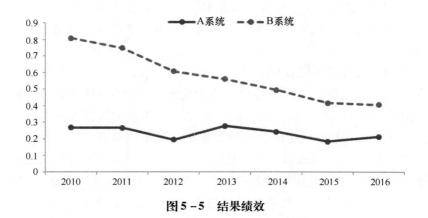

图 5 - 4　过程绩效

图 5 - 5　结果绩效

二 绩效比较

（一）公共卫生综合绩效随着时间向后推移而呈现递增趋势，公立卫生院主导系统的公共卫生绩效整体优于民营医院主导系统的绩效

在公共卫生项目制度运行初期，所有工作从零开始。由于领导阶层认识程度、乡村协作紧密程度、公共卫生人员项目知识和技能、项目管理经验等与后期存在较大差距，故而绩效普遍不高。虽然民营医院前期并不存在领导层面认识不足的问题，并在获取提供公共卫生服务资格之初，以优越的积极性和服务质量生产了略优于 A 系统的绩效。然而，随着公共服务规范相继出台，经费大幅增加，同乡镇 A 系统绩效大幅度增长而 B 系统绩效增幅却相对较小。可能是由居民和协作者村医的不信任、民营医院过强的成本控制意识及专注于医院发展所致。

（二）由公私协作制度要素产生结构绩效差异不明显，结构和过程绩效源于有效的协作机制，反向推理证明 A 系统协作机制明显优于 B 系统

不敏感的结构绩效提示公私协作机制与绩效的循证研究应注重协作过程的定性分析，而协作模式的优越性直接生产优秀绩效。过程绩效是结果绩效的基础，如血压控制率源自于最近随访人群血压控制人数占所管理高血压患者的比例。过程绩效作为结果绩效指标的分母，导致 B 系统结果绩效优势直接被忽略。同时，在 A 系统结构绩效与 B 系统相差不大的情况下，A 系统过程绩效具备比较优势，表明 A 系统协作机制活力更高。

（三）过程绩效是当前公共卫生绩效的核心，随着时间向后推移和经费的逐步增加，过程绩效改进幅度较大，而结果绩效的改进情况并不乐观

与当前管理者绩效督导考核的指挥棒相一致，在未完全解决结果绩效的分母问题之前，工作重心仍然应聚焦于服务数量和规范性问题。A 系统过程绩效在 2015 年达到峰值，并在后续年度中维持相应水平，而过程绩效在 A、B 系统之间存在较大差距，提示决策者需关注由于不同协作系统而导致的绩效水平不一致问题，并相应采取不同管理措施。例如在 A 系统的过程绩效趋于上限时，应重点引导改进结果绩效；针对 B 系统，则应加强过程绩效的督导考核工作，重点消除影响系统协作能力与动力的障碍因素如项目资金使用、能力建设和设备投入等；同时，这也

给协作系统管理者带来了一个启示，即提前探索以结果绩效为重点的绩效分配机制，是推动下一轮绩效增长的根本策略，也符合国家政策方向。

（四）在公共卫生"专款专用"制度松绑后，协作系统活力增强，引领结构绩效迅速增长，结果绩效增长乏力

国家在2015年"松绑"了公共卫生专项资金管理政策，增加了"考核结余留用"政策。在制度运行之初，A系统项目资金使用模式出现了前一年预算资金使用率不足60%，而需在下一年"急着"花上一年结余经费，而出现预算资金使用率超过100%的现象。由于B系统是政府购买服务，因此国家并未对B系统公共卫生经费的使用做过多的约束，故而未出现支出不足的问题。相比之下，A系统执行了公共卫生经费经考核结余留用、可发放公共卫生人员绩效等新政策后，大幅度提升了协作系统活力和公共卫生人员积极性，直接导致A系统过程绩效大幅度增长。这提示决策者针对B类型协作系统，应加强检查变相的经费侵蚀问题，并督导必要项目的经费支出，尤其是在必要设备、专职公共卫生人员配置和激励性支出方面。

（五）民营医院对公共卫生重要性的认识充分且积极性较高，但时间消磨了民营医院主导的绩效增长活力，过程绩效增长较慢，结果绩效下降迅速

B系统各类型绩效综合评价结果的时间序列，直接反映了当前时间是绩效增长的关键障碍因素。民营医院在获取项目供给资格的初期，即便是公共卫生经费有限，但仍不惜斥资于公益性推广，以极大限度地提供高质量服务：一是向政策决策者回馈其决策的正确性；二是借助公益性项目来建立与居民联系，并运用可信赖的服务质量留住患者，开拓医疗服务市场，奠定医院发展的基础，例如B医院于2008年新建，发展十分迅速；三是借助政府力量加强自身品牌的宣传效应，提高市场竞争力。但随着医院逐步发展，即便公共卫生经费大量增加，占比却不及总收入的20%，为达到政府既定绩效目标水平而不得不牺牲筛查数量绩效，从而维持较高的相对数量绩效水平。积极性逐渐被消磨，并直接导致服务数量不足和结果绩效大幅度降低的问题。

三 绩效增长基模

（一）增长上限基模

1. 公共卫生人力资源约制绩效的增长上限基模

随着经济的发展、老龄化和疾病谱的转变，基本公共卫生服务需求在

不断增加。同时，在公共卫生均等化目标的导向下，基本公共卫生服务内容随着经费增加而不断拓展。公共卫生服务以预防为主且基于可免费获取的属性，必然导致健康需求增加，从而通过服务均等化的广覆盖而产生绩效。然而，基本公共卫生与基本医疗两条腿并行走路，是大多数基层卫生院的功能定位。由于乡村两级公共卫生人员多是经过培训后从其他职业转型进入该体系，能满足需要且具备高素质的专职公共卫生人员数量远远不足，故兼职提供基本公共卫生服务的现象十分普遍。一方面服务需求的增加与公共卫生人员实际数量之间存在差距；另一方面现有公共卫生人员质量与多元化服务需求之间差距十分明显，故而直接对公共卫生系统绩效产生负面影响。公共卫生人力资源制约公共卫生绩效的增长上限基模，如图5-6所示。

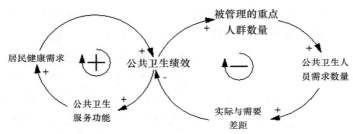

图5-6　公共卫生人力资源制约公共卫生绩效增长上限基模

公共卫生人员需求数量不足的正反馈因果关系环为：公共卫生绩效→公共卫生服务功能→居民健康需求→公共卫生绩效；负反馈环为：公共卫生绩效→被管理的重点人群数量→公共卫生人员需求的数量→实际数量与需要的差距→公共卫生绩效。基于此，打破绩效增长上限的策略应该是去除"专业公共卫生人员的数量不足"的抑制性因素，而非推动正向反馈环。因此，应打造专业化的公共卫生人员队伍，缩小实际与需要间的差距，如建立"家庭医师团队"和纳入"更多高素质的全科医生或者私立机构专业公共卫生人员"等。

2. 私立村卫生室服务能力制约绩效的增长上限基模

乡村两级按比例分配经费是当前公共卫生资金管理的重要内容。然而，基层反馈由于纳入职责分工和经费分配的私立村卫生室的村医素质、年龄及设备设施等导致无法达到任务要求，最终经考核结算的经费无法按照要求下沉至基层协作系统。因此，基于经费分配和职责分工相匹配的内在逻辑，私立村卫生室的服务能力越高，政策指派的任务越容易完成，经考核可获得目标经费的比例越高，相应职责分工与经费分配的比例差距越小，服务数量和质量则与目标要求更接近。然而，不合理、不匹配的经费与职责比例是制约公共卫生绩效持续增长的瓶颈因素。私立村卫生室服务能力制约公共卫生绩效的增长上限基模，如图5-7所示。

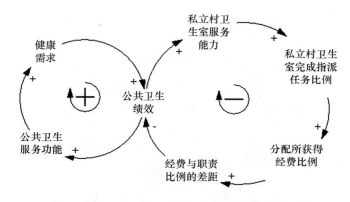

图5-7 私立村卫生室服务能力制约公共卫生绩效的增长上限基模

正反馈环同公共卫生人力资源瓶颈因素一致。负反馈环为：公共卫生绩效→私立村卫生室服务能力→私立村卫生室完成指派任务比例→分配所获得经费比例→经费与职责比例之间的差距→公共卫生绩效。通过提升私立村卫生室服务能力，使其完成政府指派公共卫生任务，分配所获得的经费，可以解决经费和任务之间分配不公平的问题，改善公共卫生绩效。

（二）缩小绩效差距的目标侵蚀基模

农村公共卫生公私协作系统是唯一提供公共卫生服务的主体，几乎所有地区每个乡镇范围内都仅设一个乡级卫生机构，一个行政村设一个村卫生室。同一村配置有较多村卫生室时，由村医协商提供基本公共卫生服务，并获取相应经费。因此，缺乏外部可替代的服务供给系统，基本医疗和基本公共卫生并重的乡村两级卫生机构在公共卫生服务上的自我定位并不明确，将达到绩效目标要求作为一项政府任务，"完成多少是多少"。在无外部竞争压力、惩罚约束力的情况下，缺乏竞争意识和服务意识，目前的农村公共卫生公私协作系统难以满足基本公共卫生服务绩效长足增长的要求，故而出现考核后，服务指标完成情况不理想和经费无法完全下沉基层的问题。由于乡镇卫生院公共卫生业务管理水平存在差异，对现有绩效水平与绩效间的差距认识也不尽相同。既存在卫生院或卫生室认识到过大的绩效差距而持消极态度，也有卫生院或卫生室采取积极行动来缩小绩效差距。强化对乡村两级公共卫生人员的培养来提高服务能力，加强对村卫生室的督导考核，进而对私立村卫生室和本单位公共卫生人员形成压力也可以通过建立激励制度来提高其服务积极性。缩小绩效差距是因果关系如图 5 – 8 所示。

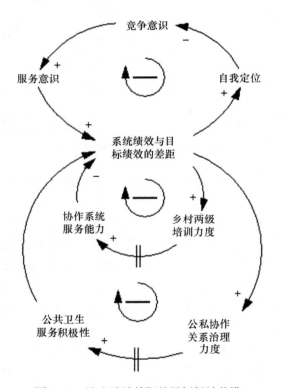

图 5 – 8　缩小绩效差距的目标侵蚀基模

　　负反馈 1：差距→自我定位→竞争意识→服务意识→差距；负反馈 2：差距→乡村两级培训力度→时间滞延→协作系统服务能力→差距；负反馈 3：差距→公私协作管理治理力度→时间滞延→服务积极性→差距。在目标侵蚀基模中，基层协作系统功能定位不明确不利于公共卫生绩效增长，调整功能定位只是短期策略，而加强公共卫生人员培养和培训力度及公私伙伴关系治理力度才有利于公共卫生绩效长期发展。

（三）卫生院与私立卫生室富者愈富基模

几乎所有卫生院均为政府举办的公立卫生院，相对于多种成分的村卫生室而言，无论是何种类型的资源，乡级卫生机构均相对较为雄厚。作为农村三级网络的中间纽带，政府优先支持其发展。尤其是在新医改"保基本、强基层、建机制"的思路下，国家对卫生院的投入比例越来越高，公共卫生人员和设备的配置相对比较充足，发展态势和服务能力也越来越强，不仅有效改善了公共卫生服务数量和质量，培训、督导、考核等形式对私立卫生室绩效也产生了积极影响。然而，对于村卫生室来说，在有限的资源条件下，其发展远不及卫生院，服务能力也越来越弱。政府要求将40%的基本公共卫生服务经费分配至村卫生室，作为政策性支持稳定村医队伍。然而，服务经费越来越多，服务能力却增长缓慢。公共卫生人员与村医之间分配不公平问题凸显，与经费相配套的任务完成情况成了限制公共卫生绩效增长的关键。卫生院与私立卫生室富者愈富的基模反馈环如图5-9所示。

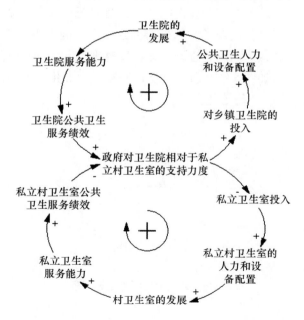

图5-9 卫生院与私立卫生室富者愈富的系统基模

正反馈环1：政府对卫生院相对私立村卫生室的支持力度→对乡镇卫生院的投入→公共卫生人力和设备配置→卫生院的发展→卫生院的服务能力→卫生院公共卫生服务绩效→政府对卫生院相对私立村卫生室的支持力度；反方向的正反馈环2：政府对卫生院相对私立村卫生室的支持力度→私立村卫生室的投入→私立村卫生室的人力和设备配置→私立村卫生室的发展→私立村卫生室服务能力→私立村卫生室公共卫生服务绩效→政府对卫生院相对私立村卫生室的支持力度。针对富者愈富现象，由卫生院举办外派的村卫生室，与卫生院形成紧密型的服务整体，将有助于解决资源投入不均而导致的绩效增长不足问题。

四 问题类分析基模

（一）公共卫生服务延迟回路

公共卫生服务的根本目标在于提升均等化水平。随着政府服务经费的不断增加，覆盖人群等要求不断增加，服务项目内容也在不断拓展，同时也在持续遴选新项目进入服务包，并持续改善现有服务质量。然而，农村公私协作系统执行政策是一个缓慢的过程，时间延迟效应明显。因此，在无法达到既定目标时，出现了"被精神病患者""健康档案重复和雷同"等问题。久而久之，负面问题逐渐凸显，反过来不利于均等化过程。公共卫生服务延迟回路如图5-10所示，反馈回路：均等化水平→增加项目内容购买→服务延迟→均等化水平。

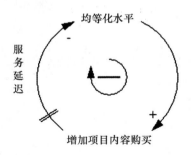

均等化水平

服务延迟

增加项目内容购买

图5-10 公共卫生服务延迟回路

（二）公共卫生人力资源问题的舍本逐末基模

乡村两级公共卫生人员既是基本公共卫生服务的直接生产者，也是协作系统产生公共卫生绩效的基本要素。当前基层协作系统内公共卫生人力资源主要存在两个问题：一是数量不足，二是质量不高。体现在以中专和高中学历为主的乡级公共卫生人员学历层次偏低，缺乏公共卫生专业背景，初级职称和无职称者占绝大多数，大量乡村医生年龄偏大等。同时，存在对乡村公私协作系统的公共卫生人员培训不足和经费缺乏保障等问题，人员服务能力无法满足居民多元化要求。大部分基层协作系统主要采取对外招聘和对内转岗策略，一方面难以招聘专业的公共卫生人员，或者条件优越单位所招聘到的专业人员，由于岗位收入和工作付出与期望存在差距而流失；另一方面，转岗人员工作思维已经定型，老年村医可塑性比较差，故而不利于提升人员培训效果。因此，招聘和转岗能够在短期内解决人员不足的问题，但长久以往将导致人员队伍内涵建设的力度将被弱化，尽管通过大量培训也难以提升服务能力。公共卫生人力资源问题舍本逐末基模的两个负反馈环和两个正反馈环如图5-11所示。

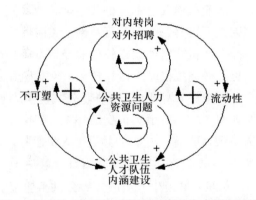

图5-11　公共卫生人力资源问题的舍本逐末基模

　　症状解—负反馈1：公共卫生人力资源问题→对外招聘对内转岗→公共卫生人力资源问题；根本解—负反馈2：公共卫生人力资源问题→公共卫生人才队伍内涵建设→公共卫生人力资源问题；副作用—正反馈3：公共卫生人力资源问题→对外招聘→流动性→公共卫生人才队伍内涵建设→公共卫生人力资源问题；副作用—正反馈4：公共卫生人力资源问题→对内转岗→不可塑性→公共卫生人才队伍内涵建设→公共卫生人力资源问题。在有限的人力资源市场中，难以通过市场调节解决公共卫生人力资源问题，根本解为加强公共卫生人员队伍内涵建设。因此，政府需要考虑农村区域高学历者和专业公共卫生人员不愿意下沉基层的深层次原因，以及转岗人员可塑性相对较差等实际问题，如通过从年轻人员中采取订单式培养专业的公共卫生人员，并制定工作的配套政策等。

（三）基本公共卫生绩效与人员能力的共同悲剧基模

不同地区基层乡村两级公私协作系统专职公共卫生人员配置存在差异。由于专职公共卫生人员能力素质与部分体检项目能力要求不匹配，故而需要从临床科室调用医生、护士、检验等人员协同开展部分项目；同时，卫生院编制不足或者重医轻防的工作思路导致公共卫生人力资源不足问题难以得到解决，村卫生室村医业务量大而聘请其他非医学人员协同开展公共卫生工作。最后通过购买的形式分配项目经费。尽管人均项目经费增加，相应的服务内容和服务质量的要求相应提升，总体公共卫生经费资源有限。在兼职人员增加的前提下，分配至个人的服务经费则相应减少，而当个人提供服务所获经费低于其期望收益时，积极性会降低，出现不愿意提供服务的现象，故而久而久之影响公共卫生绩效。同样，在同一行政村范围内，在地理因素不再是影响服务可及性因素时，将服务划分至更多的私立村卫生室，而个体机构所能获得较少的经费资源，难以调动村医积极性，反而促使其更加倾向提供基本诊疗业务。文献也显示由于薪酬不足等原因，37%的乡村医生想着辞职。[①] 专兼职公共卫生人员绩效的共同悲剧基模的反馈环路如图5-12所示。正反馈环1：专职公共卫生人员服务→专职公共卫生人员项目收益→专职公共卫生人员服务。正反馈环2：兼职公共卫生人员服务→兼职公共卫生人员项目收益→兼职公共卫生人员服务。负反馈环3：专职公共卫生人员服务→公共卫生绩效→个人服务项目经费→专职公共卫生人员项目收益→专职公共卫生人员服务。负反馈环4：兼职公共卫生人员服务→公共卫生绩效→个人服务项目经费→兼职公共卫生人员项目收益→兼职公共卫生人员服务。

同理，增加的兼职人员将占据部分公共卫生培训资源，不利于专职公共卫生人员能力的提高，尤其是在某些必须而又不具备能力的培养中，如部分体检项目。然而，兼职人员不是来自于临床业务科室便是来自于非医

① Pengqian Fang, "Factors that influence the turnover intention of Chinese village doctors based on the investigation results of Xiangyang City in Hubei Province", *International Journal for Equity in Health*, Vol. 13, No. 1, November 2014, p. 84.

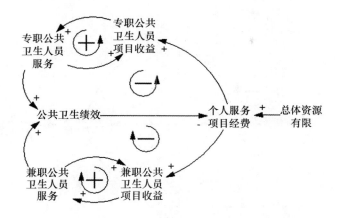

图 5 – 12 专兼职公共卫生人员绩效的共同悲剧基模

学人员群体。因此，兼职人员所接受的公共卫生培训和所培养的公共卫生服务能力，并非以基本公共卫生为工作重点，导致公共卫生人员培训效果难以凸显，总体服务能力不足。专兼职公共卫生人员能力建设的共同悲剧基模的反馈环路如图 5 – 13 所示。正反馈环 1：专职公共卫生人员培训→专职公共卫生人员服务能力→专职公共卫生人员培训。正反馈环 2：兼职公共卫生人员培训→兼职公共卫生人员服务能力→兼职公共卫生人员培训。负反馈环 3：专职公共卫生人员培训→培训活动→个人培训活动资源→专职公共卫生人员服务能力→专职公共卫生人员培训。负反馈环 4：兼职公共卫生人员培训→培训活动→个人培训活动资源→兼职公共卫生人员服务能力→兼职公共卫生人员培训。

　　基本公共卫生服务项目业务涉及妇幼保健机构、疾控中心、卫生监督所、中医院、慢性病防治院（深圳）等机构。尽管国家明确基本公共卫生服务由乡村两级卫生机构提供，但是仍然有地区存在部分专业公共卫生机构分担基本公共卫生服务经费的现象。某些项目部分服务已经由上级专业公共卫生机构提供，如妇幼保健院的妇幼健康管理服务，也有专业公共卫生机构运行经费周转困难，如疾控中心被取消或停征预防性体检、卫生监测及委托性卫生防疫服务费等现象，需扩充公共卫生业务来维持运转。因此，在有限的资源条件下，由于项目服务和项目经费的分割而导致基层协作系统的积极性和能力培养被削弱，不利于公共卫生绩效的增长。基层协作系统与专业公共卫生机构绩效的共同悲剧基模如图 5 – 14 所示。正反

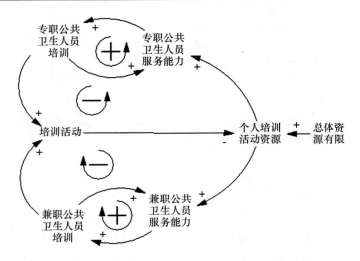

图 5-13　专兼职公共卫生人员能力建设的共同悲剧基模

馈环 1：基层协作系统服务↦基层服务系统项目收益↦基层协作系统服务。正反馈环 2：专业公共卫生机构服务↦专业公共卫生机构服务项目收益↦专业公共卫生机构服务。负反馈环 3：基层协作系统服务↦公共卫生绩效↦个人单位项目资金↦基层服务系统项目收益↦基层协作系统服务。负反馈环 4：专业公共卫生机构服务↦公共卫生绩效↦个人单位项目资金↦专业公共卫生机构项目收益↦专业公共卫生机构服务。

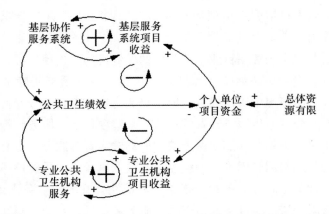

图 5-14　基层协作系统与专业公共卫生机构绩效的共同悲剧基模

管理者应该首先重点关注过多参与者来创造集体努力的价值的形成规律，依据参与者所分配任务和经费数量控制在其期望阈值之上的原则来确定服务提供者的数量。其次，在乡村系统中出现绩效的共同悲剧时应该禁止参与者分配基本公共卫生服务资源直至达成共识；建立服务提供者的竞争机制、准入和退出机制，不提倡专业公共卫生机构使用基本公共卫生服务经费。再次，配置专职公共卫生人员，强调基本公共卫生服务能力的专业化培养，将公共卫生人员培养成公共卫生医师。最后，直接扩大总体服务资源的容量。

（四）协作系统动力和能力认知不足基模

尽管不同样本地区乡村两级的协作程度不一致，但均在乡村公私两级服务经费按比例分配政策的引导下，协同供给服务和共同分配经费，并通过完善公私主体之间的协作机制来获得更高的协调程度，以最大限度完成公共卫生任务而提高项目绩效。但农村协作系统作为垄断者，乡村两级公共卫生服务人员也在项目绩效接近系统能力所能达到的上限时，获得一定程度的满足感，而导致协作系统内部动力不足，而出现服务效率的不再改进和缺乏运用新技术和迅速适应项目内容动态调整等问题而限制协作系统绩效的进一步增长。对协作系统动力认知不足的直接结果是乡村两级公共卫生服务人员积极性不高，故而需进一步降低协作系统动力，冲抵通过改善公私协作机制这一成长行动所带来的绩效增长结果。公私协作系统动力认知不足基模的具体反馈环路如图 5 - 15 所示。负反馈环 1：系统内部动力→对系统动力认知的需求→系统激励制度建设→公共卫生人员积极性→系统内部动力。负反馈环 2：协作系统项目绩效→公共卫生人员满足感→系统内部动力→服务效率→协作系统项目绩效。负反馈环 3：协作系统项目绩效→公共卫生人员满足感→系统内部动力→与新项目要求的适应度→协作系统项目绩效。正反馈环 4：协作系统项目绩效→协作机制健全度→系统协调程度→任务达标情况→协作系统项目绩效。针对该模型，具体策略应该是提高业务分管领导对系统动力的认识和重视程度。

由于普通公共卫生服务，如血压血糖测量、随访服务、健康教育、卫生监督协管、传染病上报等，相对容易提供，所以倾向提高该类资源配置和能力建设的优先次序，造成了部分服务难度较大而供给能力建设不足的问题，如老年人健康体检、中医体质辨识等，进而降低了项目要求的匹配程度，对绩效产生负面影响。参考持续更新的服务规范，缩小该类特殊服

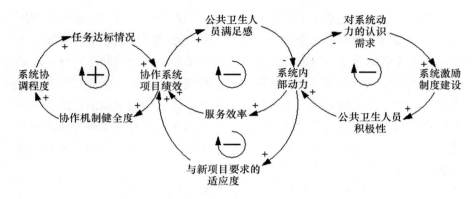

图 5 – 15 公私协作系统动力认知不足基模

务能力差距，进而加强紧缺设备、设施、经验知识的投入是促进绩效进一步提升的关键。协作系统特殊服务能力投资不足基模具体的反馈环路如图 5 – 16 所示。负反馈环 1：特殊公共卫生服务能力→认知的服务能力差距→紧缺设备设施、知识的投资→特殊公共卫生服务能力。负反馈环 2：协作系统项目绩效→普通服务能力建设资源投入→特殊公共卫生服务能力→项目要求的匹配程度→协作系统项目绩效。正反馈环 3：协作系统项目绩效→协作机制健全度→系统协调程度→任务达标情况→协作系统项目绩效。

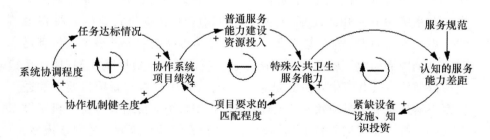

图 5 – 16 公私协作系统特殊服务能力投资不足基模

第四节 公私协作模式的形成与发展

如前文所述，尽管 A 系统和 B 系统主导的公私协作模式各有特色，在不同项目中的绩效也存在一定差异，但在组织管理中均需要回答下列三个问题：一是协作伙伴的核心主张；二是模式所产生的风险；三是针对该模式的组织管理所面临的具体挑战。而在回答上述三个问题之前，是什么导致政策决策者会考虑建立公立卫生院主导的主流公私协作模式，或者是民营医院主导的特殊公私协作模式，以及在去除公立或者私立主体后公共卫生绩效是否能够得到持续改善等问题亦值得探索。

一　形成契机

（一）政府采用两种模式的缘起

公共卫生服务项目制度设计伊始，国家对农村公立卫生院形成了惯性依赖。农村医疗资源和服务能力不足是备受批评的重大社会问题。由于农民对服务购买力较小、人口密度低等原因，社会资本难以在农村扎根、生存和发展。政府通过公共财政保障无利可图的服务市场是其义不容辞的公共责任，主要的策略是维持并加强县乡村三级预防保健网络建设。因此，在强化三级协作网络的桥梁建设进程中，公立卫生院获取了大量的投资和区域内公共卫生业务的组织管理权限，履行政府在公共服务领域的责任。

基于对村级卫生机构"爱恨交加"的管理诉求，不得不协同私立村医供给公共卫生服务。关于对村级卫生机构的"爱"，既是源于赤脚医生曾在计划经济时期保障农民健康做出的突出贡献，而历史存留及衍生出大量的村医成了乡村保健网络中的网底，也是源于群众和密切联系群众的特殊角色造就了感知居民医疗卫生服务需求的灵敏性。关于"恨"的管理诉求则是服务能力改善难度大，逐利行为，以及村医队伍老化与青黄不接并存等问题。机构改制浪潮导致乡村医疗市场混乱。既要规范村医的基本诊疗行为，又要保证村医的利益不受损害。国家在政策上将村卫生室定性为公立非营利性机构，在管理上采取一体化及家庭医生签约团队等管理模式，并给予其一系列扶持政策如新农合定点、机构标准化、基本药物补助、乡村医生补贴及覆盖40%基本公共卫生服务项目任务和相应经费，而未纳入体系者则被排除在优惠政策之外。作为解决农村卫生问题大局中的重要策略，政府为村卫生室参与项目供给提供了强大的政治支持，进而形成了与公立卫生院协作的契机。

补充政府公共资源不足和改善居民获取服务的空间地理可及性，推动社会资本参与提供公共服务政策的可行性。如前文所述，案例所在乡镇面积和人口规模较大，以及东西狭长达 20—30 公里的自然人口因素导致该区域出现了居民医疗服务地理可及性差的问题。然而，作为国家贫困县，其财政十分有限，那么在国家大力支持社会资本举办医疗机构的指挥棒下，在政府无力投入公共资源之余，社会资本的资源优势就成了解决该问题的备选方案。同时，私立村医因其特殊地理布局和延伸的服务网络触角，以及获取居民动态信息的便利性，不仅直接改善了服务的距离可及性，还可直接改善了重点人群健康管理工作的效率。

政府购买服务解决了私立机构参与项目的付费难题。在制度运行之前，政府在城市地区探索所取得的政府购买服务经验，破解了民营医院和私立村医参与项目供给中的付费技术难题。

（二）两种协作模式的发展

构建公私协作模式是为了提供公共卫生服务，履行政府在公共领域的责任。评价模式优劣的核心思想是生产项目的能力、能力转化为项目以获得绩效。两种模式在不同公共卫生项目上取得了不同的成绩，而不同协作模式能力均走在不断提升的路上。

尽管主流模式的绩效总体上优于特殊型协作模式，但二者近十年来所积累的协作经验、锻造的服务能力、积极的主观意愿等因素仍贡献较大。公私协作模式趋于成熟主要体现在两个方面，一是服务数量、管理能力均随着项目经费的增加而呈现稳步增长态势，二是乡村两级医疗机构提供服务的活力越来越高，病人回流促进二者业务收入提升，进而促进了乡村两级卫生服务能力提升，周而复始形成了良性循环，为"大病不出乡，小病不出村"政策目标的实现奠定了基础。最直接的证据就是业务绝对收入增长迅速，项目经费大幅度增加而其占比变化不大，以及间接业务收入迅速增长。

值得关注的是医疗收入的合理增长固然无可厚非，但因服务价格提高和过度使用大型医疗设备而增加检查收入等导致的费用不合理增长现象将直接拉高服务成本，增加医保基金负担，导致服务利用不足，加剧该地区因病致贫现象。这也提示我们要将社会资本纳入公共卫生服务体系，对其项目绩效产出的关注是管理者购买服务的根本要求，但是因项目开展而导致病人回流引发的医疗成本不合理增长现象更值得关注。

二 模式比较

基于前文对两种协作模式的介绍和绩效的循证分析，公立医院主导的主流公私协作模式和私立民营医院主导的公私协作模式均具备了各自的优势、劣势，面临着不尽相同的机会与威胁。

（一）优势

公立 A 卫生院是卫生行政部门下属二级事业单位，拥有较多政策资源和庞大的工作网络而获得外部的支持，具有天然的优势。体制内公立机构强调组织领导，对上级政策的执行反应迅速，主管领导政治敏感性高。对村医准入与退出的管理以及村卫生机构政府资源的分配方面具有绝对的话语权，如公共卫生设备、村卫生机构标准化等，故而督导效力显著。公立卫生院由于公益性的回归而具备较高的公信力，前文数据分析结果亦反映项目开展的扎实程度越来越高，得到了居民的普遍认可。民营 B 医院则将政府、医院和村医价值观、使命和目标进行高度融合而形成共生关系，在提高了社会凝聚力、服务的普遍性的同时，通过契合公共利益而具有特殊性。不仅可创造补充政府资源不足和改善医院形象以助力医院发展的双赢局面，也得益于综合型医院发展定位以及科室、设施、人力硬件齐全，管理体制较灵活，医院管理水平和纠错效率较高。此外，医院市场行为不仅注重投资回报率、能力培养和成本控制，也注重服务质量和效率，且提供项目的积极性较高。

（二）劣势

政治资源是体制内机构运转的双刃剑。与民营医院主导的协作模式相比，对组织决策的过度依赖和工作思路保守便是项目绩效提升的限制因素。同时，卫生院公共卫生人力资源普遍存在"低学历、低专业、低水平"的问题[①]，同时难以突破制度红线，人员服务能力提升较慢，工作积极性不高等问题也普遍存在。在"专款专用"的资金使用原则下，缺乏成本控制意识导致资源浪费与配置不足并存。相比之下，民营医院主导模式则对私立村卫生机构的组织领导力有限，导致出现系统纠偏效率低等问题。政府实行购买服务机制，民营机构政治敏感性较低，对项目政策的适

① Xi Li, "The primary health-care system in China", *Lancet*, Vol. 390, No. 10112, December 2017, p. 2584.

应性存在时间延迟。同时由于奉行"上有政策，下有对策"理念，因此提高了监管难度。若医院行为突破了诚信和社会道德底线，乡村协作系统就可能存在利益交换的合谋风险。简单的工作网络、过度的成本控制、高工作负荷等可能导致难以改善项目绩效。

（三）机会

中国农村绝大部分区域构建的是公立卫生院主导下的公私协作模式，这不仅是政府卫生规划的结果，同时也源于卫生院是政府发展公益性事业抓手的重要定位。在强基层政策导向下，不仅可获得政府资源的有限次序，同时因为由来已久的市场垄断而产生了较大依赖性。相比之下，B医院之所以获得主导项目供给的机会，一方面是由于在该乡镇狭长的地理环境下，为改善居民服务地理可及性和满足近四万居民卫生服务需求，对私立机构形成了惯性依赖；另一方面则得益于管理体制上所积累的政府购买服务试点经验和宽松的社会资本办医环境。

（四）威胁

当前政府对卫生院普遍投入不足，这一问题在欠发达地区尤其明显。一方面要求卫生院创收以维持系统运转和医院发展，导致出现重医轻防的功能定位；另一方面项目经费难以覆盖所要求的服务内容从而直接影响公私协作绩效。此外，科学的协作制度设计得益于领导者高超的管理能力，有限的培训资源直接影响服务能力的提升，因独一无二的市场垄断而出现的优越感均是限制公私协作绩效的因素。相比之下，较低的民营医院声誉是居民不信任、不接受的根本原因。尽管社会各界对加强民营医院监管达成了共识，但法律法规的缺失及监管经验的缺乏致使监管成为难点问题。乡镇民营医院调查结果亦反映周围公立卫生院快速发展，对公共卫生协同供给构成了严重的威胁。而其以业务和项目相结合的协作供给思路有助于增加健康教育与宣传、妇幼和老高糖人群健康管理项目绩效，但"挑肥拣瘦"和"轻筛查重维护"是对项目绩效进一步改进的威胁因素。

表 5 - 35　　　　　　　**两种公私协作模式的 SWOT 分析**

项目	卫生院主导的协作模式	民营医院主导的协作模式
优势	（1）组织领导力较大 （2）政策反应迅速 （3）政治敏感性高 （4）项目公益性突出 （5）工作网络庞大 （6）公信力较高 （7）政策资源较多 （8）公共卫生设备投入充足	（1）综合型医院发展迅速和科室齐全 （2）管理体制灵活 （3）补充政府资源的不足 （4）成本控制意识高 （5）注重服务质量和效率 （6）医院改革效率高 （7）服务能力提升较快 （8）改善形象，有助于医院发展 （9）服务积极主动性较高
劣势	（1）对组织决策依赖性较大 （2）成本控制意识较低 （3）工作思路保守 （4）工作较为被动 （5）服务能力提升较慢 （6）公共卫生人力资源瓶颈	（1）领导力有限 （2）政策适应性迟钝 （3）政治敏感性低 （4）考核监管难度大 （5）透明性低与合谋风险 （6）工作网络单一 （7）公共卫生人员工作负荷高
机会	（1）公立卫生院的政治身份 （2）强基层的政策导向 （3）政府卫生资源配置优先次序 （4）卫生资源市场垄断	（1）狭长的地理环境和人口规模 （2）政府购买服务的试点经验 （3）良好的社会资本办医政策环境 （4）居民多元化需求进一步释放
威胁	（1）政府财政投入不足 （2）重医轻防的功能定位 （3）业务领导管理水平较低 （4）公共卫生项目培训资源有限 （5）垄断服务项目的优越感	（1）民营医院市场声誉较差 （2）民营医院监管法律法规的缺失 （3）居民接受度较低 （4）周边公立卫生机构的发展 （5）以医疗业务为导向的市场思路

三　挑战与对策

Bachir Mazouz 在公私合作项目管理要素研究中提出，政府依赖公私伙伴关系的决策机制由四个主要问题决定。[①] 在基本公共卫生服务领域则聚

---

① Mazouz Bachir, "Viola J. Public-Private Partnership: Elements for a Project-Based Management Typology", *Project Managent Journal*, Vol. 39, No. 2, June 2008, p. 98.

焦于三个问题。一是政府部门迫切需要的能力是什么，这些能力是否存在于公立卫生院？二是政府部门是否有能力让未来的管理模式与当前保持一致，在不需求助于私立卫生机构的情况下，未来产生的需求和不确定性是否可控？三是在仅有公共部门或私立部门的情况下是否有能力确保效率和效果均保持令人满意的状态？基于对上述问题的分析视角，本书对上述两种公私协作模式在管理上存在的问题、风险和管理挑战进行总结，如下表5－36所示。

表5－36　　　　　　　组织管理视角下存在的问题、风险和挑战

维度	公立卫生院主导	民营医院主导
问题		
隐性问题	公共依赖性	互补
显性优势	政治敏锐	基于偏好的务实
投入分配	低效率	缺位
特殊风险		
政府部门	行政风险	社会政治风险
私有机构	官僚	时间
模式风险	与居民需要的距离	逐利
管理挑战		
协调需要	低	高
学习进化	有限	很高
外部评估	容易	难

（一）公立卫生院主导的主流协作模式

公共卫生项目领域的公私协作伙伴关系是一种风险分担、利益共享、公平信任的契约关系，而来自其他项目的研究经验还主张各主体间的平衡自主性，这包括相互尊重、平等参与决策、相互问责和透明度等。然而在协作中有关权力的公平分配是谁最终控制了伙伴关系？这种权力主导者优势是如何利用知识来生产项目绩效的？公立卫生院主导的主流模式中协作双方的地位是完全不平等的。卫生院既是项目提供的主导者，又是协作者，私立村医供给能力、行为和结果的组织管理者。

资源与能力的公共依赖性。制度化配套经费的目的在于购买专项工

作，而对于改善效率的信息系统、特殊设备和人员投入则完全依赖于政府公共资源的投入。但该类主流模式中公立卫生院所掌握的项目供给能力主要源于辅助性体检项目和提升项目质量的专业临床服务技术。因此，该模式在运行之初的能力塑造对政府部门、专业公共卫生机构所举办培训的依赖性较大，但是随着项目经验的增加，公立卫生院逐渐从学习提供普通项目工作如建档、随访和健康管理等服务的角色转变为向村医输出服务技术的主导者，然而组织管理能力的培养仍然主要依赖于效仿上级督导考核活动。

政治直觉灵敏与政策目标相一致。服务能力转换成项目绩效除了需要足够资源支持以外，存在与居民需要和政策要求相一致的政治意愿是前提，再基于良好的组织意愿将服务系统从低能力提高到高能力的一个连续性过程。在年度综合考核的院长问责制度下，公共服务与政府责任的关联则凸显了政治敏感性。最后，备受质疑的资源使用效率一直是公立机构面临的问题，这主要由于一是受政府资源配置效率的制约，二是在高强度管控下出于担心犯政治错误而不敢作为，三是管控能力的局限性和学习途径的有限性。

特殊风险。首先，在未对村卫生室完全失去信心的前提下，当前政府对该类模式的依赖已经上升到未来难以撼动的程度，这种情况在无公共财政压力的经济发达地区尤为明显。卫生行政部门和公立卫生院产生的特殊风险主要是行政风险。尽管该模式可能对有限的公共财政造成一定的压力，卫生院在政府公益性政策的导向下也不得不放弃一些有利可图的临床业务活动和投入大型设备来改善收入，从而更加依赖于公共资源。其次，对私立村级卫生机构来说，特殊风险源于卫生院在组织管理过程中的官僚化。越来越多的行政检查和行为监控源自于上级对绩效控制的压力和村级服务能力的提升，分级管理体制下私立村医处于弱势地位，而业务机构存在组织管理能力的局限性而容易因官僚化现象出现一系列负面影响。再次，尽管整体协作系统绩效将无限接近组织目标，但由于对居民需求不敏感，该模式的特殊风险起源于与需求渐行渐远的距离。居民需求与服务提供之间的脱节不仅造成资源的浪费，也可能败坏公立机构良好声誉。最后，在官僚主义惯性和政策变革的综合作用下，项目服务可能与现实脱节而导致服务质量无法提高。

逐渐增加的项目经费和前期对标准化村卫生室大规模的投入夯实了项

目开展基础条件，私立机构项目职能能否完全被公立机构取代，除了依赖于政策对卫生室倾斜以外，其核心因素还在于公立卫生院兼顾基本医疗和基本公共卫生服务的人员数量。显然，这种可能性在未来一段时间内几乎不存在。尽管政府在管理中存在绝对的话语权，而不存在协调障碍和督导考核禁区，但是组织不学习直接导致出现了模式固化和绩效难以提升等新问题，这主要由于一是对例会制度的依赖导致学习渠道的有限性，二是培训管理存在过多的限制因素，三是乡村各主体难以基于工作经费分配比例来分配知识学习所需的投入。

（二）社会资本主导的公私协作模式

民营医院和私立村卫生机构形成了私立的供方主体，进而与政府形成了特殊的公私伙伴关系。在有限的公共财政能力下，与社会资本形成互补的理性服务构架是履行政府在公共服务领域责任的重要选择。然而，一方面项目供给的核心能力广泛地为公立卫生院所掌握；另一方面由于政府财政投入相对有限、政策改革方向不确定性存在，该模式被主流服务模式取代的可能性难以控制。但是通过公共项目代言，在进入医疗市场后将获得大量的隐形支持，而其较高的参与积极性与其成本控制意识形成了鲜明的对比，一方面通过国家经费补充医院正面宣传耗费的支出，可以积极完成与医院发展有利的项目；另一方面又会因为极强的成本控制意识导致必要性资源投入的缺位和必要经费支出的减少。

基于项目管理形象需要，由看病贵带来的社会影响是政府部门采用该类模式所面临的社会政治风险。例如，在政府采用公私伙伴关系后，可能存在公共资源退出的问题。政府需要承担公共卫生绩效下降、居民健康保护水平恶化的风险。同样，民营医院进入曾经完全属于政府垄断的公共领域，可能会被视为是一种入侵。既增加了同行压力，也可能因为市场行为而影响道德秩序。政府长期利用私立部门资源来履行政府责任而形成的对私立资本资源的依赖风险尤其值得关注，这不仅可导致政府责任的高度弱化，而且会导致公立卫生院服务能力高度丧失。在供方基于个体偏好而务实工作这一较高积极性的表象背后，时间是消磨私立机构公益性行为的关键风险因素，这对项目均等化政策而言，是当前存在的最大风险。

私立主体主导供给公益项目的大部分动机来自于利益，具体包括经济利益和社会效益。虽然掌握准入与退出话语权的卫生行政部门主管科室，在协作关系中具有绝对的优势，但在私立主体成长前后，与卫生业务管理者之间可能存在类似于"客大欺店，店大欺客"的关系。然而上级公共卫生业务部门在协调工作时，遇到的困难将远大于主流模式，且难度将随着民营医院的发展而加大。一是私立主体的组织构建只为幕后投资方服务，二是封闭的内部管理方式。在政府监督管理方面，将出现难以精确监管服务行为、难以准确评估项目绩效等问题。

（三）公私协作管理的政策建议

第一，无论向何种模式购买公益性的公共卫生项目，政府都应当密切关注居民对公共卫生服务项目的合理需求，并通过有效的政府规制手段干预服务供方来调整供给策略。第二，加强对协作管理的指导和治理，在培养乡级特殊公共卫生业务能力的同时，重点培养组织管理能力，并为上级专业公共卫生机构指导乡级卫生系统、乡级机构领导村级机构开展业务提供坚强后盾支持。第三，加强对系统绩效的监测，将准入、退出、激励、约束四大制度紧密关联以提高政策合理性。第四，密切监管项目供给机构医疗费用水平和项目供给行为，准确掌握辖区居民的疾病经济负担。

第五节　本章小结

公立卫生院和村卫生室在农村地区的垄断性优势，导致了政府向其购买公共卫生服务的惯性依。在政府购买服务所取得的经验解决了私立机构参与项目的付费难题的同时，民营医院由于可补充政府公共资源不足和改善居民获取服务的地理可及性，而推动了社会资本参与公共服务提供的政策可行性。因此，在社会条件基本一致的乡镇内，形成了分别由公立卫生院和乡级民营医院主导的主流和特殊公私协作模式。

在供给基本公共卫生服务过程中，二者在分工、督导、考核、激励、互动等制度要素层面和信息系统配置、健康教育，以及群体类公共卫生项目方面并未出现较大差异，而主流模式在公共卫生人力绝对数量配置、必要公共卫生设备配置、健康档案质量、免疫规划项目、儿童健康管理、孕产妇健康管理、老年人健康管理、慢性病患者和重症精神病患者健康管理、中医药健康管理服务等方面优于特殊模式，而特殊模式在公共卫生培训力度、公共卫生人力相对人数、医院发展、健康档案建档与使用、慢性病患者管理效果、村医满意度等方面优于主流模式。

综合评价结果客观反映了各协作系统公共卫生综合绩效随着时间向后

推移而呈现逐渐递增关系，而以公立卫生院为主导的项目绩效整体优于民营医院主导的项目绩效。这突出了主流协作模式在结构绩效存在显著性优势的同时，凸显了特殊模式在结果绩效上的优势，也直接反馈了公私协作制度要素直接产生的绩效差异不明显，结构和过程绩效源于有效的公私协作机制，反向推理证明主流系统协作机制明显优于特殊系统。过程绩效是当前项目绩效的核心并随着时间向后推移和经费的逐步增加而增加。过程绩效改进幅度较大而结果绩效的改进情况并不乐观，其背后的原因是在专款专用的项目资金经使用制度"松绑"后，系统活力增强进而引领结构绩效迅速增长，却对结果绩效的促进效用有限。虽然民营医院对项目重要性的认识充分且积极性高，但时间消磨了民营医院主导的公私协作系统绩效增长活力，导致过程绩效增长较慢和结果绩效迅速下滑。

公共卫生人力资源和私立村卫生室服务能力是制约公共卫生增长的障碍因素。然而由于人员素质可塑性难度大且流动性高，虽然对外招聘和对内转岗等可在短期内缓解人力不足的问题，但长此以往则直接导致公共卫生人员队伍内涵建设力度被弱化而出现服务能力难以提升的舍本逐末的现象。同时，基于有限的绩效分配和培训资源，专职公共卫生人员因为大量兼职人员的存在而获取的个人收益和特殊能力培训机会有限，最终可直接导致出现绩效难以改善和特殊服务能力难以提升的共同悲剧。在无外部竞争压力和惩罚压力的情况下，缺乏竞争意识和服务意识，以及受协同主导结构协作管理水平的限制而对于绩效目标差距的认识不足，最终难以满足项目绩效持续增长要求。在缺乏政策干预情况下，系统的主导机构与协同机构之间存在富者愈富的现象，同时项目扩容过程中服务延迟是普遍存在的现象。

两种协作模式的优势、劣势、机会和威胁有所不同。主流模式的公共依赖性和政治敏锐较为突出，同时具有低效率的投入分配特点；特殊模式具有资源互补和基于偏好的务实属性及缺位的投入亦值得关注。在风险层面，政府部门需面临采用主流模式的行政风险和采用特殊模式的社会政治风险，主流模式和特殊模式的私有机构则分别需面临官僚和时间带来的风险，二者分别体现在居民需要的距离和逐利本质上。在管理上，虽然对主流模式开展协调的难度低且开展绩效评估较为容易，但也存在学习提升空间有限的缺陷，而特殊模式则在协调和外部评估中的难度较大，却拥有较高的学习进化能力。

第六章

协作系统绩效机理与改进策略

在第四章项目绩效内生机理框架的指导下，结合第五章的项目绩效分析结果，本章重点从项目绩效的表现形式、项目内部绩效共生关系，以及绩效内生规律方面进行阐述，运用定性比较分析验证公私协作机制与绩效关系的研究假设。基于此，通过系统动力学的定性分析思路，通过构建因果关系图与项目绩效系统动力结构流图以及绩效增长上限模型来展示绩效形成规律和提出正对性的绩效改进策略。

第一节 公私协作系统公共卫生绩效机理

一 公共卫生服务绩效表征

在第三章提出的公私协作系统公共卫生绩效内生机理框架的指导下，基于 2013 年的第二版和 2017 年的第三版服务规范，对项目绩效指标进行解读归纳，如图 6-1 所示。个体类项目 $(X_0 - X_8)$ 和群体类项目 $(X_9 - X_{11})$ 的过程和结果绩效可用指标矩阵函数表示：$P(t) = \sum_{i=0}^{11} P_i(t) = \sum_{i=0}^{11} f_{ij}[B_{ij}(t), C_{ij}(t), D_{ij}(t), E_{ij}(t)]$，其中 P 为项目过程结果绩效，t 为年份时间 $(t_1 = 2009)$，i 为项目编码，j 为项目不同维度指标的编码，B 为服务绝对数量，C 为相对数量，D 为服务质量，E 为服务结果，f 为服务绝对数量、相对数量、服务质量以及服务结果与项目绩效的函数映射关系，在第五章中的表示形式为指标权重系数，而在样本地区的绩效考核方案中的表现形式为无量纲的分值。

值得关注的是，项目绩效的权重系数应与政府特定时间内对项目工作重点保持一致。例如项目运行之初，重点人群服务数量是项目绩效的主

A项目及基数	B服务绝对数量	C服务相对数量	D服务质量（规范性）	E结果
X1 孕产妇健康管理 年度活产数	B11早孕建册及随访1次人数 B12五次以上产前随访人数 B13出院四周内产后访视人数	C11早孕建册率 C13产后访视率	CD12孕产妇管理率 D11管理规范性与档案合格率	E11孕产妇死亡率 E12孕产妇健康状况改善
X2 0~6岁儿童健康管理 6岁以下儿童 3岁以下儿童	B21一次随访新生儿数 B22相应频率随访儿童数 B23三次以上随访儿童数 B24接受中医药服务儿童数	C21新生儿率 C22儿童健康管理率 C23中医药健康管理服务率	CD22儿童系统管理率	E21儿童发育状况改善 E22儿童健康状况改善
X3 预防接种 6岁以下儿童	B31建证人数 B32接种人数	C31建证率 C32接种率	D31服务规范性	E31目标传染病发病情况
X0 健康档案 X1-X8重点人群、其他 传染病及同建档患者	B01建档人数 B02电子建档人数	C01建档率 C02电子建档率	D01档案合格率	E01动态使用率
X4 老年人健康管理 65岁以上老年人	B41接受健康管理的老年人数 B42接受中医服务的老年人数	C41老年人健康管理率 C42中医药健康管理服务率	D41管理规范性与档案合格率	E41疾病筛查 E42危险因素干预
X5 高血压患者健康管理 35岁以上高血压	B51纳入健康管理的高血压人数 B52规范管理高血压人数 B53最近一次随访血压正常人数	C51高血压患者健康管理率	CD52高血压患者规范性管理率	E51血压控制率
X6 糖尿病患者健康管理 35岁以上糖尿病	B61纳入健康管理的糖尿病人数 B62规范管理糖尿病人数 B63最近一次随访血糖正常人数	C61糖尿病患者健康管理率	CD62糖尿病患者规范性管理率	E61血糖控制率
X7 严重精神障碍者健管 15岁以上人口患病率 居察登记确诊者	B71登记确诊精神病人数 B72规范管理确诊精神患者人数 B73最近随访病情稳定人数	C71重精患者健康管理率	CD72重精患者规范性管理率	E71患者稳定率
X8 结核病患者健康管理 被通知结合患者数 完成治疗结核患者	B81已管理结核患者数 B82规范服务的结核患者数	C81结核患者管理率 C82结核患者规则服药率	D81管理规范性与档案合格率	E81结核控制情况
X9 健康教育	B91印刷资料种类及数量 B92音像资料种类、次数、时间 B93宣传栏设置与内容更新 B94健康讲座与咨询次数和参与人数			E91公众知晓情况 E92居民服务利用积极性
X10 传染病突发公共卫生 登记传染病的例数 报告传染病突发公卫事件	B101网络报告传染病数 B102及时报告传染病及突发公卫事件	C101传染病疫情报告率	D101报告及时率	E101公共卫生风险控制
X11 卫生监督协管 发现线索次数	B111报告及发现线索次数 B112协助开展巡查数	C111卫监协管信息报告率		E111消除隐患

图6-1　项目过程与结果绩效指标矩阵

体，而健康档案项目绩效随着时间的推移，从最初的绩效核心主体转变为源自重点人群健康管理信息的更新和使用的辅助性位次。其次，人群规模、服务内容多寡和服务难易程度等因子影响重点人群项目间的绩效的生产，这均可通过对 f 映射关系的调整予以反应。最后，由于人群同质或相近，内项目之间的内在联系紧密，故而出现部分工作的重合或可协同开展。基于此可改善工作效率，进而提高绩效结果。

二　公共卫生服务绩效的共生关系

共生是指各单元或主体在特定环境中通过特殊模式而形成的内在关系，这一理论最早是起源于微生物学界。① 共生单元、共生关系和共生环境是共生理论的三个核心要素，其中共生关系是核心，共生单元是基础，

---

① Smith JD, "Symbiotic Mico-organims of aphids and fixation of atmospheric nitrogen", *Nature*, Vol. 162, No. 4128, January 1948, p. 930.

共生环境是重要的支撑。[1] 作为共生体的物质基础，共生单元是指形成共生关系所需要进行能量生产与交换的单位，共生关系则是反映共生主体间相互作用或相互结合的方式、作用强度及相互之间交流和互换关系，由共生单元以外所有的因素组成了共生环境。根据主体间内在关系的不同而将共生关系定义寄生、互利共生、竞争共生、偏利共生和偏害共生等几种形式。用寄主制裁学说来解释共生机制在生物学界达成了共识，而经济学中垂直和水平共生是主体自主分享利益机制而非奖惩机制。基于上述核心观点，十三项基本公共卫生服务项目可视为具备一定属性的个体单元，个体单元因各自属性而产生相互影响的程度则用共生度来表示。项目生产过程则是绩效内生过程，而对生产活动的开展则离不开服务主体及其协作机制、政策、经济等因素组成的共生环境，其均由乡村两级协同供给，充分体现了共生环境的一致性特点。在 X0 至 X9 不同个体单元之间，由于服务对象的重合和部分服务项目的相同而产生"你中有我，我中有你"的联系，且该类关系为互利共生关系。

孕产妇—儿童健康管理—免疫规划项目之间及老年人—高血压—糖尿病患者健康管理项目之间的水平互利共生关系。如图 6 - 2 和图 6 - 3 的虚线框所示，第一，X2 和 X3 之间的服务群体和数量存在一致性。第二，X1 的产后随访、X2 的新生儿访视以及 X3 新生儿免疫建证建卡等具体工作之间存在重合，X3 免疫接种的通知预约和查漏等工作和 X2 的儿童随访工作，0—3 岁儿童中医药管理与该群体的随访可紧密结合。第三，首次随访对产前随访、新生儿访视对一次以上随访和相应频次随访在工作上属于包含和被包含关系。第四，依据三岁以下儿童和老年人的中医药服务可依据服务对象是否相同，可直接归类到 X2 和 X4 两个项目。第五，由于农村大量留守儿童的存在[2]，可进一步将妇幼保健、预防接种和老年人健康管理服务的供给关联起来。基于服务流程的逻辑关系，重点人群项目绩效内部存在紧密的关联性，这提示整合服务流程可直接提升项目效率和降低时间、减少人力和物力等综合成本支出，而分割服务项目则不利于项

---

[1]　宋涛：《基于共生理论的基本公共卫生服务均等化项目与健康管理试点的衔接》，《中国初级卫生保健》，2017 年第 8 期。

[2]　Wang L, "Fundamental literature and hot topics on rural left-behind children in China: a bibliometric analysis", *Child Care Health and Development*, Vol. 42, No. 6, Auguest 2016, p. 852.

目整体绩效的改善。

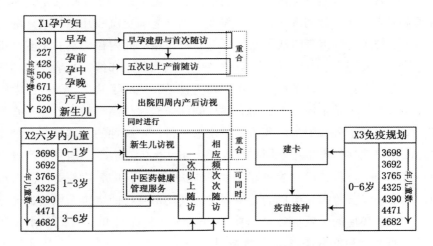

图6-2　妇幼健康管理与接种项目内在联系

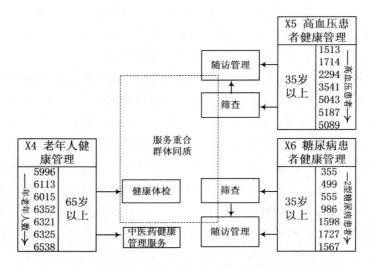

图6-3　老年、高血压、糖尿病人群健康管理内在联系

同理，由于老年、高血压、糖尿病群体健康管理项目具备群体同质性和服务重合性特点，因此具有较高的内部共生度。农村地区老年人健康体检是筛查慢性病患者的最重要途径。老年人是慢性病的高发人群，为患有慢性病老年人体检，也是慢性病患者一年四次随访中的一次随访内容。同时，向集中起来的老年人提供一站式服务体检、随访和中医药管理等是当前改善服务效率的重要方式。

健康档案项目不仅与重点人群项目之间存在水平共生关系，还存在垂直共生关系。健康档案的建立对象主要为重点人群、上报传染病患者，以及就诊时自愿接受建立健康档案的患者，体检、随访结果的记录是健康档案合格率、动态使用率等指标所考核的重要工作。健康档案也是记录个人生命全周期的载体，居民随着时间的推移而转变成不同的重点人群，从而导致接受新项目服务的绩效受到了上一项目的影响，具体如图6－4所示。因此，重点人群健康管理绩效既是项目自身工作的开展的结果，也是建立、维护和更新健康档案绩效的重要组成部分。

三　公共卫生服务绩效内生规律

（一）群体项目绩效的有限性和个体项目绩效的无限性

近年来不同协作系统之间群体项目绩效差异极小，相同协作系统不同年份绩效变化不大，这源于组织行为因素的影响和制度的硬性约束，群体项目运行机制机构化且工作量相对较少而绩效趋于上限，故对综合绩效影响不明显。相比之下，个体项目是基层项目工作的主体。覆盖常住人口生命全周期的健康管理服务是个体项目的核心，大规模的群体数量和一对一的服务凸显了庞大的工作量，其绩效产生过程受不同提供主体以及接受者自身因素的影响，对综合绩效的贡献较为突出，改善个体项目绩效可直接大幅提升整体绩效。

（二）个体项目绩效存在互利共生效应，其内生过程受人群数量、服务难度系数与风险因素的影响

1. 部分个体项目绩效内部存在的互利共生关系导致了共同促进和共同抑制的效应。由于不同类别项目覆盖巨大的人群数量，需耗费提供者较多精力，这凸显了综合绩效的重要性。这与当前国家明确规定由乡村两级机构供给，而不能由专业公共卫生机构直接参与供给或分割项目政策导向不谋而合。[①]

---

① 胡同宇：《国家基本公共卫生服务项目回顾及对"十三五"期间政策完善的思考》，《中国卫生政策研究》2015年第7期。

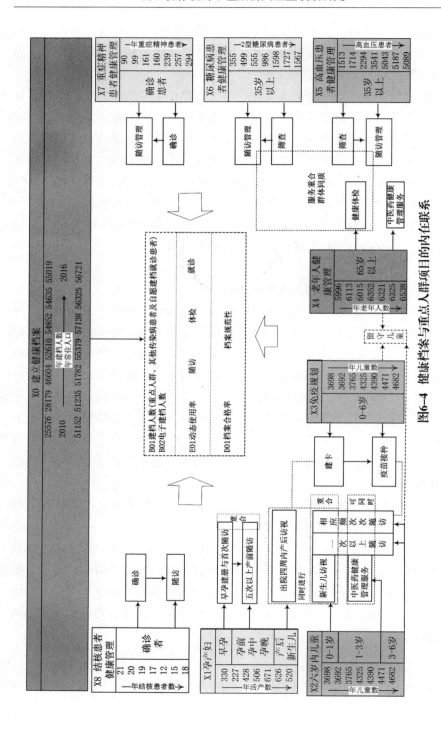

图6-4　健康档案与重点人群项目的内在联系

2. 个体项目由于潜在服务群体数量与结构、服务难易程度、风险完全不相同，进而对总体绩效的贡献差异较大。相比于其他重点人群，尽管结核病患者和重症精神病患者数量不多，但均对服务提供者造成了较大风险。这一风险同样可能发生在免疫规划接种过程中；在相同的健康管理率下，由于老年人群体数量庞大、辅助检查项目多、衔接要求高因而对绩效产生了重要影响；部分重点人群因居住分散而增加了服务难度，进而对内生绩效产生了影响。

（三）绩效"相对量"的数字游戏与服务能力阈值下量高引发质低的问题

1. "健康管理率"指标因潜在重点人群基数的不确定性而造成的绩效"骗局"不容忽视（如图6-5的路径b所示）。服务相对量是当前衡量项目绩效数量或者效率的重要指标，如健康管理率被定义为纳入管理重点人群数量占潜在重点人群的百分比。该类型指标容易导致重点人群筛查力度不足，却可将健康管理绩效维持在较高水平。国家从2014年开始不再为新建健康档案提供补助政策，也间接导致出现了筛查不足问题。例如，来自同一乡镇的A片区和B片区的人群结构、习性等均不存在差异，A系统所筛查确诊高血压患者数量逐年大幅度增加，从1513人增加至5089人，并将健康管理率维持在52%—65%的中等水平。而B系统所查确诊的患者数量变化较小，仅从1624人增至1890人，却将健康管理率指标维持在80%—82%的较高水平。从健康管理率层面反映出，A系统绩效远低于B系统。然而，A系统所管理患者占常住人口比例从2010年的1.99%增加到2016年的9.21%，而B系统仅从4.94%增至5.70%。事实上证明A系统高血压健康管理绩效远高于B系统。

2. "总分制"项目绩效的相对分值是导致有限的资源下以较低工作量获取较高绩效的首要因素，同时项目差异和重点人群结构不同而引致评价不公平的问题。[①] 如协作样本系统健康教育与健康档案管理项目均被赋值100分而视为同等重要，实际上健康档案管理项目却是"十三五"期间"一份健康档案、一张就诊卡和一个家庭医生"计划的一部分；同时，当规范化电子建档率≥70%时，赋值10分，否则为0。按要求设置将健

---

① 罗乐宣：《基于"项目成本+项目绩效+调控系数"综合的社区公共卫生经费分配方法研究》，《中国社会医学杂志》2016年第1期。

康教育宣传栏赋值为 30 分，这直接导致在有限的投入下，赋分高且工作量或者难度系数小的项目被优先完成。

3. 在系统服务能力有限时，可能存在增加的服务绝对数量导致规范管理质量下降的可能性。如近年 A 系统公共卫生人员数量变化较小，被管理的高血压患者数量大幅度增加，同时却出现了患者规范管理率下降的现象，具体如在文后路径 c 所示，约束因素是指有限的服务能力。

（四）重点人群服务利用积极性是改进个体项目绩效不可忽略的重要因素，服务利用的积极性源于健康教育宣传、物质激励和服务结果的满意度等

健康档案、老高糖群体健康管理、妇幼群体的健康管理与免疫规划项目的开展是内生绩效的主体，具体如图 6-4 所示，可通过不同个体项目之间颜色深浅来表示。同时，居民接受服务的主动性是通过影响服务效率而对服务数量和服务效果产生影响。重点人群对服务接受度较高，将反过来促进积极性提升，改善服务利用和服务效率，反之。部分结论来源于笔者前期通过大规模人群调查发现，积极主动的高血压患者血压控制效果是消极被动者的 3.17 倍（95% 置信区间为 2.56—3.93，P < 0.001），[①] 具体如表 6-1 所示。

表 6-1 　　基于二元 logistics 回归的高血压患者血压控制效果的多因素分析

变量	参照变量	B	P	OR	95% 置信区间	
					下限	上限
年龄	< 60					
60—70		0.28	0.018	1.32	1.05	1.66
> 70		0.49	P < 0.01	1.63	1.28	2.08
性别	男性					
女性		- 0.08	0.422	0.92	0.76	1.12
教育水平	未上学					
小学		- 0.03	0.768	0.97	0.77	1.21
初中		- 0.06	0.726	0.95	0.69	1.29
高中及以上		0.28	0.258	1.32	0.82	2.15

① Shangfeng Tang, "Improving the Blood Pressure Control with the ProActive Attitude of Hypertensive Patients Seeking Follow-up Services Evidence from China", *Medicine*, Vol. 95, No. 14, April 2016, p. e323314.

续表

变量	参照变量	B	P	OR	95% 置信区间	
					下限	上限
职业	农民或牧民					
农民工		0.52	0.005	1.69	1.17	2.44
退休或待业		0.11	0.414	1.12	0.85	1.47
家庭成员数量	<5					
5—6		−0.18	0.077	0.83	0.68	1.02
>6		0.23	0.163	1.26	0.91	1.74
到最近医疗机构距离（公里）	<1					
1—2		−0.13	0.388	0.88	0.66	1.18
>2		−0.31	0.044	0.73	0.54	0.99
到最近医疗机构时间（分钟）	<10					
10—20		0.21	0.243	1.24	0.87	1.76
>20		0.49	0.108	1.63	0.90	2.94
家庭年收入（人民币）	<10000					
10000—29999		0.29	0.032	1.34	1.02	1.74
30000 及以上		0.32	0.019	1.37	1.05	1.78
自我感知收入水平	低					
中		−0.18	0.148	0.84	0.66	1.06
高		−0.04	0.798	0.96	0.71	1.31
获取随访服务的积极性	被动者					
积极主动者		1.15	P<0.01	3.17	2.56	3.93

同时，前期研究发现 53.16% 的居民是通过村卫生室健康宣传栏获取健康知识[1]，健康宣传栏、村医、传统媒体是健康教育的重要载体，是老年人参与健康体检行为的积极影响因素[2]，对慢性病患者获取随访服务积

---

[1] Fang Yuan, "Analysis of awareness of health knowledge among rural residents in Western China", *BMC Public Health*, Vol. 15, No. 1, January 2015, p. 55.

[2] Xi Sun, "The use of annual physical examinations among the elderly in rural China: a cross-sectional study", *BMC Health Services Research*, Vol. 14, No. 1, January 2014, p. 16.

极性也产生了重要影响①，具体如表 6 - 2 所示。此外，前期实验证明，对重点人群提供物质激励能有效提高使用项目的积极性，在接受服务前的物质激励效果优于接受服务后的物质激励效果（OR = 2.724，95% 置信区间为 1.986—3.736，P < 0.001）。②

表 6 - 2　　　基于二元 logistics 回归的慢性病患者寻求
随访服务积极性的多因素分析

变量	参照变量	B	P	OR	95% 置信区间	
					下限	上限
年龄	<60		<0.001			
60—70		0.666	0.002	1.947	1.277	2.968
>70		-0.495	0.009	0.609	0.420	0.885
家庭成员数量	<5		0.006			
5—6		0.497	0.007	1.644	1.145	2.361
>6		-0.110	0.672	0.896	0.539	1.489
新农合保险	没有	2.141	<0.001	8.508	4.760	15.207
家庭年收入	<10000		0.001			
10000—29999		-0.183	0.427	0.833	0.530	1.308
≥30000		-0.854	0.001	0.426	0.254	0.713
自我评估收入水平	低水平		0.018			
中等		-0.586	0.009	0.557	0.359	0.864
高等		-0.686	0.012	0.503	0.294	0.862
传统媒体	否	0.554	0.002	1.740	1.221	2.479
医生	否	1.645	<0.001	5.183	3.580	7.504
宣传栏	否	0.831	<0.001	2.295	1.610	3.272

① Shangfeng Tang, "What Contributes to the Activeness of Ethnic Minority Patients with Chronic Illnesses Seeking Allied Health Services? A Cross-Sectional Study in Rural Western China", *International Journal of Environmental Research and Public Health*, Vol. 12, No. 9, September 2015, p. 11579.

② Xi Sun, "Association between Time of Pay-for-Performance for Patients and Community Health Services Use by Chronic Patients", *Plos One*, Vol. 9, No. 2, February 2014, p. e897932.

全国各地妇幼与免疫规划项目绩效普遍优于老高糖等重点人群健康管理项目：一是源于潜在服务对象数量准确；二是为儿童接种疫苗可有效预防传染病，开展孕产妇产前检查可提高优生优育水平并保障母婴安全，这些观念得到社会普遍认同，人们从而积极主动地上机构预约利用服务；三是由于老年人身体行动不便等客观原因，需采用上门或者就近集中开展服务的方式，同时该群体不重视体检服务因而导致服务效率较低；四是慢性病患者的发现主要源于被动筛查和主动体检；五是对随访服务质量的不认可，以及没有满足慢性病患者对药品的期望水平，导致服务接受度低而影响了服务利用积极性。

（五）协作机制外力推动了项目绩效内生过程

作为项目绩效的内核，个体项目数量、质量和结果绩效之间的关系十分复杂，不同项目绩效的相对贡献度是亟待解决的重难点问题。相对于过程与结果绩效的内生系统，结构要素则是推动绩效内生的因素，理论上是通过设置服务数量和相对数量目标而产生直接作用，也可通过改善服务能力与督查和指导服务规范性，对项目质量绩效产生影响。但前文发现制度要素的变化和差异并不明显，这验证了第四章公共卫生绩效内生机理框架中制度来源于顶层设计的观点，但是否对项目绩效产生影响可通过定性比较分析对第四章提出的假设进行证伪，具体见下一节分析。

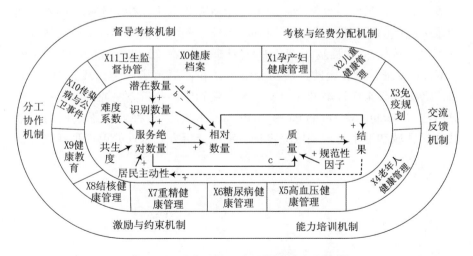

图6-5　基本公共卫生项目绩效内生规律

第二节　公私协作机制对公共卫生绩效的影响

机制通常被认为是影响系统运行的各要素结构、功能及其相互作用的过程关系。机制设计理论通常将资源的有效配置、信息的有效利用以及激励相容视为评价机制优劣的三个维度，其中帕累托最优效率是评价资源配置有效性的金标准，而信息的有效利用则要求机制运行所需信息成本达到最低，激励相容的目标则要求个人理性和集体理性相一致。基层公私协作系统的要素主要为任务分工与经费分配、培训、监督考核评价、激励约束和交流反馈等。

一　定性比较分析法

（一）方法的选择

典型案例的公私协作系统由于顶层设计的要求均已经建立起以核心要素为主体的协作制度，并随着时间的迁移而不断完善。缺乏定量实验的设计，单纯的结构要素评估难以对公私协作机制与项目绩效之间的关系进行证伪。因此，在案例研究中通过观察和定性分析进行论证是另外一种选择。单纯的定性分析是从有限的案例中寻找解释度高的理论来回答研究问题，然而由于研究样本有限、普适范围较窄、缺乏有效比较等问题而备受争议。相反，虽然以变量为主导的定量研究的方法弥补了小样本的不足而追求大范围的适用性，但由于对某些具体案例的忽视而导致结论的解释深度不足，故而远不及基于案例的定性研究。在 20 世纪 80 年代 Charles C. Ragin 发现定量和定性方法并非不可调和而提出了一种合成策略①，并将二者结合起来而逐渐开发出了弥合定量和定性分析方法鸿沟的定性比较分析法（Qualitative comparative analysis，QCA），这种方法逐渐成为国外社会学领域和卫生管理领域除定量、定性分析方法以外的第三种新兴分析

---

① Charls C. Ragin，*The comparative method：moving beyond qualitative and quantitative strategies*，Berkeley：University of California Press，1989，p. 2.

途径。[①] 近几年定性比较分析法虽然逐渐受到国内社会学研究者的青睐[②]，但国内卫生政策与管理领域运用该方法的研究尚不多见。[③]

（二）定性比较分析法原理与分析步骤

区别于定量研究方法，定性比较分析方法将所有潜在的影响因素和所研究的社会现象分别定义为二分类（编码为 0 和 1）的解释变量和结果变量（定量研究法称为自变量），并基于布尔代数的原理来讨论集合间的隶属关系（定量研究为统计学假设检验的相关关系），即广泛存在的充分条件与必要条件等"非对称性"关系。具体表示解释变量与结果变量间关系的是数学运算符号，由"＊、＋、＝、→"分别代表"和、或、导致、导致"的逻辑。例如 A ＊ B ＝ Y，表示 AB 同时存在将导致 Y 取值为 1 的结果出现；"～"则表示"非"的意思，如 ～X，表示非 X 集合。覆盖度（Coverage）和一致性或称为吻合度（Consistency）是评价模型所生成结果可靠性的两个指标，各自的计算公式如下：

$$Coverage(X_i \leqslant Y_i) = \sum (\min(X_i, Y_i)) / \sum Y_i$$

$$Consistency(X_i \leqslant Y_i) = \sum (\min(X_i, Y_i)) / \sum X_i$$

其中 X_i 和 Y_i 分别为解释变量和结果变量的归属度（用 0 或者 1 表示），Min（X_i，Y_i）则表示为二者间的最小值。覆盖度趋于 1 表示集合 X 隶属于集合 Y 的把握更大，吻合度（一致性）趋于 1 则表示非 X 集合与 X 集合同属于 Y 集合的可能性越小。通常将覆盖度和吻合度大于 0.75 来判断解释变量与结果变量之间具备良好的充分或者必要性。基于此，定性比较分析法能够挖掘导致某种结果必然发生的充分条件因素，同时也可以找出某种结果（1 或者 0）发生的必要条件。[④] 本书旨在分析项目绩效的影响因素。因此，两种分析均是本研究的重点。与定量回归分析对样本

---

①　Toktam Paykani, "A fuzzy set qualitative comparative analysis of 131 countries: which configuration of the structural conditions can explain health better?" *International Journal for Equity in Health*, Vol. 17, No. 10, December 2018, p. 1.

②　黄荣贵：《互联网与业主集体抗争：一项基于定性比较分析方法的研究》，《社会学研究》2009 年第 5 期。

③　代涛：《公立医院与基层医疗卫生机构分工协作影响因素研究——基于定性比较分析方法》，《中国卫生政策研究》2013 年第 8 期。

④　Charls C. Ragin, "Using qualitative comparative analysis to study causal complexity", *Health services Research*, Vol. 34, No. 52, January 2000, p. 1225.

量的要求不同，定性比较分析的要求对样本量的要求较低，根据经验提出该方法纳入分析的解释变量与样本量关系为：4 个解释变量要求至少 10 样本，5 个解释变量要求至少 13 个样本，6 个解释变量要求至少 16 个样本，7 个解释变量要求至少 27 个样本，8 个解释变量至少要求 36 个样本。[①]

　　早期定性比较分析技术从仅能分析二元分类变量的清晰集定性比较分析（cs/QCA）逐步发展成模糊集定性比较分析（fs/QCA），并进一步发展为可分析离散而非连续条件变量的多值定性比较分析（mv/QCA）和可分析时间序列的时序定性比较分析技术（TQCA），但是当前后两者方法尚不成熟。因此，本书主要介绍模糊集定性分析技术的使用步骤。第一步，根据理论和案例研究经验的互动来确定结果变量和解释变量，并用 0 或者 1 表示。第二步，运用软件构建真值表，并对变量进行赋值，假设存在 K 个解释变量，基于模糊集在真值表中会产生 2^k 行，具体可核对变量数值或者直接删除重复的行。第三步，是基于软件进行运算，当前可用的分析平台主要基于 Unix shell 的 acq、Windows 和 MacOS 的 fs/QCA 3.0、STATA 的 fuzzy，Windows 和 MacOS 和 Linux 的 Kirq、以及 R 语言的 cna、Setmethods、QCA 等软件。本书使用主流分析软件 fs/QCA3.0。具体可从 http：//www. socsci. uci. edu/ ~ cragin/fsQCA/software. shtml 获取操作手册和免费软件。

　　（三）变量与结果变量的定义

　　将 A 系统和 B 系统每一年的资料分别作为研究对象而获得 14 个样本量。A 系统和 B 系统机构 2010—2016 年的项目工作计划、方案、总结、政策文件等进行整理，并结合访谈资料和变量定义进行结果分类，具体如表 6-3 所示。由于该方法对案例数量较为敏感，且变量缺乏有效的分类标准，为避免这类问题的出现，本书通过选题小组讨论，在充分把握现有资料后依据下表中关于各变量模糊的概念，对各年份解释变量的分类进行集体决策。在遇到分歧时，通过有力的举证来统一分类结果。在缺乏证据和推导逻辑时，通过对资深的专家咨询可解决分歧，但本书中并未遇到该类情况。

---

① 夏鑫：《定性比较分析的研究逻辑——兼论其对经济管理学研究的启示》，《财经研究》2014 年第 10 期。

表 6 - 3　　　　　　　　　　**变量与结果变量的定义**

变量	内涵解释	编码
结果变量 Outcome	项目绩效的高低依据综合评价的结果 C_i 值进行转换，由于将连续型变量转化分类变量尚未有明确标准，因此，本研究将绩效 C_i 小于 1 者定义为低绩效，否则为高绩效	低绩效编码为 0；高绩效编码为 1
项目培训强度 $V1$	基于历年项目培训工作总结的从培训频率、培训规模和培训效果三个维度进行纵向比较的定性评判。在资料中无上述维度的数据时，依据年均每人次的培训时间作为辅助变量，低于均值则将其定义为低强度培训	培训低强度编码为 0；培训高强度为 1
公私协作紧密度 $V2$	乡村两级主体之间的协作紧密主要通过村级机构标准化进程、乡村一体化制度的落实以及家庭医生签约制度落实的程度进行横纵比较	协作紧密度低编码为 0；紧密度高为 1
沟通反馈效率 $V3$	基于项目信息系更新的统功能，不同信息的对应交流工具的匹配性，以及督导考核结果是否公开和反馈，年终总结中对之前提出问题后整改的情况进行定性的综合比较	低效率组编码为 0；低效率组编码为 1
激励约束有效性 $V4$	基于项目工作计划与工作总结的对比，并结合对村级项目经费的分配比例（低于 30% 者为无效）和村医对乡级机构任务安排与问题整改依从性进行综合比较	激励约束无效编码为 0；有效编码为 1
督导考核强度 $V5$	根据历年督导考核方案依据考核内容的科学性和频率进行分析	督导考核低强度编码为 0；高强读为 1

二　公私协作机制对公共卫生绩效影响结果

沿用上述分析方法，最终依据选题小组人员集体的主观判断将两系统各年份的各个解释变量划分为二分类变量，并基于结果变量和解释变量的定义对各年份的各变量进行赋值后，得到公私协作机制因素的真值表，具体如表 6 - 4 所示。表中各因素的独立性较强且具有一定的解释力度。

表6-4 真值表构建

结果 OUTCOME	V1 培训强度	V2 协作紧密度	V3 沟通反馈效率	V4 激励约束有效性	V5 督导考核强度	案例数
0	0	0	0	0	0	1
0	0	0	0	1	0	1
0	0	0	1	1	0	1
0	1	0	1	0	0	1
0	1	0	0	1	0	1
0	1	0	1	1	0	1
0	1	1	0	0	1	1
0	1	1	0	0	0	1
1	0	1	0	1	1	2
1	0	1	1	1	1	1
1	1	1	0	1	1	3

由于 fs/QCA 的标准分析可产生复杂解、简约解和中间解,一般中间解是 QCA 的解释效能较强而展示如表6-5所示。模型的覆盖度和吻合度均为1,表示对项目绩效产生影响的条件组合充分性较好,解释程度非常高。具体对项目绩效产生影响的因素有三类:可以简化合并为 $Outcome = V2 * V4 * V5 * (\sim V3 + \sim V1)$。

(1) $V2 * \sim V3 * V4 * V5$ + (即较高的协作程度 * 高效的沟通反馈 * 有效的激励约束 * 高强度督导考核 (0.439))

(2) $\sim V1 * V2 * V4 * V5$ + (培训低强度 * 较高的协作程度 * 有效的激励约束 * 高强度督导考核 (0.143))

该结果显示,一是在紧密的协作程度、有效的激励约束机制以及高强度督导考核是改善绩效的根本因素;二是在此基础上即便培训强度较低或者缺乏有效的沟通反馈仍均能改进绩效。综合看来,在紧密型协作的前提下,公共卫生人员技术能力既可以通过高强度的督导考核来提升,又可以通过较高力度的培训来改善,而后将考核与经费支付挂钩,可改善绩效。该结果虽然与第四章所提出的假设 H1 有较大的相似性,但需强化紧密型协作前提以及将督导考核与经费激励挂钩。

表 6 - 5　　　　　　　　　　　　项目绩效影响因素组合

条件组合	行覆盖度 （Row coverage）	单独覆盖度 （Unique coverage）	一致性 （Consistency）
$V2 * \sim V3 * V4 * V5$	0.833333	0.5	1
$\sim V1 * V2 * V4 * V5$	0.5	0.166667	1
solution coverage	1		
solution consistency	1		

　　基于某特定结果影响因素的必要性主要通过覆盖度来表示，一般要求大于 0.75。具体如表 6 - 6 所示，出现较高的项目绩效结果，必然是存在紧密型协作，或者高强度的监督考核，或者二者同时存在。因此，该研究一方面为政府建立高强度监督考核制度政策改善绩效提供了证据支撑，也验证了假设 H5 的成立，即督导考核机制是改进项目绩效内生的外部推力；另一方面从自 2009 年医改以来所建立的一体化管理、团队分片管理以及家庭医生签约等制度对提高乡村两级机构协作水平有重要影响，也间接体现了其改善项目绩效的重要作用。

表 6 - 6　　　　　　影响高绩效的协作要素的必要条件组合

组合序号	条件组合	覆盖度
1	$V5$	0.86
2	$V2$	0.75
3	$V2 + V5$	0.75

　　较低的绩效结果是由松散的协作水平与缺乏有效的激励机制，或者是松散的协作水平与低强度的监督考核，或者是低强度的监督考核，或者是缺乏有效激励和低强度的监督考核共同作用的结果，具体如表 6 - 7 所示。这反映了尽管紧密的协作和高强度的监督考核能够促进较高绩效结果的发生，且并未发现有效激励制度的独立影响，但出现较低的项目绩效结果也是因为监督考核强度不足、协作程度不紧密以及还缺乏有效的激励等。

表 6 - 7　　　　　　　　影响低绩效的协作要素的必要条件组合

组合序号	条件组合	覆盖率
1	~ V2 + ~ V4	1.000
2	~ V4 + ~ V5	1.000
3	~ V5	1.000
4	~ V2 + V3	0.857
5	~ V2 + ~ V5	1.000

三　公私协作机制对公共卫生绩效影响机理

综合来看，有效的公私协作机制对公共卫生绩效产生了积极作用，其中分工协作的紧密程度以及督导考核强度等作用明显。培训和激励约束机制仅产生了部分影响，且在特定的环境中通过与其他解释变量相互作用而影响项目绩效。项目绩效的改善需要经费支持，但更需要强调公私协作主体间互利共赢关系，这与哈佛大学研究者提出的共生理论相吻合。[①] 此外，本书未发现沟通交流机制对项目绩效的作用，具体结论如表6 - 8 所示。

表 6 - 8　　　　　　　　假设的验证与调整

原假设	验证结果	调整后的结论
H1：人员服务能力影响项目绩效而能力改善主要源于培训和督导	部分证实	培训是提升人服务能力的方式，能力改善又可源于与激励挂钩的高强度督导考核
H2：公私协作的紧密程度是改善项目绩效的重要系统内部因素	证实	沿用
H3：有效的交流反馈是通过降低信息成本来提高协作效能	证伪	沟通交流反馈机制未对项目绩效产生影响
H4：激励约束机制的有效性是项目绩效改善的内在动力	部分证实	在协作不紧密或监督考核强度较弱的情况下，缺乏激励与约束机制会降低项目绩效，而高绩效结果与激励约束机制无关
H5：督导考核机制是改进项目绩效的外部推力	证实	沿用

---

① Glen Weyl, "Economic contract theory tests models of mutualism", *Proceedings of the National Academy of Sciences*, Vol. 107, No. 36, September 2010, p. 15712.

（一）公私协作紧密程度、有效激励约束和督导考核是影响项目绩效的根本因素

在资料分析中发现，乡村两级的协作主导者为乡级机构，协作水平的制约因素前期主要源于协作主体的主观意愿，后期则主要源于村级的参与度。由于乡级机构对村级机构服务能力的不信任和对其服务结果的不满意，以及村医对民营医院的不信任，导致项目制度运行初期的协作水平相对较低。前期有限的协作主要源于政府的行政命令，但随着多年项目供给经验的积累和政府对分工任务的明确，以及对通过高强度的管控而促进了乡村两级协作水平的提升。访谈中发现，当前业务较好的村医尽管可通过项目供给来获得可观的收入，却对协作管理不敏感，但也有在村级业务划分后，才进入供给队伍的村医表示了参与项目供给的积极性。同时，也表达了不参与公立部门的公益性项目而可能被拒绝在基本医疗市场之外的担忧。

（二）较高绩效结果受监督考核机制的影响

案例资料显示，由于前期监督考核制度不完善及 B 系统所在监督考核制度建设过程中的延滞现象，导致出现了偏低的绩效结果，而后期上行下效的监督管理考核不仅在频率、力度上变为常态机制，以及基于考核结果制度经费政策的落实本质上加强了监督考核的效力。尤其在 2015 年之后，随着上级检察院展开的自查、抽查和复合的督导计划，进一步将项目资金管理、组织管理、绩效管理工作推向了新的高潮，持续改善了项目绩效。这提示管理者加强对项目督导考核力度，并严格执行基于督导考核绩效来支付经费的方式是改善绩效的重要策略。

（三）在协作不紧密或监督考核强度较弱的情况下缺乏激励与约束机制导致出现了较低绩效结果，而较高绩效结果与激励约束机制无关

具体来看，一是项目绩效的提高与项目经费的增加成因果关系，而项目运行初期的经费相对少，相对于丰厚的基本医疗业务收入的激励效力较小。二是项目经费的分配比例为 6:4，类似于垄断市场和固定的经费分配机制难以调动协作主体双方积极性。三是在项目经费专款专用制度的约束下，必须通过完成相应的工作量来获取足额预算经费，才可保证不降低下一年项目经费预算。在 2015 年以前，存在运用专项经费发放公共卫生人员工作绩效被视为违规，以人力成本为主的项目工作，如何支出项目节余经费是困扰公立卫生院的难题，而这一问题在 B 系统主导的政府购买服

务模式中并不存在。

（四）培训是提升服务能力的方式，能力改善又可源于与激励挂钩的高强度督导考核

制度运行初期大量的项目培训和设备设施投入是增加公共卫生人员服务能力的基础，同时上级部门绩效督导考核发现问题、提出整改建议方式是增强系统服务能力的补充方式。由于村医承担了大量基本医疗业务，前期参与公共卫生培训或者例会的积极性并不高。随着项目经验的积累，项目运行进入新常态，督导考核是增强乡村服务能力进而改善绩效的重要策略。但限制锻炼提升的核心因素是协作主导者的协作管理能力，这提示决策者应在制度建设中重视协作管理能力的培养。

第三节　基于系统动力学反馈结构的绩效改进策略

一　公私协作系统绩效的因果逻辑

（一）公共卫生绩效因果关系图

基于公共卫生服务项目绩效内生机理和公私协作机制要素对绩效的影响分析结果，本书提炼的项目绩效因果关系如下图6-6所示。理论上，随着项目经费的不断增加，绩效应该处于无限增长态势，然而由于系统服务能力与服务预期需要之间的矛盾导致了项目绩效增长出现上限瓶颈，有限预算经费也限制了绩效的上升空间。同时，协作水平、资金管理、培训等系统边界变量分别直接影响服务过程，通过调整经费的使用和改善服务能力来影响绩效。

服务结果和协作水平是绩效的直接影响因素。源于上级部门对协作关系的治理力度和服务者积极性的影响，随着协作水平的提高，服务行为过程的数量、质量等服务结果不断改善而达到绩效改善的目的。此外，基本公共卫生项目制度的根本目标是政府基于预防视角，通过向全人群提供免费的服务来改善人群健康。服务效果的取得是项目均等化的最终目标。实质上，服务的数量和质量是绩效的中间变量，是基于其服务结果所产生的效果绩效。

公共卫生绩效通过持续的人、财、物投入进入反馈循环，通过提高服务能力和服务积极性来改善绩效。系统绩效的内生过程由服务系统所获得

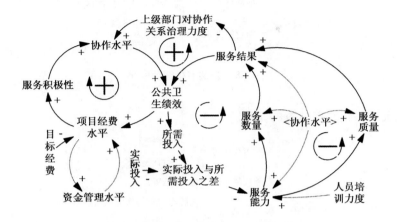

图6-6　基于机理分析的项目绩效因果关系

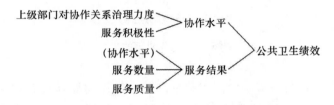

图6-7　公共卫生绩效的因

的项目经费和所积累的服务能力共同决定。[①] 即二者分别代表了外部动力驱动因素和内在能力驱动因素，服务方有能力供给是前提，并在此基础上通过经济激励或者是行政压力来促进项目绩效的产生。前者是基于经济人假设来构建主动服务模式，后者通过政府规制构建被动服务模式。虽然当前所采取的是兼顾二者之长的供给模式，但前者成分居多，如政府购买服务。服务能力的形成源于必要设备购置和人员配置，也在于项目知识和技能的培养。

（二）公私协作结构要素与绩效的因果逻辑

协作水平不仅对服务数量、质量和服务效果及综合绩效存在直接和间接的影响，而较差的绩效结果的反馈直接引发上级部门对协作关系的治理

---

① 孟庆跃：《基层和公共卫生人员激励因素研究》，《中国卫生政策研究》2012 年第 3 期。

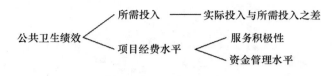

图6-8　公共卫生绩效的果

而进入下一轮改善绩效的循环。

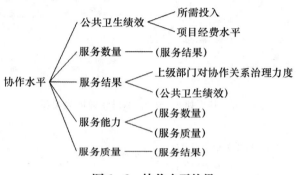

图6-9　协作水平的果

资金监管通过改善经费使用和分配的有效性而提高服务者的积极性。同时随着国家每年增加5元的人均项目经费持续投入，大笔项目经费（至2017年已达到人均45元）也刺激了协作管理者对经费的管理。同时，多年来项目经费的分配和使用经验的积累，也直接提升了资金管理水平。

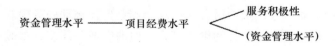

图6-10　资金管理的果

服务能力是提供有质量服务的基础，同时也是项目绩效内生的制约因素。具体可分为基于硬件和软实力所形成的能力，前者则主要源于设备的配置和使用，后者则源于在配置一定数量人员的基础上通过技能培训和高频率督导考核过程中的指导。

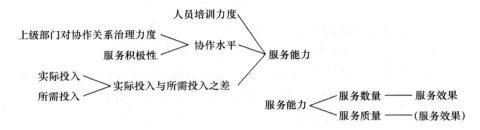

图 6 - 11　服务能力的因与果

（三）流位流率系的确定

根据第二章理论介绍，针对研究对象的分析系统将随时间变化的积累变量定义为流位，表示为 $Li(t)$，相应变化速率则定义为流率，表示为 $Ri(t)$。流位和相应流率组成的组合则称为流位流率系。根据前期调研、绩效比较和因果分析，经费的投入是推动项目绩效非常重要的因素，结合前文开发的评价指标体系中的二级指标协作管理水平、资金管理水平、服务能力水平、项目服务水平、重点人群服务效果、居民接受度、重点人群疾病负担水平和项目经费水平等共计八个指标作为流位流率，构建主导结构的流位流率系如下表所示。

表 6 - 9　　　　　　　　　　　　七对流位流率系

变量	定义	类型
$L1(t)$	协作管理水平	流位
$R1(t)$	协作管理水平变化量	流率
$L2(t)$	资金管理水平	流位
$R2(t)$	资金管理水平变化量	流率
$L3(t)$	服务能力水平	流位
$R3(t)$	服务能力水平变化量	流率
$L4(t)$	项目服务水平	流位
$R4(t)$	项目服务水平变化量	流率
$L5(t)$	重点人群服务效果	流位
$R5(t)$	重点人群服务效果变化量	流率
$L6(t)$	居民接受度	流位
$R6(t)$	居民接受度变化水平	流率
$L7(t)$	重点人群疾病负担水平	流位
$R7(t)$	重点人群疾病负担水平变化量	流率
$L8(t)$	项目经费水平	流位
$R8(t)$	项目经费变化量	流率

二　公共卫生绩效的反馈基模

(一)　构建流位流率系二部分图

基于各流位变量之间的因果关系, 流率基本入树可依赖二部分图对其关系进行展示。如图 6 – 12 所示, 系统中流位变量与其他流率变量之间存在的相互影响的关系通过单向箭头来表示所呈现的是二部分图。明确系统中与各流率变量有直接依赖关系的流位变量是规范建模的基本步骤, 一般可发现流位对流率产生了影响。在系统动力学流图中, 通过构建以流率为树根和以流位为树尾的入树 Ti (t) 被定义为流率入树, 具体定义详见第二章。

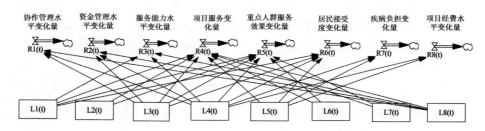

图 6 – 12　流位流率系之二部分图

(二)　构建流位流率基本入树模型

在上述二部分图的基础上, 八棵入树分别命名为 $T1$ (t), $T2$ (t), $T3$ (t), $T4$ (t), $T5$ (t), $T6$ (t), $T7$ (t), $T8$ (t)。具体如下图 6 – 13所示, 每一棵入树中 Cij (t) 是影响因子, 含义为 t 时刻 j 变量影响 i 变量的程度, 是仿真方程中非常重要的一类参数, 具体可以是函数关系, 也可以是常数关系, 具体的确定主要源于研究经验和数理统计方法。本节建立的入树模型中, 协作管理水平 $L1$ (t)、资金管理水平 $L2$ (t)、公共卫生服务能力水平 $L3$ (t)、项目服务水平 $L4$ (t)、重点人群服务效果 $L5$ (t)、居民接受度 $L6$ (t)、重点人群疾病负担水平 $L7$ (t) 和项目经费 $L8$ (t) 八个积累的流位, 分别通过 Cij (t) 对相应的七个流率 $R1$ (t), $R2$ (t), $R3$ (t), $R4$ (t), $R5$ (t), $R6$ (t), $R7$ (t), $R8$ (t) 进行控制。

入树 $T1$ 中的协作管理水平的变化量 $R1$ (t) 和入树 $T2$ 中的资金管理

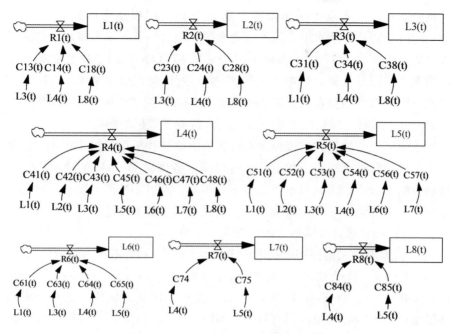

图6-13　流位流率基本入树模型

水平的变化量 $R2$ (t) 同时受服务能力水平、项目服务水平和经费水平的影响。协作管理水平是提高项目绩效的重要手段，具体表现在分工协作管理、培训管理、监督考核管理、沟通反馈、激励等方面。基本公共卫生项目推广了近十年，基于服务数量所积累的经验对协作水平有重要影响，同时该类型变量作为结构性要素来改进绩效尚需一定的时间，协作水平和资金管理水平的提高主要受制于乡级卫生机构的项目管理能力，但随着经费持续增加而有所提高。入树 $T3$ 中的服务能力水平的变化量 $R3$ (t) 同时受协作管理能力水平、项目服务水平和经费水平的影响。与上一章节分析一致，乡级机构既是项目的提供者，也是乡村协作的管理者，因此乡村两级系统服务能力的提高来源于高频率的督导考核和培训，也与多年的项目供给经验的积累有重要关联，同样通过经费购置配置设备也是服务能力改善的一种方式。同理，入树 $T4$ 中的项目服务水平的变化量 $R4$ (t) 同时受协作管理水平、资金管理水平、服务能力水平、居民接受度、居民重点疾病负担和项目经费的影响。$T5$ 中的重点人群服务效果变化量 $R5$ (t) 同时受协作管理水平、资金管理水平、服务能力水平、项目服务水平、居民接受度和居民重点疾病负担的影响。$T6$ 中的居民感受度的变化量 $R6$ (t) 同时受协作管理水平、服务能力水平、项目服务水平、重点人群服务效果的影响。入树 $T7$ 中的疾病负担变化量 $R7$ (t) 同时受项目服务水平和重点人群服务效果的影响。入树 $T7$ 中的疾病负担变化量 $R7$ (t) 同时受项目服务水平和重点人群服务效果的影响。入树 $T8$ 中的项目经费变化量 $R8$ (t) 同时受项目服务水平和重点人群服务效果的影响。

本研究主要通过树尾流位出发分析的方法寻找极小基模生成元素。第一步是求一阶极小基模。如上述入树模型中各棵树 Ti (t) 的树尾中并未含对应的 Li (t)，因此判定当前体系并不存一阶极小基模。第二步和第三步分别为求二阶、三阶、四阶及以上基模，具体如下所述：

（三）构建绩效影响因素的二阶极小基模

1. 根据上图入树模型中构建的 $T1$ (t) $\overrightarrow{\cup}$ Ti (t)，其中（$i=2$，3，4，5，6，7，8）。显示 $T1$ (t) 的树尾中含 $L3$ (t)，$L4$ (t)，$L8$ (t) 三个流位，而 $T3$ (t)，$T4$ (t) 中均含 $L1$ (t) 流位，因此，运用嵌运算及极小基模生成的充分必要条件，有且仅有 $G13$ (t) = $T1$ (t) $\overrightarrow{\cup}$ $T3$ (t)，$G14$ (t) = $T1$ (t) $\overrightarrow{\cup}$ $T4$ (t)。

基模 1：$G13$ (t) = $T1$ (t) $\overrightarrow{\cup}$ $T3$ (t)：

$G13(t)$	$L1(t)$	$L3(t)$
$T1(t)$	1	$R1(t)C13(t)L3(t)$
$T3(t)$	$R3(t)C31(t)L1(t)$	1

= $1 + R1(t)C13(t)L3(t)R3(t)C31(t)L1(t)$，具体 $G13$ (t) 的流图结构如图 6 – 14 所示。反馈环 $R1(t)C13(t)L3(t)R3(t)C31(t)L1(t)$ 的因果反馈为协作管理水平→服务能力水平变化量→服务能力水平→协作管理水平变化量→协作管理水平。该结构显示，Li（$i=3$，4，8）分别通过辅助变量 $C1i$ 影响因子对协作水平变化量 $R1$ (t) 产生作用，Lj（$j=1$，4，8）则分别通过辅助变量 $C3j$ 影响因子对服务能力水平变化量 $R3$ (t) 产生作用。

基模 2：$G14$ (t) = $T1$ (t) $\overrightarrow{\cup}$ $T4$ (t)：

$G14(t)$	$L1(t)$	$L4(t)$
$T1(t)$	1	$R1(t)C14(t)L4(t)$
$T4(t)$	$R4(t)C41(t)L1(t)$	1

$= 1 + R1(_t)C14(_t)L4(t)R4(_t)C41(_t)L1(_t)$，具体 $G14$ (t) 的流图结构如图 6－15 所示。反馈环 $R1(_t)C14(_t)L4(_t)R4(_t)C41(_t)L1(_t)$ 的因果反馈环为协作管理水平→项目服务水平变化量→项目服务水平→协作管理水平变化量→协作管理水平。该结构显示，Li （$i = 3$，4，8）分别通过辅助变量 $C1i$ 影响因子对协作水平变化量 $R1$ （t）产生作用，Lj （$j = 1$，2，3，5，6，7，8）则分别通过辅助变量 $C4j$ 影响因子对项目服务水平变化量 $R4$ （t）产生作用。

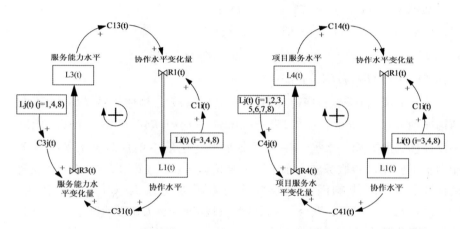

图 6－14　$G13$ （t）的流图结构　　　**图 6－15　$G14$ （t）的流图结构**

2. 根据上图入树模型中构建的 $T2$ （t）$\overrightarrow{\cup} Ti$ （t），其中（$i = 3$，4，5，6，7，8）。显示 $T2$ （t）的树尾中含 $L3$ （t），$L4$ （t），$L8$ （t）三个流位，而 $T4$ （t）中含 $L2$ （t）流位，因此运用嵌运算及极小基模生成的充分必要条件，有且仅有 $G24$ （t）$= T2$ （t）$\overrightarrow{\cup} T4$ （t）。

基模 3：$G24$ （t）$= T2$ （t）$\overrightarrow{\cup} T4$ （t）：

$$
\begin{array}{c|cc}
G24(_t) & L2(_t) & L4(_t) \\
\hline
T2(_t) & 1 & R2(_t)C24(_t)L4(_t) \\
T4(_t) & R4(_t)C42(_t)L2(_t) & 1
\end{array}
$$

$= 1 + R2(_t)C24(_t)L4(t)R4(_t)C42(_t)L2(_t)$，具体 $G24$ （t）的流图结构如图 6－16 所示。反馈环 $R2(_t)C24(_t)L4(_t)R4(_t)C42(_t)L2(_t)$ 的因果反馈环为资金管理水平→项目服务水平变化量→项目服务水平→资金

管理水平变化量⇀资金管理水平。该结构显示，Li（$i=3$，4，8）分别通过辅助变量 $C2i$ 影响因子对资金管理水平变化量 $R2$（t）产生作用，Lj（$j=1,2$，3，5，6，7，8）则分别通过辅助变量 $C4j$ 影响因子对项目服务水平变化量 R4（t）产生作用。

　　3. 根据上图入树模型中构建的 $T3$（t）$\overrightarrow{\cup}$ Ti（t），其中（$i=4$，5，6，7，8）。显示 $T3$（t）的树尾中除了含 $L1$（t）以外，还含有 $L4$（t）和 $L8$（t）两个流位，而 $T4$（t）中含 $L3$（t）流位，因此运用嵌运算及极小基模生成的充分必要条件，有且仅有 $G34$（t）= $T3$（t）$\overrightarrow{\cup}$ $T4$（t）。

　　基模4：$G34$（t）= $T3$（t）$\overrightarrow{\cup}$ $T4$（t）：

$$
\begin{array}{c|cc}
G34(_t) & L3(_t) & L4(_t) \\
T3(_t) & 1 & R3(_t)C34(_t)L4(_t) \\
T4(_t) & R4(_t)C43(_t)L3(_t) & 1
\end{array}
$$

= 1 + R3($_t$)C34($_t$)L4(t)R4($_t$)C43($_t$)L3(t)，具体 $G34$（t）的流图结构如图 6 - 17 所示。反馈环 R3($_t$)C34($_t$)L4($_t$)R4($_t$)C43($_t$)L3($_t$) 的因果反馈环为服务能力水平⇀项目服务水平变化量⇀项目服务水平⇀服务能力水平变化量⇀服务能力水平。该结构显示，Li（$i=1$，4，8）分别通过辅助变量 $C3i$ 影响因子对服务能力水平变化量 $R3$（t）产生作用，Lj（$j=1,2$，3，5，6，7，8）则分别通过辅助变量 $C4j$ 影响因子对项目服务水平变化量 $R4$（t）产生作用。

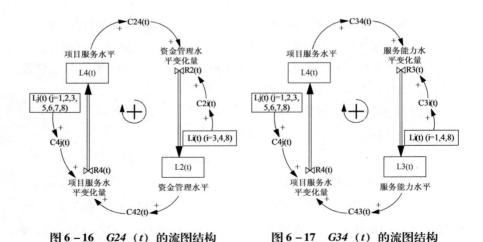

图 6 - 16　$G24$（t）的流图结构　　　　**图 6 - 17　$G34$（t）的流图结构**

4. 根据上图入树模型中构建的 $T4$ （t） $\overrightarrow{\cup}$ Ti（t），其中（$i=5$，6，7，8）。显示 $T4$（t）的树尾中除了含 $L1$（t），$L2$（t），$L3$（t）以外，还含有 $L5$（t），$L6$（t），$L7$（t），$L8$（t）四个流位，而 $T5$（t），$T6$（t），$T7$（t），$T8$（t）中均含 $L4$（t）流位，因此运用嵌运算及极小基模生成的充分必要条件，有且仅有二阶基模 $G45$（t）$=T4$（t）$\overrightarrow{\cup}$ $T5$（t），$G46$（t）$=T4$（t）$\overrightarrow{\cup}$ $T6$（t），$G47$（t）$=T4$（t）$\overrightarrow{\cup}$ $T7$（t），$G48$（t）$=T4$（t）$\overrightarrow{\cup}$ $T8$（t）。

基模 5：$G45$（t）$=T4$（t）$\overrightarrow{\cup}$ $T5$（t）：

$$G45(t) \quad\quad\quad\quad L4(t) \quad L5(t)$$

$$\begin{array}{c|cc} T4(t) & 1 & R4(t)C45(t)L5(t) \\ T5(t) & R5(t)C54(t)L4(t) & 1 \end{array}$$

$=1+R4(t)C45(t)L5(t)R5(t)C54(t)L4(t)$，具体 $G45$（t）的流图结构如图 6 – 18 所示。反馈环 $R4(t)C45(t)L5(t)R5(t)C54(t)L4(t)$ 因果反馈环为项目服务水平→重点人群服务效果变化量→重点人群服务效果→项目服务水平变化量→项目服务水平。该结构显示，Li（$i=1$，2，3，5，6，7，8）分别通过辅助变量 $C4i$ 影响因子对项目服务水平变化量 $R4$（t）产生作用，Lj（$j=1$，3，4，5，6，7，8）则分别通过辅助变量 $C5j$ 影响因子对重点人群服务效果变化量 $R5$（t）产生作用。

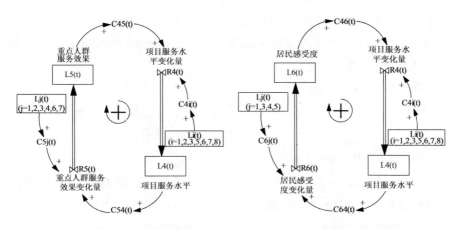

图 6 – 18　$G45$（t）的流图结构　　**图 6 – 19　$G46$（t）的流图结构**

基模 6：$G46\ (t)\ =\ T4\ (t)\ \overrightarrow{\cup}\ T6\ (t)$：

$G46(t)$	$L4(t)$	$L6(t)$
$T4(t)$	1	$R4(t)C46(t)L6(t)$
$T6(t)$	$R6(t)C64(t)L4(t)$	1

$= 1 + R4(t)C46(t)L6(t)R6(t)C64(t)L4(t)$，具体 $G46\ (t)$ 的流图结构如图 6 – 19 所示。反馈环 $R4(t)C46(t)L6(t)R6(t)C64(t)L4(t)$ 因果反馈环为项目服务水平→居民感受度变化量→居民感受度→项目服务水平变化量→项目服务水平。该结构显示，Li（$i = 1，2，3，5，6，7，8$）分别通过辅助变量 $C4i$ 影响因子对项目服务水平变化量 $R4\ (t)$ 产生作用，Lj（$j = 1，2，3，4，5，6，7，8$）则分别通过辅助变量 $C6j$ 影响因子对居民感受度变化量 $R6\ (t)$ 产生作用。

基模 7：$G47\ (t)\ =\ T4\ (t)\ \overrightarrow{\cup}\ T7\ (t)$：

$G47(t)$	$L4(t)$	$L7(t)$
$T4(t)$	1	$R4(t)C47(t)L7(t)$
$T7(t)$	$R7(t)C74(t)L4(t)$	1

$= 1 + R4(t)C47(t)L7(t)R7(t)C74(t)L4(t)$，具体 $G47\ (t)$ 的流图结构如图 6 – 20 所示。反馈环 $R4(t)C47(t)L7(t)R7(t)C74(t)L4(t)$ 因果反馈环为项目服务水平→疾病负担变化量→疾病负担→项目服务水平变化量→项目服务水平。该结构显示，Li（$i = 1，2，3，5，6，7，8$）分别通过辅助变量 $C4i$ 影响因子对项目服务水平变化量 $R4\ (t)$ 产生作用，Lj（$j = 1，3，4，5$）则分别通过辅助变量 $C7j$ 影响因子对疾病负担变化量 $R7\ (t)$ 产生作用。

基模 8：$G48\ (t)\ =\ T4\ (t)\ \overrightarrow{\cup}\ T8\ (t)$：

$G48(t)$	$L4(t)$	$L8(t)$
$T4(t)$	1	$R4(t)C48(t)L8(t)$
$T8(t)$	$R8(t)C84(t)L4(t)$	1

$= 1 + R4(t)C48(t)L8(t)R7(t)C84(t)L4(t)$，具体 G48（t）的流图结构如图 6 – 21 所示。反馈环 $R4(t)C48(t)L8(t)R7(t)C84(t)L4(t)$ 因果反馈环为项目服务水平→经费变化量→项目经费→项目服务水平变化量→项目服务水平。该结构显示，Li（$i = 1，2，3，5，6，7，8$）分别通过

辅助变量 $C4i$ 影响因子对项目服务水平变化量 $R4$（t）产生作用，Lj（$j=4，5$）则分别通过辅助变量 $C8j$ 影响因子对经费变化量 $R8$（t）产生作用。

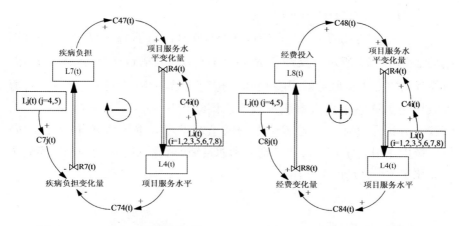

图 6-20 $G47$（t）的流图结构 图 6-21 $G48$（t）的流图结构

5. 根据上图入树模型中构建的 $T5$（t）$\overrightarrow{\cup} Ti$（t），其中（$i=6，7，8$）。显示 $T5$（t）的树尾中除了含 $L1$（t），$L2$（t），$L3$（t），$L4$（t）以外，还含有 $L6$（t），$L7$（t）两个流位，而 $T6$（t），$T7$（t）中均含 $L5$（t）流位，因此运用嵌运算及极小基模生成的充分必要条件，有且仅有二阶基模 $G56$（t）= $T5$（t）$\overrightarrow{\cup} T6$（t），$G57$（t）= $T5$（t）$\overrightarrow{\cup} T7$（t）。

基模 8：$G56$（t）= $T5$（t）$\overrightarrow{\cup} T6$（t）：

$$
G56(_t) \qquad\qquad L5(_t) \qquad L6(_t)
$$

$$
\begin{array}{c|cc}
T5(_t) & 1 & R5(_t)C56(_t)L6(_t) \\
T6(_t) & R6(_t)C65(_t)L5(_t) & 1
\end{array}
$$

= 1 + $R5(_t)C56(_t)L6(_t)R6(_t)C65(_t)L5(_t)$，具体 $G56$（t）的流图结构如图 6-22 所示。反馈环 $R5(_t)C56(_t)L6(_t)R6(_t)C65(_t)L5(_t)$ 因果反馈环为重点人群服务效果→居民感受度变化量→居民感受度→重点人群服务效果变化量→重点人群服务效果。该结构显示，Li（$i=1，2，3，6，7$）分别通过辅助变量 $C5i$ 影响因子对重点人群服务效果变化量 $R5$（t）产生作用，Lj（$j=1，3，4，5$）则分别通过辅助变量 $C6j$ 影响因子对居民感受度变化量 $R6$（t）产生作用。

基模9：$G57$（t）$= T5$（t）$\overrightarrow{\cup} T7$（t）：

$$
\begin{array}{c|cc}
G56(t) & L5(t) & L7(t) \\
T5(t) & 1 & R5(t)C57(t)L7(t) \\
T7(t) & R7(t)C75(t)L5(t) & 1
\end{array}
$$

$= 1 + R5(t)C57(t)L7(t)R7(t)C75(t)L5(t)$，具体 $G57$（t）的流图结构如图 6 – 23 所示。反馈环 $R5(t)C57(t)L7(t)R7(t)C75(t)L5(t)$ 因果反馈环为重点人群服务效果⇀疾病负担变化量⇀疾病负担⇀重点人群服务效果变化量⇀重点人群服务效果。该结构显示，Li（$i = 1, 2, 3, 4, 6, 7$）分别通过辅助变量 $C5i$ 影响因子对重点人群服务效果变化量 $R5$（t）产生作用，Lj（$j = 4, 5$）则分别通过辅助变量 $C7j$ 影响因子对疾病负担变化量 $R7$（t）产生作用。

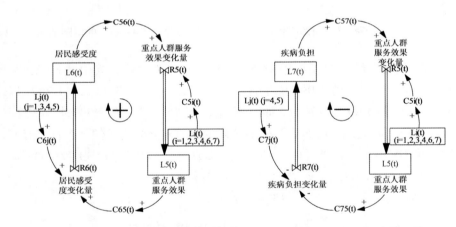

图 6 – 22　$G56$（t）的流图结构　　　图 6 – 23　$G57$（t）的流图结构

6. 根据上图入树模型中构建的 $T6$（t）$\overrightarrow{\cup} Ti$（t），其中（$i = 7, 8$）。显示 $T6$（t）的树尾中除了含 $L1$（t），$L2$（t），$L3$（t），$L4$（t），$L5$（t）以外，无其他流位，因此运用嵌运算及极小基模生成的充分必要条件，无其他二阶基模。同理，$T7$（t）$\overrightarrow{\cup} T8$（t）无其他基模。

（四）构建绩效影响因素的三阶及以上极小基模

基于二阶极小基模集综合分析以寻找未进入反馈环时的基模入树时发现，在［$G13(t)$，$G14(t)$，$G24(t)$，$G34(t)$，$G45(t)$，$G46(t)$，$G47(t)$，$G48(t)$，

$G56(t)$，$G57(t)$] 中的下角标 i 和 j 综合来看包含了 1，2，3，4，5，6，7，8，因此该模型中无三阶及以上极小基模，而最小基模则为二阶基模。

三 公共卫生绩效系统动力流图

（一）项目绩效的系统结构流图

基于上述步骤求解结果，将极小二阶基模 $G13$（t），$G14$（t），$G24$（t），$G34$（t），$G45$（t），$G46$（t），$G47$（t），$G48$（t），$G56$（t），$G57$（t）的相同顶点合并后产生协作系统项目绩效的系统动力学流图，如图 6－24 所示。流图合计包含八个正反馈循环和两个负反馈循环，以及其他未进入反馈循环却存在单向影响的十二条正向因果关系链。各流位是通过特有的影响因子产生影响，因此将流图中引导变量间因果关系产生的因子 Cij（t）和单向影响的因果链简化后，得到强简化的系统动力学流图，如图 6－25 所示。该流图刻画了项目服务水平、重点人群服务结果、居民接受度、疾病负担与服务能力、项目经费、资金管理水平，以及协作管理水平相互作用的动态复杂反馈关系。

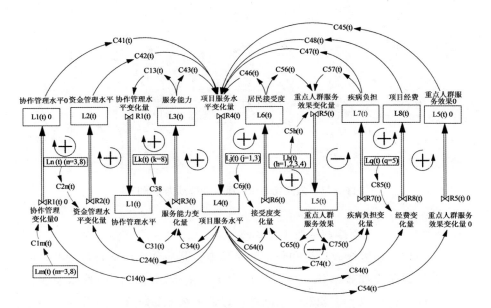

图6－24 项目绩效的系统动力学流图

　　与复杂的系统动力学流图相比，通过强简化的系统动力学流图来分析互动循环具有等同效力，但在仿真过程中需重新纳入部分具有单向影响的影子变量（未进入反馈循环的变量）。项目绩效的流图结构中具体存在反馈环如下：

　　正反馈环1：协作管理水平→服务能力→协作管理水平

　　正反馈环2：服务能力→项目服务水平→服务能力

　　正反馈环3：协作管理水平→项目服务水平→协作管理水平

　　正反馈环4：资金管理水平→项目服务水平→资金管理水平

　　正反馈环5：居民接受度→重点人群服务效果→居民接受度

　　正反馈环6：项目服务水平→重点人群服务效果→项目服务水平

　　正反馈环7：项目服务水平→项目经费→项目服务水平

　　正反馈环8：项目服务水平→重点人群服务效果→项目服务水平

　　负反馈环1：重点人群服务效果→疾病负担→重点人群服务效果

　　负反馈环2：项目服务水平→疾病负担→项目服务水平

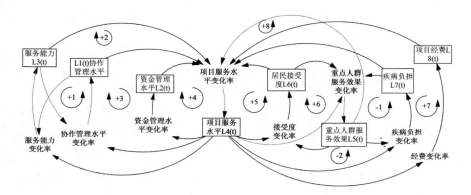

图6-25　强简化的项目绩效系统动力学流图

（二）公共卫生绩效增长上限模型

　　上级部门设置绩效目标和制定的考核方案是协作系统运行过程的方向标。在外界压力如政治压力、同行压力下，由于目标过高而难以完成任务，可能直接导致产生绩效质量问题。过低的绩效目标设置则延滞了均等化进程。不科学的权重系数直接导致协作系统在有限的能力范围内，容易出现"挑肥拣瘦"和"避重就轻"问题。此外，在无法获取确切的潜在服务人群数量时，通过构建相对数量的管理指标来评价绩效，很容易导致出现"绩效骗局"结果。

在绩效目标导向下，年度绩效与目标间的差距是协作过程取得结果的反馈，也是经考核后拨付项目经费的依据，更是引发上级部门开展关系治理的导火索。由上级专业公共卫生机构主导的业务督导考核工作，不但是发现协作系统存在问题的重要方式，更是指导解决相关技术问题的重要途径。当前由上级相关行政部门主导关于项目资金分配与使用的督查工作，是弥合乡村两级服务主体经费与任务间所存在差异的核心干预方式，最终的目的是有效落实国家推荐乡村6:4的任务经费分配，保证经费使用的规范性和分配的公平性，进而提高人员服务的积极性。然而，随着服务经费的大幅度增加，固定数量服务市场由定点的村医和相关服务人员垄断，直接导致了服务人员满足于现状而缺乏积极性和创造性的问题，即便存在多劳多得激励机制也无法产生高绩效结果。

服务购买量随着项目经费的增加呈正比例增加。在满足工作需要之余，增加乡级机构公共卫生人员内涵建设的经费支出、探索购买项目开展所需必要设备的经费支出，是绩效考核后结余经费支出的主要逻辑。然而，由于社会资本举办的医疗机构在主导项目供给过程中，存在将项目经费纳入盈利范畴的管理意识，削弱了项目经费对服务能力建设的作用。

居民作为供方系统外的项目服务需方，其获取服务的主动性是影响公共卫生绩效的重要因子，项目服务与居民潜在需求的匹配程度是促使居民主动配合服务的原因。例如，在项目制度运行的初始阶段，居民不信任服务，在免费获得体检项目后，在一定时期内持积极配合的态度。但是随后年复一年地获取同质化服务如随访、体检等，由于与其对慢性病治疗需求的严重不匹配，健康状况改善不足，或者主观上认为服务缺乏价值等，衍生出配合度降低的问题。基于上述分析的项目绩效增长上限模型，如图6-26所示。

四　改善公共卫生绩效的策略建议

消除绩效增长上限的主要策略是消除限制绩效增长的瓶颈因果链，而在出现绩效增长过慢时，强化推动绩效增长的核心要素则是重要的补充策略。当前样本地区随着当前经费的持续增加而项目绩效亦呈现持续改善的趋势。基于此，本书提出了科学界定绩效目标、加强对公私协作关系的治

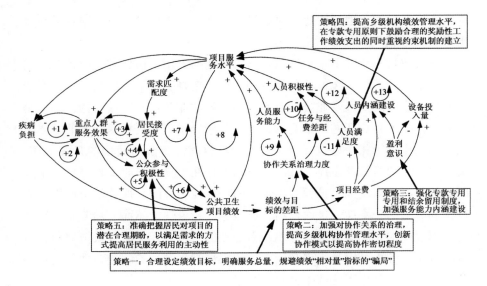

图 6 – 26　项目绩效增长上限模型

理、在专款专用和结余留用制度下加强服务能力内涵建设、在激励与约束视角下提高乡级绩效管理水平，以及满足居民对项目的合理期盼以提高居民利用服务的主动性的五项策略。

（一）明确公共卫生项目相对价值和潜在服务数量，科学设定绩效目标以规避绩效"相对量"的数字游戏

洛克（E. A. Locke）的目标设定理论认为激励源自挑战性目标的设定，科学的目标可改善绩效，具备一定难度的目标被达到时比轻易达到的目标产生的绩效更佳。因此，合理设置绩效目标是在合理的项目分工与经费分配之余提高资金使用效率和服务产出的重要选择。然后，建立重点人群调查制度，监控服务总量的变化。重点人群项目工作量是绩效的主体，由于区域潜在的重点人群数量源于乡村两级机构协作筛查和上级专业公共卫生机构数据信息传送。尽管国家通过常住人口拨付项目资金，为了推进项目均等化进程和开展项目绩效管理，明确重点人群的数量既有利于项目绩效管理，又可为基于服务成本合理测算服务资金总量奠定基础。然而，绝大部分样本地区出于风险等级差异而对慢性病控制的重视程度远不及传染病控制。由于慢性病发病率和患病率信息无法准确获取而难以确定区域潜在的老年人、高血压、糖尿病和重症精神病等重点人群数量，导致难以

准确评估服务需要以至于出现绩效"相对量"指标骗局，加强重点人群管理筛查数量和健康管理数量考核是重要的选择。再者，明确项目的相对价值以指导项目绩效权重的设计，规避协作系统定位为令人基本满意绩效水平而出现高难度和高价值项目产出不足的现象。

（二）加强对协作关系的治理，提高乡级协作管理水平和创新服务模式

随着绩效督导评估成为工作常态，基于绩效结果反馈而引发新一轮对协作结构的督导和问题整改是层级管理体系下重要的管理循环，而这高度依赖于有为政府、专业公共卫生机构的权威和乡级卫生机构的忠诚与诚信。由于上级部门精力有限而采取的分层管理体制，项目的提供是由乡级主导，任务与经费分摊模式固化，业务单位形式组织管理职能成了制约协作绩效的关键因素。因此，由传统的督导考核转变为政府对乡村协作关系治理工作新常态变得尤为重要，尤其是在由民营医疗机构主导的协助系统。具体的治理机制需要考虑的核心要素包括行使权力的前提、决策规则、过程规范和制度体系，同时需要强调治理代表的有效性、决策问责机制、治理能力，并注重结构关系适宜性，严格执行治理程序：一是如同传递上级督导考核经验一样，可自上而下引导乡级机构建立关系治理制度；二是从政府层面提高政府注重治理能力体系的塑造；三是凸显下级、私立村医以及民营医院在绩效管理中的平等性，并随着时间的推移，鼓励学者、重点人群和无利益冲突的第三方进入关系治理体系。

（三）强化公共卫生资金专款专用和经考核后结余留用制度，鼓励强化服务能力内涵建设支出

随着多年来项目投入经费的积累和工作的持续开展，项目支出的主体逐渐从过去的硬件、人力和物力转变为以人力和材料等为主体：一是源于服务模式的转变和项目及人员的动态调整；二是公共卫生人员服务能力与居民对项目质量和内容的个性化需求的不匹配如疾病诊断、治疗以及健康危险因素知识；三是公共卫生人员队伍向基层全科公共卫生医师专业化转变的潜在外部要求，通过服务能力内涵建设来提高项目质量在当前达成了共识。来自样本地区证据显示，考核后结余留用制度对促进绩效有显著性作用，而在督查过程中发现项目经费使用与专款专用原则相违背现象屡见不鲜。近年公立卫生院和民营医院分别存在近25%和60%的节余经费为能力提升提供保障。因此，政府应强化该项制度的同时鼓励建设公共卫生

人员能力的经费支出。

（四）提高乡级绩效管理水平，鼓励结余留用经费支出合理奖励性工作绩效和重视约束机制的建立

前文结论证明项目经费激励效应由系统对绩效水平的定位所决定。即当前项目激励机制并不是改善绩效的充分必要条件，而是出现低绩效结果的必要条件：一是源于公立卫生院卫生人员绩效一盘棋需兼顾临床和公共卫生业务同步发展，以及民营医院通过公共卫生促进临床发展而取得业务综合绩效，并未充分调动公共卫生人员的积极性；二是公共卫生工作绩效"中庸"的定位和"被动"的管理并不利于系统潜能的深度挖掘；三是利益固化的垄断市场及对特定利益者的政治性依赖。实践经验证明，提升乡级项目绩效水平核心在于充分发挥"胡萝卜加大棒"激励和约束效应。因此，政府应该鼓励合理的工作性绩效支出，建立对公共卫生人员、村医的问责机制，如在基于绩效支付经费之余建立基于项目绩效的准入与退出制度，并严格执行。

（五）准确把握重点人群对项目的潜在合理期盼，通过满足重点人群需求的方式提高利用服务的积极主动性

主动获取公共卫生服务的积极性是孕产妇与儿童健康管理绩效明显优于老年人高血压和糖尿病患者健康管理的重要因素。提升积极性不仅源于居民对项目的知晓情况，还主要源于对其需求的满足程度。因此，服务供方首先应该明确居民对项目的潜在合理需求，并在内涵建设过程中弥合满足需求的系统服务能力差距，调动居民参与健康管理的自我效能（self-efficacy），促进供方服务效率提升的同时，增加居民把控自身健康结果的效能增量，加速从服务量提升服务效果，反过来促进服务量的绩效增长良性循环。

第七章

研究结论

第一节 主要结论

一 公共卫生公私协作系统与项目制度变迁

农村三级预防网络有效解决了计划经济体制时期中国公共卫生问题，基本公共卫生服务在经济体制改革浪潮中和三级网络分崩离析边缘，依托在世界范围内盛行的初级卫生保健计划而被学术界引入（1973—1996年）。在卫生事业回归公益性的呼声中，项目在筹资、支付、成本测算、项目设计、效果评估等方面经历了十年的试点和探索（1997—2008年）。作为彰显政府责任的抓手和新医改的桥头堡，政府出台了以综合型政策为主、以项目资金管理为辅及以服务供给模式改革为补充的系列政策，推动着基本公共服务制度建设（2009年至今）。基本公共卫生项目政策范式包含了问题、目标与工具三个基本要素。在制度探索（2009—2011年）、运行（2012—2015年）和完善（2016年至今）阶段，政策问题从期待解决关注居民健康问题逐渐转移到项目服务数量与质量，再到居民感受度和管理效率。政策的重点在促进服务均等化的基础上，从提升服务数量、改善质量延伸到对服务结果的关注，并延续性使用过程管理工具包括项目包购买、培训、督导和考核等，公共卫生服务模式则经历了乡村一体化、医生签约、大数据与信息化管理的迁移，项目资金管理基于"专款专用"增加了"经考核后结余留用"的变化。

卫生系统依据层级可分为国家、省市、县乡村层面的宏观、中观和微观系统。农村基层公共卫生服务协作系统是公立卫生院、社会办乡级医疗机构、私立村卫生室、县级卫生行政部门及服务供给过程中协作活动的总和，其目标是为保障服务有效供给，改善公共卫生绩效水平和促进公共卫生服务均等化。基于仅由乡村两级协作提供基本公共卫生服务的政策导向，可细分为在政府公共部门监管下分别由公立卫生院和民营医院主导的主流和特殊类型的公私协作系统。在系统内部则主要由服务能力、绩效控制、信息反馈、动力以及服务供给五大子系统组成，相应产生了能力培训、督导考核、沟通交流、激励约束及分工协作五大机制。

基本公共卫生服务公私协作是公共部门和私立部门及其他有效组织和个人基于风险分担、利益共享、公平信任原则和契约关系，以实现公共卫生服务均等化和各主体的利益目标为导向，有效组织多方资源对基本公共卫生服务进行供给，达到共赢而建立的协作关系。村卫生室是协作系统中的重要伙伴，其中产权归属公立卫生院或村集体所有，或者产权归属个体与公立卫生院或村集体所共有却不以营利为目的村卫生室，以及以营利为目的且产权归属公立卫生院或者村集体所有且接受出资方管理的村卫生室被界定为公立类型；产权为个体所有，及产权归属个体与公立卫生院或村集体所有，或则产权归属公立卫生院或者村集体所有而不接受出资方经营管理而自负盈亏的营利性村卫生室则被定义为私立类型。

二 公共卫生绩效概念框架与项目绩效机理

结构、过程和结果的公共卫生绩效框架对中国公共卫生系统绩效理论产生了重要影响，结合农村基本公共卫生服务协作系统特异性，应用于农村公共卫生公私协作系统绩效评价的为结构、过程、结果框架。结构是由协作系统结构及针对其子系统之间关系、子系统运行所需配置的人力、财力、物力资源及关系治理机制构成，结果对服务过程产生影响的同时也接受服务结果的反馈调节。过程则是指农村公共卫生公私协作系统履行职能的过程和相关公共卫生活动过程，直观的表现形式为基本公共卫生服务（个体项目和群体项目）的生产活动。结果是指人群健康的改善程度，它不仅反映了客观的人群健康水平及其分布，也反映系统中与"人"主观需求的匹配程度。

协作系统公共卫生项目绩效内生主线是通过扩大重点人群覆盖面、个体项目的服务内容及群体项目绝对数量，增加服务相对数量和规范性等来获得服务对象的满意度、重点人群健康、群体项目效果等。绩效内生过程主要源于：一是中间变量、过程变量以及结果变量内部相互影响；二是系统公私协作等外生变量对中间变量和过程结果绩效产生的直接影响。在实际协作系统中，项目的服务绝对数量、相对数量和服务质量以及服务结果与项目绩效形成的函数映射关系是绩效的具体表现形式。

源于组织行为因素的影响和制度的硬性约束，群体项目运行机制结构化且工作量相对较少而绩效趋于上限且对综合绩效影响不明显。覆盖常住人口生命全周期的健康管理服务是个体项目的核心，且构成了基层公共卫生工作主体，并体现了个体项目绩效无限性的特点。部分个体项目绩效内部因存在互利共生关系而出现共同促进和共同抑制的效应。同时由于潜在服务群体数量与结构、服务难易程度、风险不同，对总体绩效的贡献存在较大差异。重点人群服务利用积极性是改进个体项目绩效不可忽略的重要因素，服务利用的积极性源于健康教育宣传、物质激励和服务结果的满意度等。

管理中不容忽视的绩效"相对量"的数字游戏。纳入管理重点人群数量占潜在重点人群的百分比是"健康管理率"指标的重要形式，由于潜在重点人群基数不确定性的存在导致相对量绩效负数字游戏，也容易导致重点人群筛查力度不足以维持较高的管理水平，最终导致将新晋重点人群拒绝在免费项目覆盖范围之外，实质上违背了项目均等化目标。故而在不能确定潜在人群数量时，建议使用常住人口作为相对量的计算分母。在有限资源下，"总分制"项目绩效的相对分值是导致以较低工作量获取较高绩效的首要因素，项目间的差异和重点人群结构的不同容易引致评价不公平问题。在系统服务能力有限时，存在增加的服务数量导致规范管理质量下降的可能性。

公共卫生人力资源和私立村卫生室服务能力是制约公共卫生增长的障碍因素。然而由于人员素质可塑性难度大且流动性高，虽然对外招聘和对内转岗等短期内可缓解人力不足的问题，而长此以往则容易导致公共卫生人员队伍内涵建设力度被弱化、服务能力难以提升的舍本逐末的现象。基于有限的经费和培训资源，专职公共卫生人员因大量兼职人员的存在而获取个人收益和特殊能力培训机会有限，最终可直接导致绩效难以改善和特殊服务能力难以提升的共同悲剧。在无外部竞争压力和惩罚压力的情况下，缺乏竞争意识和服务意识，以及受限于协同主导机构的协作管理水平而导致对于绩效目标差距认识不足，最终难以满足绩效持续增长要求。在缺乏政策干预情况下，主导机构与协同的私立卫生室发展存在富者愈富的现象。在项目扩容或新增项目时，普遍存在着服务延迟现象。

三　公私协作主流模式与特殊模式绩效循证

对于不同类型公私协作模式的有效性，应从结构、过程、结果层面对公共卫生绩效进行对比分析。具体包括协作管理、资金管理、服务能力，以及十三个项目服务水平、重点人群管理效果、利益相关者知晓率与满意度、重点人群疾病经济负担、服务可及性等二十项二级指标和四十三项三级指标。通过典型案例的验证在基层绩效评价中适用性良好的同时，也客观反映了各协作系统公共卫生综合绩效随着时间向后推移而呈现逐渐递增的关系，而以公立卫生院为主导的项目绩效整体优于民营医院主导的项目绩效。突出了主流协作模式在结构绩效存在显著性优势的同时，也凸显了特殊模式在结果绩效上的优势，直接说明公私协作制度要素直接所导致的绩效差异不明显。结构和过程绩效源于有效的公私协作机制，反向推理证明主流系统协作机制明显优于特殊系统。

过程绩效是当前项目绩效的核心，并随着时间向后推移和经费的增加而增长。过程绩效改进幅度较大而结果绩效的改进情况并不乐观。在专款专用的项目资金使用制度"松绑"后，系统活力增强，引领结构绩效的迅速增长，却对结果绩效的作用有限。虽然民营医院对项目重要性的认识充分，且参与服务供给的积极性高，但时间消磨了民营医院主导的绩效增长活力，导致过程绩效增长较慢，而结果绩效迅速下滑。

公立卫生院和村卫生室在农村地区具有垄断性优势，形成了政府向其购买公共卫生服务的惯性依赖。政府购买服务所取得的经验解决了私立机构参与项目的付费难题，由于民营医院可补充政府公共资源不足、改善居民获取服务地理可及性，进而推动了社会资本参与公共服务提供的政策可行性。基于生产项目的能力以获得绩效的视角，尽管民营医院主导的特殊协作模式的整体绩效不及主流模式，但是其所取得的协作经验、服务能力、积极的主观意愿及病人回流而带来的医院发展，对提升区域医疗水平的贡献不容忽视。这也提示将社会资本纳入公共卫生服务体系时，对其绩效产出的关注是管理者购买服务的根本要求，因提供公共卫生而引致病人回流，却导致医疗成本不合理增长的现象更值得关注。

在有限的资源下，公立卫生院与社会资本形成互补的理性服务构架，是履行政府在公共服务领域责任的重要选择。然而项目供给核心能力广泛地为公立卫生院所掌握，以及由于政府财政投入相对有限、政策改革方向存在不确定性，特殊模式被主流服务模式取代的可能性难以控制。为公共卫生代言，提高了社会办医疗机构的竞争力。积极的主动性与成本控制意识，既可诱导积极提供与自身发展有利的项目，又可能出现必要资源投入缺位和经费支出减少的风险。基于项目管理形象的需要，看病难所带来的社会影响，是政府部门所必须面临的社会政治风险：一是过多利用社会资源而导致公共资源弱化，而导致居民健康保护水平恶化；二是增加同行压力和嫉妒的同时，可能因市场行为而影响道德秩序；三是可能形成政府对社会资本的惯性依赖而导致政府责任高度弱化及公立卫生院服务能力高度丧失。这一切主要归因于时间消磨了具有逐利属性的社会办医疗机构的公益行为。

四　公私协作机制对公共卫生绩效影响路径

制度设计和构建是自上而下的过程，虽然制度对项目绩效产生的重要作用不容忽视。在其不断完善过程中，并未发现结构绩效差异，综合绩效的差异主要源于制度完善过程中协作机制是否有效运行。虽然本研究未发现沟通交流机制对绩效的作用，但协作的紧密程度、督导考核强度作用明显，培训和激励约束机制仅产生了部分影响，且在特定的环境中通过与其他解释变量相互作用而影响绩效。

公私协作紧密程度影响项目绩效的根本因素。公共卫生服务的供给是乡村两级机构共同的业务责任，协作水平的制约因素在制度运行初期主要源于乡村两级的主观意愿，后期则主要源于村医参与度和乡级协作管理水平。虽然协作是行政命令下的政治任务，在基层推行村卫生室标准化、基于养老保障而建立的老村医退出制度、乡村一体化管理制度，以及医生团队与签约模式改革等是提升协作紧密程度的增量因素。村医担忧不参与供给政府公益项目有可能被取缔退出医疗市场，直接刺激了村医协同的积极性。较高绩效结果的出现受监督考核机制的影响。前期监督考核机制不完善以及考核制度建设延滞现象是绩效偏低的根本因素，而后期上行下效的监督管理考核不仅在频率、力度上变为常态机制，基于考核结果落实经费分配政策，本质上更加强了监督考核的效力。尤其在项目资金使用约束松绑后，随着上级其他公共部门如检察院展开自查、抽查和复合的督查计划进一步将项目资金管理、组织管理、绩效管理工作推向新高潮，持续改善了项目绩效。由于有限服务经费的激励效力较小，市场垄断和经费分配机制固定，难以调动协作双方积极性。加之前期专款专用制度的约束，在协作不紧密或监督考核强度较弱的情况下，激励与约束机制的缺乏导致较低绩效结果，而较高绩效的取得与激励约束机制无关。服务能力影响绩效的前提是开展紧密协作，与经费挂钩的高强度督导考核和高强度技能培训是另外一种提高服务能力的重要方式，也是间接改善绩效的重要策略。

　　理论上随着项目经费的增加，绩效应该处于无限增长态势，然而系统服务能力与服务预期需要之间的矛盾，导致了公共卫生绩效增长出现上限瓶颈，有限预算经费也限制了绩效的上升空间。同时，协作水平、资金管理、培训等均成为系统边界变量，分别通过直接影响服务过程、调整经费的使用和改善服务能力来影响绩效，具体绩效的因果逻辑如图7-1所示。

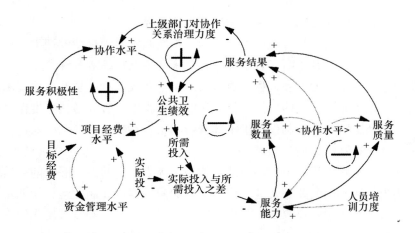

图7-1　基于机理分析的项目绩效因果关系

　　上级部门设置绩效目标和制定的考核方案是协作系统运行过程的方向标。在实际工作中，却出现了由于目标过高而难以完成任务导致产生绩效质量问题与过低绩效目标延滞均等化进程的两难困境。与年度绩效目标间的差距，既是协作结果的反馈，又是经考核后拨付项目经费的依据，更是引发上级部门开展关系治理的导火索。然而，随着经费的增加出现了因服务市场垄断滋生对服务收益的满足感问题，进而难以提高服务积极性。将项目经费纳入盈利范畴的管理意识，直接削弱了服务能力内涵建设，进而制约绩效增长。此外，居民利用服务的主动性是影响公共卫生绩效的重要因子，公共卫生服务与居民潜在服务需求的匹配程度、取得令人满意的服务效果是促使居民主动配合的根本原因。

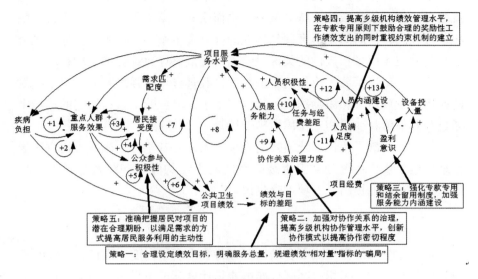

图7-2　项目绩效增长上限模型

　　基于此，政府应该明确项目相对价值和潜在服务数量，科学设定绩效目标以规避绩效"相对量"的数字游戏；加强对协作关系的治理，提高乡级协作管理水平和创新服务模式；强化项目资金专款专用和经考核后结余留用制度，鼓励增加强化服务能力内涵建设的经费支出；提高乡级绩效管理水平，鼓励将留用经费作为合理的奖励性工作绩效支出，并重视建立约束机制；准确把握重点人群对项目的潜在合理期盼，通过满足需求来提高利用服务积极主动性。

第二节　研究的创新与不足

一　研究的创新

　　当前绝大部分农村地区基本公共卫生乡村协作系统属性为由公立卫生院主导和私立村医参与的主流公私协作系统。由民营医院主导和私立村医参与的系统，在纳入政府这一服务购买方时，形成了特殊的公私协作系统。基于对公私协作系统属性的认识及绩效比较分析，本书的主要创新点在于：

第一，在排除人口社会经济等混杂因素后，基于绩效定量比较发现主流公私协作模式绩效优于特殊型公私协作模式，结论可靠。尽管民营医院积极性较高，但时间是消磨逐利属性的社会资本举办医疗机构主导提供公益性公共卫生服务积极性的关键风险因素，最终导致综合绩效增长乏力。

第二，论证了分工协作的紧密程度以及督导考核强度对公共卫生绩效的作用。发现培训和激励约束机制仅产生了部分影响，且在特定的环境中通过与其他解释变量相互作用而影响绩效。

第三，明确了协作系统绩效的因果关系，并基于流位流率入树方法规范地构建了协作系统公共卫生绩效系统动力结构流图和绩效增长上限模型，并针对性地提出了五项策略建议。

二 研究的不足

第一，公私协作模式中各结构要素得分出现了高度一致性，可能源于服务规范而均建立了相应制度，亦可能是计算标准不科学的原因，最终通过熵值法仅能对具有最新数据的客观指标权重进行调整，在损失了熵值法的部分科学效力的同时，难以从定量的角度区分制度要素层面的绩效差异。

第二，虽然定性比较分析法将定性比较定量化的逻辑能有效避免定性分析的缺陷，但由于案例样本数量的限制而仅能设计培训、督导考核、分工协作、激励约束以及沟通交流五个综合型解释变量，解释深度有限。综合型解释变量分类主要依赖于研究经验的综合判断，尽管通过研究小组头脑风暴的方式进行综合评判可以规避主观判断缺陷，但亦难以完全避免其负面影响。

第三，尽管本书在指标体系咨询过程中选择的专家学历大部分为博士，但是资历较为年轻，因此指标权重的科学性可能受到一定影响。同时，本研究现状调查所抽取的样本虽然兼顾了东中西部省份，但主要以中部地区为主体，且绝大部分省份来自于南方，故基于此的相关理论推导应限定于南方地区。

参考文献

崔霞:《中国公共卫生服务体系绩效评价》,《中国公共卫生》2011年第 12 期。

陈羲:《西部农村区域公共卫生绩效现状评价与改进对策研究》,《中华医院管理杂志》2010 年第 7 期。

陈羲:《农村公共卫生绩效反馈控制研究》,博士学位论文,华中科技大学,2012 年。

代涛:《公立医院与基层医疗卫生机构分工协作影响因素研究——基于定性比较分析方法》,《中国卫生政策研究》2013 年第 8 期。

杜乐勋:《基本卫生服务项目及其需求》,《中国卫生经济》1997 年第 11 期。

冯占春:《农村公共卫生绩效研究》,科学出版社 2008 年版。

冯占春:《国家基本公共卫生服务乡村两级职责分工研究》,《中国公共卫生》2015 年第 4 期。

官翠玲:《我国公立医院公私合作伙伴关系模式探讨》,《医学与社会》2017 年第 4 期。

耿晴晴:《基于契约理论的家庭医生式服务支付机制设计》,《中国卫生事业管理》2015 年第 1 期。

顾昕:《基本药物供给保障的制度建设——国际经验的启示》,《国家行政学院学报》2008 年第 6 期。

顾昕:《中国商业健康保险的现状与发展战略》,《保险研究》2009年第 11 期。

黄葭燕:《政府鼓励和引导政策下中国社会资本办医的发展状况》,《中国卫生政策研究》2017 年第 9 期。

黄荣贵：《互联网与业主集体抗争：一项基于定性比较分析方法的研究》，《社会学研究》2009 年第 5 期。

胡善联：《基本医疗卫生服务的界定和研究》，《卫生经济研究》1996 年第 2 期。

胡同宇：《国家基本公共卫生服务项目回顾及对"十三五"期间政策完善的思考》，《中国卫生政策研究》2015 年第 7 期。

何莎莎：《公立医院组织绩效的内涵探析》，《医学与社会》2010 年第 1 期。

金春林：《我国社会办医政策回顾与分析》，《中国卫生政策研究》2014 年第 4 期。

江芹：《公共卫生体系绩效评估的概念性框架》，《中国卫生事业管理》2004 年第 5 期。

贾仁安：《组织管理系统动力学》，科学出版社 2014 版，第 60 页。

［美］罗伯逊：《通向正确的卫生改革之路：提高卫生改革绩效和公平性的指南》，任明辉等译，北京大学医学出版社 2009 年版。

梁鸿：《我国现行基本医疗服务界定的弊端及其重新界定的方法与政策》，《中国卫生经济》2005 年第 12 期。

罗乐宣：《深圳市福田区社区基本公共卫生服务项目界定》，《中国全科医学》2008 年第 19 期。

罗乐宣：《基于"项目成本＋项目绩效＋调控系数"综合的社区公共卫生经费分配方法研究》，《中国社会医学杂志》2016 年第 1 期。

刘琴：《公立和私立医疗机构合作提供医疗卫生服务策略的描述性系统评价》，《中国循证医学杂志》2009 年第 5 期。

吕雪丽：《成都市乡镇卫生院基本公共卫生服务项目及绩效评价指标体系研究》，硕士学位论文，成都中医药大学，2010 年。

刘炫麟：《农村卫生室性质界定问题研究》，《中国初级卫生保健》2014 年第 11 期。

柳伊：《新加坡家庭医生服务实施经验对我国的启示》，《医学与哲学》2017 年第 10 期。

李月娥：《公私协力视角下社区医养结合养老模式研究——以辽阳市美林园社区为例》，《老龄科学研究》2016 年第 4 期。

刘智勇：《中国卫生系统绩效评价指标体系构建》，《中华医院管理杂志》2016 年第 5 期。

马才辉：《农村公共卫生绩效评价框架研究》，《中华医院管理杂志》2013 年第 3 期。

马进：《基本医疗服务的界定》，《中国卫生经济》1997 年第 8 期。

孟开：《基于文献计量法的我国医疗卫生领域公私合作模式研究现状分析》，《中国医院》2017 年第 6 期。

孟庆跃：《农村公共卫生服务项目成果、成本和筹资政策研究之一：研究框架和服务项目的重要程度分析》，《中国卫生经济》2000 年第 12 期。

孟庆跃：《农村公共卫生服务项目效果、成本和筹资政策研究之二：公共卫生服务项目成本和累积成本》，《中国卫生经济》2001 年第 1 期。

孟庆跃：《农村公共卫生服务项目效果、成本和筹资政策研究之三：公共卫生服务项目筹资政策分析》，《中国卫生经济》2001 年第 2 期。

孟庆跃：《基层和公共卫生人员激励因素研究》，《中国卫生政策研究》2012 年第 3 期。

蒲川：《重庆市基本公共卫生服务绩效考核现状分析》，《中国全科医学》2014 年第 29 期。

钱朝南：《引入市场资金建设肿瘤防治医疗实体的探讨》，《中国卫生经济》2012 年第 6 期。

苏海军：《公共卫生服务体系绩效评价指标框架研究》，《中国卫生经济》2010 年第 11 期。

孙菊：《五国卫生系统绩效评价框架比较研究》，《中华医院管理杂志》2016 年第 5 期。

世界银行：《1993 年世界发展报告：投资于健康》，中国财政经济出版社 1993 年版。

孙磊：《公共卫生项目绩效评价指标体系研究》，《中国公共卫生管理》2015 年第 3 期。

宋涛：《基于共生理论的基本公共卫生服务均等化项目与健康管理试点的衔接》，《中国初级卫生保健》2017 年第 8 期。

孙杨：《我国诊所经营性质与专科类型分析》，《中国卫生经济》2016 年第 8 期。

孙振球：《医学综合评价方法及其应用》，化学工业出版社 2006

年版。

陶红兵：《基本医疗服务范围界定方法探讨》，《中国卫生经济》2014年第8期。

谭华伟：《按绩效支付对基层基本公共卫生服务效果的影响分析——基于DID的实证研究》，《中国卫生事业管理》2015年第1期。

唐尚锋：《我国基本公共卫生服务公私合作的内涵探析》，《中国卫生事业管理》2014年第12期。

唐尚锋：《供方视角下我国乡镇卫生院服务数量减少的原因探析》，《中国卫生事业管理》2015年第4期。

田伟：《我国公共卫生服务系统模拟与政策干预研究》，硕士学位论文，第二军医大学，2007年。

王海军：《卫生服务绩效评价的概念框架研究与公共卫生应用》，《中国卫生经济》2008年第7期。

王俊华：《补偿政府公共卫生投入不足——开启政府购买公共卫生服务产品的途径》，《卫生软科学》2002年第4期。

王俊华：《中国农村公共卫生：问题、出路与政府责任》，《江苏社会科学》2003年第4期。

吴晶晶：《基于物有所值评价的公立医院PPP模式改革效果研究——以徐州市第三人民医院为例》，《中国医院管理》2017年第9期

王禄生：《农村基本公共卫生服务开展利用情况研究》，《中国卫生事业管理》2013年第1期。

王书城：《初级卫生保健概述》，《中国社区医师》1985年第1期。

王少辉：《乡村医生对国家基本公共卫生服务项目乡村协作的满意度及影响因素分析》，《中国卫生事业管理》2014年第9期。

许芬：《社区卫生服务中心基本公共卫生服务绩效评价研究——以重庆市江北区为例》，硕士学位论文，重庆工商大学，2013年。

夏海晖：《广州市社区公共卫生服务项目实施绩效考评综合分析》，《中国社会医学杂志》2009年第4期。

项莉：《湖北省农村基本公共卫生服务项目与政府负担能力研究》，《中国卫生经济》2004年第10期。

徐林山：《城市社区公共卫生服务项目分类研究》，《中华医院管理杂志》2005年第2期。

谢双保：《政府购买农村公共卫生服务绩效合同管理运行机制研究》，《中国卫生经济》2010 年第 9 期。

项远芬：《基于乡村一体化管理政策的农村卫生服务资源整合研究》，博士学位论文，华中科技大学，2015 年。

熊占路：《农村公共卫生体系绩效概念模型研究》，硕士学位论文，华中科技大学，2008 年。

姚德超：《农民市民化政策范式变迁与发展趋势——基于政策文本的分析》，《中国农业大学学报》（社会科学版）2016 年第 6 期。

姚强：《国际卫生系统绩效评价框架及构建路径研究》，《中华医院管理杂志》2016 年第 5 期。

严善梅：《基于慢性病防治的公私合作模式探讨》，《中国社会医学杂志》2017 年第 3 期。

杨萩雯：《英国医疗服务 PPP 模式的研究》，硕士学位论文，吉林大学，2017 年。

杨星：《社会资本在健康管理产业中的作用及发展策略分析》，《中国医院管理》2017 年第 6 期。

殷妍先：《我国公立医院公私合作伙伴关系的思考》，《中国卫生产业》2017 年第 17 期。

周成武：《公私合作伙伴关系在卫生领域的应用》，《中国卫生经济》2006 年第 5 期。

周东华、冯占春：《中国农村基本公共卫生服务公私合作模式研究》，华中科技大学出版社 2017 年版。

张萌：《政府购买绩效合同管理基本农村公共卫生服务评价指标体系的研究》，《中国卫生经济》2011 年第 12 期。

郑大喜：《公立医院公私合作面临的投融资政策困境及其出路》，《中国卫生政策研究》2017 年第 3 期。

朱俊生：《大病保险可持续发展需要法治保障》，《中国医疗保险》2017 年第 7 期。

朱坤：《南非卫生领域公私合作伙伴关系及启示》，《中国卫生政策研究》2009 年第 6 期。

赵琦：《构建农村公共卫生体系绩效简化评价指标体系》，《中国卫生政策研究》2009 年第 11 期。

张西凡：《山东省农村卫生室现况研究》，硕士学位论文，山东大学，2006 年。

张旭平：《村卫生室未来可持续发展的政策建议——北京市 H 区村卫生室实地观察个案研究》，《医学与哲学》2011 年第 4 期。

赵晓佩：《我国村卫生室法律性质探析》，《医学与社会》2014 年第 1 期。

钟裕民：《论农村医疗卫生服务的合作供给》，《老区建设》2017 年第 8 期。

Anna Bryden，"Voluntary agreements between government and business-a scoping review of the literature with specific reference to the Public Health Responsibility Deal"，*Health Policy*，Vol. 110，No. 23，2013.

Arora VK，"Feasibility and effectiveness of a public-private mix project for improved TB control in Delhi，India"，*International Journal of Tuberculosis and Lung Disease*，Vol. 12，No. 7，2003.

Cexile Knai，"The Public Health Responsibility deal：has a public-private partnership brought about action on alcohol reduction?" *Addiction*，Vol. 110，No. 8，2015.

Charls C. Ragin，*The comparative method：moving beyond qualitative and quantitative strategies*，Berkeley：University of California Press，1989.

Charls C Ragin，"Using qualitative comparative analysis to study causal complexity"，*Health services Research*，Vol. 34，No. 52，2000.

Daqing Zhang，"China's barefoot doctor：past，present，and future"，*Lancet*，Vol. 372，No. 9653，2008.

David Blumenthal，"Privatization and its discontents-The evolving Chinese health care system"，*New England Journal of Medicine*，Vol. 353，No. 11，2005.

David Molyneux，"Rapid-impact interventions：how a policy of integrated control for Africa's neglected tropical diseases could benefit the poor"，*PLoS Medicine*，Vol. 2，No. 11，2005.

David Molyneux，"Rapid-impact interventions：how a policy of integrated control for Africa's neglected tropical diseases could benefit the poor"，*PLoS*

Medicine, Vol. 2, No. 11, 2005.

Eric F. Wolstenholme, "The Development of System Dynamics as a Methodology forSystem Description and Qualitative-Analysis", *Journal of the Operational Research Society*, Vol. 34, No. 7, 1983.

Fang Yuan, "Analysis of awareness of health knowledge among rural residents in Western China", *BMC Public Health*, Vol. 15, No. 1, 2015.

Glen Weyl, "Economic contract theory tests models of mutualism", *Proceedings of the National Academy of Sciences*, Vol. 107, No. 36, 2010.

Handler Arden, "A conceptual framework to measure performance of the public health system", *Annual Review of Public Health*, Vol. 91, No. 8, 2001.

J. D. Smith, "Symbiotic Mico-organims of aphids and fixation of atmospheric nitrogen", *Nature*, Vol. 162, No. 4128, 1948.

Jerry Spiegel, "Which new approaches to tackling neglected tropical diseases show promise?" *PLoS Medicine*, Vol. 7, No. 5, 2010.

Kent Buse, "Global public-private partnerships: Part I—A new development in health?" *Bulletin World Health Organization*, Vol. 78, No. 4, 2000.

Kent Buse, "Global public-private partnerships: Part II—What are the health issues for global governance?" *Bulletin World Health Organization*, Vol. 78, No. 5, 2000.

Kent Buse, "Public-private health partnerships: a strategy for WHO", *Bulletin World Health Organization*, Vol. 79, No. 8, 2001.

Kent Buse, "Seven habits of highly effective global public-private health partnerships: practice and potential", *Social Science and Medicine*, Vol. 64, No. 2, 2007.

Kent Buse, "Global public-private health partnerships: lessons learned from ten years of experience and evaluation", *International Dental Journal*, Vol. 61, No. 2, 2011.

L. Kostyak, "A means of improving public health in low- and middle-income countries? Benefits and challenges of international public-private partnerships", *Public Health*, Vol. 149, 2017.

L. Wang, "Fundamental literature and hot topics on rural left-behind children in China: a bibliometric analysis", *Child Care Health and Development*, Vol. 42, No. 6, 2016.

Leslie M Beitsch, "Structure and functions of state public health agencies", *America Journal Public Health*, Vol. 96, No. 1, February 2006.

Licheng Chang, "The NHS Performance Assessment Framework: a 'balanced scorecard' approach?" *Journal of Management in Medicine*, Vol. 16, No. 4, 2002.

M. K. A. Kumar, "Improved tuberculosis case detection through public-private partnership and laboratory-based surveillance, Kannur District, Kerala, India, 2001 – 2002", *International Journal of Tuberculosis and Lung Disease*, Vol. 9, No. 8, 2005.

Marc J. Roberts ed., *Getting health reform right*, New York: Oxford University Press, 2004.

Mazouz Bachir, "Viola J. Public-Private Partnership: Elements for a Project-Based Management Typology", *Project Management Journal*, Vol. 39, No. 2, 2008.

Miaomiao Tian, "China's Rural Public Health System Performance: A Cross-Sectional Study", *PloS One*, Vol. 8, No. 12, 2013.

Monique Mrazek, "Stimulating pharmaceutical research and development for neglected diseases", *Health Policy*, Vol. 64, No. 1, 2003.

Mukund Uplekar, "Private practitioners and public health: weak links in tuberculosis control", *Lancet*, Vol. 358, No. 9285, 2001.

Newell James N., "Control of tuberculosis in an urban setting in Nepal: public-private partnership", *Bulletin World Health Organization*, Vol. 82, No. 2, March 2004.

Onyebuchi Arah, "A conceptual framework for the OECD Health Care Quality Indicators Project", *International Journal for Quality in Health Care*, Vol. 18, No. 1, 2006.

Passmore R. "The declaration of Alma-Ata and the future of primary care", *Lancet*, Vol. 2, No. 8150, 1979.

Pengqian Fang, "Factors that influence the turnover intention of Chinese village doctors based on the investigation results of Xiangyang City in Hubei

Province", *International Journal for Equity in Health*, Vol. 13, No. 1, 2014.

Peter M. Senge, *The fifth discipline the art & practice of the learning organization*, New York: Currency Doubleday, 2004.

Raman Bedi, "Public-private partnerships: an old solution to present challenges", *The Journal of the Royal Society for the Promotion of Health*, Vol. 127, No. 2, March 2007.

Roy Widdus, "Public-private partnerships for health: their main targets, their diversity, and their future directions", *Bulletin World Health Organization*, Vol. 79, No. 8, 2001.

Shangfeng Tang, "Improving the Blood Pressure Control with the ProActive Attitude of Hypertensive Patients Seeking Follow-up Services Evidence from China", *Medicine*, Vol. 95, No. 14, 2016.

Shangfeng Tang, "What Contributes to the Activeness of Ethnic Minority Patients with Chronic Illnesses Seeking Allied Health Services? A Cross-Sectional Study in Rural Western China", *International Journal of Environmental Research and Public Health*, Vol. 12, No. 9, 2015.

Shanlian Hu, "Reform of how health care is paid for in China: challenges and opportunities", *Lancet*, vol 372, NO. 9652, 2008.

Shenglan Tang, "Health System Reform in China 1 Tackling the challenges to health equity in China", *Lancet*, Vol. 372, No. 9648, 2008.

Shretta R, "A political analysis of corporate drug donations: the example of Malarone ((R)) in Kenya", *Health Policy and Planning*, Vol. 16, No. 2, 2001.

Solo Nwaka, "Virtual drug discovery and development for neglected diseases through public-private partnerships", *Nature Reviws Drug Discovery*, Vol. 2, No. 11, 2003.

Stephen F Derose, "Public health quality measurement: concepts and challenges", *Annual Review of Public Health*, Vol. 23, No. 1, 2002.

Steven J. Hoffman, "The evolution, etiology and eventualities of the global health security regime", *Health Policy and Planning*, Vol. 25, No. 6, November 2010, p. 51.

Therese Hesketh, "Health in China-From Mao to market reform", *British*

Medical Journal, Vol. 314, No. 7093, 1997.

Toktam Paykani, "A fuzzy set qualitative comparative analysis of 131 countries: which configuration of the structural conditions can explain health better?" *International Journal for Equity in Health*, Vol. 17, No. 10, 2018.

Weiyuan Cui. "China's village doctors take great strides", *Bulletin of the World Health Organization*, Vol. 86, No. 12, 2008.

World Health Organization, *Everybody's business: strengthening health systems to improve health outcomes: WHO's framework for action*, Geneva, 2007.

World Health Organization, *Monitoring, Evaluation and review of national health strategies: a country-led platform for information and accountablility*, Geneva, 2007.

World Health Organization, *The world heath report 2000: Health systems: Improving performance*, Geneva, 2000.

Xi Li, "The primary health-care system in China", *Lancet*, Vol. 390, No. 10112, 2017.

Xi Sun, "Association between Time of Pay-for-Performance for Patients and Community Health Services Use by Chronic Patients", *Plos One*, Vol. 9, No. 2, 2014.

Xi Sun, "The use of annual physical examinations among the elderly in rural China: a cross-sectional study", *BMC Health Services Research*, Vol. 14, No. 1, 2014.

Zhanchun Feng, "Evaluation of Rural Primary Health Care in Western China: A Cross-Sectional Study", *International Journal of Environmental Research and Public Health*, Vol. 12, No. 11, 2011.